护 理 心 理 学

主 编 黄连生 李倩倩 吕 娟
副主编 李秀明 王翠兰

北京理工大学出版社
BEIJING INSTITUTE OF TECHNOLOGY PRESS

图书在版编目（CIP）数据

护理心理学／黄连生，李倩倩，吕娟主编 . —北京：北京理工大学出版社，2021.5
ISBN 978-7-5682-9778-3

Ⅰ.①护… Ⅱ.①黄… ②李… ③吕… Ⅲ.①护理学-医学心理学 Ⅳ.①R471

中国版本图书馆 CIP 数据核字（2021）第 076976 号

出版发行／北京理工大学出版社有限责任公司

社　　址／北京市海淀区中关村南大街 5 号

邮　　编／100081

电　　话／（010）68914775（总编室）

　　　　　（010）82562903（教材售后服务热线）

　　　　　（010）68948351（其他图书服务热线）

网　　址／http：//www.bitpress.com.cn

经　　销／全国各地新华书店

印　　刷／三河市天利华印刷装订有限公司

开　　本／787 毫米×1092 毫米　1/16

印　　张／14

字　　数／329 千字

版　　次／2021 年 5 月第 1 版　2021 年 5 月第 1 次印刷

定　　价／65.00 元

责任编辑／王晓莉

文案编辑／王晓莉

责任校对／周瑞红

责任印制／李志强

图书出现印装质量问题，请拨打售后服务热线，本社负责调换

编写委员会

主　　编：黄连生　李倩倩　吕　娟

副 主 编：李秀明　王翠兰

编者名单：许学辉　张雪菲　李　政　丁　杰

　　　　　门淑萍　胡俏丽　范卫丽　杜广云

　　　　　刘　瑜　崔晨阳　唐梦雨

前　言

护理心理学作为应用心理学的分支学科，在护理专业课程体系中具有举足轻重的地位。其学科任务是运用心理学的理论和方法，研究病人的心理活动规律，探索心理护理在整体护理中的实施，以及维护护士心理健康的途径和方法，达到培养优秀护理人才的目的。

本教材立足于临床护理工作对高素质护士的要求，以心理护理"岗位胜任力"为导向来设计内容体系，即以心理护理理论知识、专业技能、专业能力和护理岗位综合素质为主线，来构建教材框架结构和内容体系，以培养具备"岗位胜任力"的应用型护理人才为编写目标。

在本教材的编写过程中，始终以基本理论、基本知识和基本技能为重点，适当增加了学科领域内的新理论和新技术；在整体布局上，密切结合临床的实际情况，设置了知识链接，呈现了一些经典案例、实验、前沿理论和技术。本教材将心理护理的理论与实践能力的提高相结合的同时，在内容编排上力求科学性和系统性，突出了本学科的结构系统和具体可操作性，克服了框架不清、无连续性的不足，更方便了教师的教和学生的学。

抛砖引玉之作，难免存在疏漏和不足，希望得到专家、教师和同学们的关注和指正，继而将本教材逐步推向成熟。

本书编写组

2019 年 9 月

目　　录

第一章

绪 论

随着生物医学模式向"生物心理社会"医学模式的转变，人们越来越重视个体的心理健康。目前，我国正处于社会转型期，不同年龄、不同职业、不同性别的人们都能感受到过高的生活压力。当个体感受到的压力超过自身的承受能力时，就会引发心理健康问题，有些可诱发心身疾病和精神疾病，甚至造成不良的社会事件。学习和掌握护理心理学相关理论知识及实践技能已经成为护理工作者的重要任务。在这一章中，主要讨论护理心理学的概念、学科性质，护理心理学的发展概况，护理心理学的研究方法及主要心理学理论知识。

第一节 概 述

一、护理心理学的概念与学科性质

临床护理实践中存在许多复杂的心理学问题，如病人在疾病诊治过程中的心理反应、心理需求等，为解决临床护理实践中各类心理行为问题，将心理学知识、原理和方法运用于现代护理实践领域，形成了一门新兴的应用学科——护理心理学。

（一）护理心理学的概念

心理学（psychology）是研究心理现象发生、发展和活动规律的一门科学。人的心理现象具有普遍性和复杂性。自从有了人类，就有了心理、心理活动和心理现象，但每个人的心理现象都不尽相同。心理学着重研究知、情、意三个彼此联系的心理过程及决定心理过程特色的个性（人格）心理倾向与心理特征。

护理心理学（nursing psychology）是心理学与护理学相结合的学科，是将心理学的理论和技术应用于护理领域，研究护理人员和护理对象心理活动的规律及特点，解决护理实践中的心理问题，以实施最佳护理的一门应用性学科。

护理心理学既是医学心理学的分支，又是护理学的重要组成部分。从心理学的分支来看，护理心理学研究如何有效应用心理学的知识和技术护理病人；从护理学的分支来看，护理心理学研究护理学中的心理问题，包括病人的心理特点、心理行为变化规律和护士的心理素质要求等。

（二）护理心理学的学科性质

护理心理学是一门新兴的交叉学科和应用学科。从护理心理学的研究范围来看，涉及许多学科知识和技术的交叉，是交叉学科；从其基础和应用的角度来看，护理心理学既是护理学的基础学科，也是临床护理的应用学科。

1. 交叉学科

护理心理学与许多医学院校现有的课程有着密切的联系或交叉。

（1）护理心理学与许多基础医学课程，包括生物学、神经生理学、神经内分泌学、病理生理学等有着密切联系和交叉。例如，应激的生理反应机制等护理心理学基础内容，涉及神经生理学和神经内分泌学等学科知识。

（2）护理心理学与临床医学的内、外、妇、儿、耳鼻喉、皮肤等各科也均有密切联系，存在着许多交叉的研究课题和应用领域。例如，A 型行为的诊断和矫正技术主要运用于内科的心血管病领域；行为矫正对儿科病人有特殊意义等。

（3）语言、人际交流、习俗、婚姻、家庭、社区等方面的心理行为问题，与人类学、社会学和生态学等知识密切有关。此外，护理心理学还与预防医学和康复医学课程有广泛的联系，例如，心理健康教育和危机干预就是运用了预防医学和康复医学等学科知识。

由于护理心理学具有交叉学科的性质，护理心理学的许多基本概念也来自普通心理学。所以在学习过程中必须自觉地将护理心理学有关知识联系于基础医学、临床医学、康复医学、预防医学和社会学等有关课程，加强护理心理学与这些课程知识之间的融会贯通。

2. 基础学科

护理心理学是揭示护理工作中个体心理活动的生物学和社会学基础，从生物学、心理学和社会学的不同视角研究人类健康与疾病的发生、发展、转归及预后，寻求人类战胜疾病、保持健康的基本心理途径。因此，护理心理学是护理专业学生的一门必修的基础理论课程。学生可通过对护理心理学知识的学习，扩大知识面，并从心理学和生物学两个角度全面地认识健康和疾病，在今后的本职工作中自觉地遵循心理行为科学规律，更好地为病人服务，使病人早日恢复身心健康。目前在我国的医学院校内，护理心理学课程是以基础课的方式开设的，其涵盖的内容包括心理学基础知识与临床心理护理。

3. 应用学科

护理心理学也是临床护理工作中非常重要的应用学科。它将心理学与护理学有机地结合起来，把心理学相关的知识体系与护理实践紧密结合，应用到临床护理工作的各个领域，如临床各专科护理、社区护理、康复护理和老年护理等。护理心理学知识与技术的运用促进了护理学专业的快速发展，而护理学专业的发展也促进了护理心理学知识与技术的日趋完善。护理学专业学生掌握的护理心理学的知识和技能，将会在临床工作中得到运用，体现护理专业的核心价值观——人文关怀。

二、护理心理学的研究对象及任务

（一）护理心理学的研究对象

护理心理学的研究对象是护理工作中的心理问题，即研究护理对象、护理人员的心理活动规律及其相应的最佳心理护理措施。以往的护理工作是在生物医学模式的影响下，以疾病为中心从生理护理方面进行研究，1977 年 G. L. Engel 提出的生物—心理—社会医学模式，强化了以病人为中心的全新护理理念。病人的心理活动规律、最佳心理护理措施成为护理心理学主要的研究内容。在心理护理过程中，护理人员作为护理工作的主体，其心理活动的状况、个性心理的特征、心理护理技能的熟悉程度等均对心理护理的成效产生决定性作用，所以护理人员本身也是护理心理学的研究对象之一。

（二）护理心理学的研究任务

护理心理学的任务是把心理学的基本理论和技术运用于临床护理，指导医护人员依据病人的心理活动规律做好心理护理。为实现这一任务，护理心理学必须深入研究如下几个方面的内容。

1. 研究病人的心理活动规律及特点

病人心理是护理心理学研究的主要内容之一。Nightingale 说过："人是各种各样的，由于社会职业、地位、民族、信仰、生活习惯和文化程度不同，所患疾病与病情也不同。要使千差万别的人都能达到治疗或康复所需要的最佳身心状态，本身就是一项精细的艺术。"病人由于受其所患疾病、社会地位、民族、宗教信仰和年龄等不同因素的影响，其心理反应各有差异，即使是同一病人，在疾病的不同阶段，其心理活动也不尽相同。这就需要深入研究不同病人的一般心理活动规律和特殊的心理状况，并依据个体的心理需要，采取恰当措施达到最佳心理护理效果。

2. 研究心身交互作用对心身健康的影响

研究表明，人的心理活动对躯体生理活动会产生积极和消极两方面的影响。患病后，人们消极的心理活动必然对机体产生负面影响。因此，护理心理学一方面研究当人们在患病时，会引起怎样相应的心理活动的改变，如临床上严重的急性病、慢性病、恶性肿瘤等常常会导致病人产生严重的心理障碍；另一方面还要研究某些心理因素如急性或慢性应激事件等是如何导致各器官产生一系列的病理生理变化，成为高血压、消化性溃疡、冠心病、恶性肿瘤等的促发因素的。此外，病人的心理因素对于其疾病的进程、疗效、预后、生活质量等会产生怎样的影响也是我们研究的内容。护理心理学必须深入研究人们的心理活动与躯体生理活动之间的相互关系，揭示疾病与心理因素之间的内在联系。只有掌握了这些联系，护士才能在临床实践中更好地对病人实施整体护理，促进病人早日康复。

3. 研究心理干预的理论和技术

人的心理活动是客观现实在人脑中的反映。病人的心理活动我们很难掌握，但他们的心理活动可自觉或不自觉地表现在言谈举止中，因此，了解并掌握病人的心理活动是可能的。护理人员通过积极的语言暗示、改变病人的消极认知等干预技术，实现对病人心理活动的干预。护理心理学不仅研究病人的心理活动规律，还要在此基础上进一步研究干预病人心理活动的理论与技术。

4. 研究心理健康教育的内容和方法

1978 年 9 月，世界卫生组织（WHO）和联合国儿童基金会联合发表了著名的《阿拉木图宣言》，提出了"2000 年人人享有卫生保健"。这一目标的提出指明了护理工作的方向，服务范围由医院扩展至社区，护理工作由对疾病的治疗护理扩大到治疗与预防并举，服务对象也由病人扩大至健康人群。因此，护士除了要对住院病人及其家属进行适当的心理健康教育外，还要对社区健康人群进行心理健康指导。此外，适当的心理健康教育还能帮助人们正确认知某些疾病，消除由于错误认识带来的恐惧心理，享有更加科学、健康的高品质生活。

5. 研究护理人员的心理品质及培养护理人员

通过对病人实施整体护理，为病人治疗疾病、减轻病痛。要做好这项工作，就要求医护人员必须具备良好的职业心理素质，如对病人要有爱心和同情心，有良好的情绪调节和控制力、敏锐的观察力、准确的记忆力和独立的思维能力等。另外，护士要有高度的责任心和精湛娴熟的临床护理技术，以增强病人的安全感和战胜疾病的信心与勇气。

6. 研究如何更好地保障护理人员自身的身心健康

护理人员在工作时主要面对的是患病个体，他们的负面情绪、病容和病体都会对护士产生负面情绪刺激。长期以来，我国护士工作负荷大，工作难度高，再加上有时会遇到病人及家属的误解与不信任等情况，导致很多护士出现不同程度的心身失衡现象。特别是近年来该问题尤为突出，引发临床护士的"离职潮"，这个问题已经引起了护理学和心理学工作者的高度重视，成为护理心理学研究的重点。

第二节　护理心理学发展概况

一、国外护理心理学的发展概况

随着医学模式的转变和以人的健康为中心的整体护理观的确立，国外护理心理学研究不断深入，在理论和实践方面取得了新的进展，呈现出以下几方面的特点。

1. 强调心身统一，心理学融入护理实践

自 20 世纪 50—60 年代，美国学者提出护理程序的概念之后，国外护理学获得了革命性的发展。新的医学模式进一步强化了"以病人为中心"的全新护理观，使护理工作的内容由单纯的疾病护理转变为以病人为中心或以人的健康为中心的整体护理。它要求临床护理通过良好的护患关系及交流沟通，使程序化护理、个性化护理、文化护理、宗教护理等形式得以实现，其中心理护理是整体护理的核心内容。在这种情况下，护士不仅仅是病人的照顾者，更多的是作为教育者、咨询者和健康的管理者；病人也有机会参与到对其治疗和护理方案的决策之中。国外护理心理学主张：把疾病与病人视为一个整体；把"生物学的病人"与"社会心理学的病人"视为一个整体；把病人与社会及其生存的整个外环境视为一个整体；把病人从入院到出院视为一个连续的整体。

2. 心理学教育成为培养护理人才的重要内容

欧美等发达国家的护理教育，在课程设置中显著地增加了心理学课程的比重，强调护患关系及治疗性沟通对病人心身康复的重要性及护理人员沟通技能的训练。例如，美国四年制专科护理教育，平均每年有近100学时的心理学课程，包括普通心理学、生理心理学、社会心理学、变态心理学、临床心理治疗等；英国三年制护理教育加强了心理学、交谈与安慰艺术等课程的教学；澳大利亚悉尼大学护理学院的本科教育增加了行为学和人际沟通；法国护理专业课程加入了心理学、社会医学、行为学等知识；新加坡的护理专业也有心理学、行为学等课程，使护理人才的知识体系更贴近整体护理模式的需求；日本护理专业的学生在入学后要学习许多包括心理学在内的人文社会科学课程。另外，还有《护理心理学》教材的出版，如德国学者赫尔默特·雷姆施米特编写的《护理心理学》几乎涵盖了所有与护理专业有关的心理学知识，包括普通心理学、医学心理学、生理心理学等诸多心理学相关内容，与我国的《护理心理学》教材内容相近。

3. 应用心理疗法，开展临床心理护理

将心理疗法应用于临床心理护理实践，成为国外护理心理学研究的一个重要特点。国外主张应用于临床心理护理的疗法有放松训练、认知行为疗法、音乐疗法、森田疗法等。在应用心理疗法的过程中，突出强调效果评价，许多研究采用心理评定量表评估实际效果，并且强调无损病人心身的原则。

4. 立足量性研究，纳入质性研究

运用量性研究揭示病人及家属和护理人员的心理特点及变化规律，了解心理干预策略和心理护理的效果，是国外护理心理学研究的重要方法。除此之外，质性研究也广泛地应用于心理护理的理论与实践研究中，其研究方法是：以参与观察、无结构访谈或结构访谈来收集病人资料，从病人非普遍性陈述、个案中获得。分析方式以归纳法为主，强调研究过程中护理人员的自身体验，主要以文字描述为主。这些研究的开展提高了护理心理学的科学性和实践价值，对学科发展起到了极大的推动作用，如对慢性疾病病人、老年病人等心理问题的研究，取得了显著效果。

二、国内护理心理学发展概况

自1981年我国学者刘素珍提出"应当建立和研究护理心理学"以来，我国护理心理学的研究逐步深入，在以往的20多年的时间里，护理心理学取得了令人欣喜的成绩。国内各种不同的学习班、研讨会的举办，护理期刊开设的心理护理专栏刊登了具有指导意义的学术文章。1995年11月，中国心理卫生协会护理心理专业委员会在北京成立，护理心理学领域拥有了国内最高层次的学术机构，也标志着我国护理心理学的学科建设步入了新的历史时期。1996 年经有关专家学者讨论，将相关教材正式命名为《护理心理学》，并被列为"九五"国家重点教材，由此护理心理学在我国成为一门独立的学科。近二十年来，我国护理心理学在人才培养、科研和临床运用方面都取得了很大的进步。

1. 教育教学方面取得巨大进展

目前，护理心理学教学工作日益广泛深入，教学方法日益丰富新颖；研究生培养中已招收了护理心理学研究方向的硕士和博士研究生，为培养专业的心理护理人才和具有较高心理素质的心理护理专家奠定了良好的基础。

2. 科研活动广泛开展

广大护理工作者积极开展心理护理的应用研究，随着心理护理方法研究的不断深入，探索病人心理活动的共性规律和个性特征的各类研究，取代了既往千篇一律的经验总结。前瞻性研究逐渐增多，标准化心理测验的量化研究正在逐渐取代陈旧的研究方法，对心理诊断、心理护理程序、心理评估体系进一步完善，护理人员人才选拔及培养也得到了进一步重视和加强。心理护理的研究开始注重研究方法设计和影响因素控制，研究论文大多采用量表或问卷的方式对病人的心理状况进行评估，用生命质量来评估护理效果，还有大量的文章采用 Meta 分析，这些都是护理心理学科研方法的显著进步。

3. 临床心理护理方法得到广泛应用

随着护理心理学理论及心理护理方法研究的不断深入，广大临床护理人员开展心理护理研究的热情不断提升，积极探究针对性的心理护理方法，在临床心理护理中强调在掌握病人一般心理活动规律的基础上，根据病人的人格心理特征，实施针对性强、效率高的个性化护理，极大提高了心理护理的质量和效果，有效地推动了我国心理护理事业的发展。

第三节　护理心理学常用的研究方法

自 1979 年冯特在德国莱比锡大学建立第一个心理学实验室以来，心理学在研究方法上遵循了一般科学的研究路线，一切结果来自不同的实验过程。护理心理学属于心理学的一个分支，其研究方法是借鉴心理学的研究方法，但又有其自身学科的特殊性。其研究方法主要有观察法、调查法、实验法、心理测验、个案法。

一、观察法

观察法（observational method）是指研究者通过感官或借助一定的科学仪器，对研究对象进行科学观察与分析，通过对研究对象的表情、动作、言语等外显行为的观察，来了解人的心理活动，从而研究各种环境因素对人的心理行为影响的规律。例如，可以通过单向玻璃来观察人的言行举止。观察法简便、易行，可以得到许多基本的、比较真实的一手资料。在一些研究工作中即使采取其他研究方法，观察法也是不可缺少的；另外通过各种方法收集来的资料也常常需要用观察法加以核实。观察法在心理评估、心理干预中被广泛应用。

（一）主观观察法与客观观察法

1. 主观观察法

主观观察法又称内省法（introspective method），是个人对自己的心理活动进行观察和分析。当对研究对象难以进行直接客观观察时，也可采用听口头报告、录音报告，查看书信、日记、自传和回忆录的形式进行间接的主观观察与分析。该方法单凭当事人自身的体验往往影响对结果的验证、推广和交流，所以有较大的局限性。

2. 客观观察法

研究者对个体或团体行为活动进行观察和分析研究。该方法要求观察者客观真实地记录，对观察所获得的资料进行科学的分析，以解释心理活动变化的本质。该方法具有较强的科学性。

（二）自然观察法与控制观察法

1. 自然观察法

在不加任何干涉的自然情境中，对研究对象的行为进行直接或间接的观察记录，而后分析，从而解释某种行为变化的规律，如观察身体的动作、表情、姿势等。护士通过生活护理、治疗护理、巡视病房等对病人的心理活动和行为方式所进行的观察就是自然观察。自然观察法得到的内容虽然比较真实，但影响个体活动的因素过多，因而难以对自然观察的结果进行系统推论。

2. 控制观察法

控制观察法又称实验观察法，是指在预先设置的观察情境和条件下进行观察的方法。如以重症监护病人、传染性疾病病人、白血病病人等为研究对象，观察其在特殊病程中的心理反应。另外，在进行有关儿童行为、社会活动或动物行为的观察时也多采用此观察法。控制观察法的优点是可以取得研究对象不愿意或者没有能力报告的行为数据，无须人为地对研究对象施加任何影响就掌握了许多实际资料，缺点是资料可靠性差，观察质量在很大程度上依赖观察者的能力，而且观察活动本身也可能影响研究对象的行为表现，造成观察结果失真。

二、调查法

调查法（survey method）是通过访谈、问卷等形式获得资料，并通过对资料的统计分析来认识心理行为现象及其规律的方法。

（一）访谈法

访谈法（interview method）是指通过与研究对象会晤交谈，了解其心理活动，同时观察其访谈时的行为反应，以补充和验证所获得的资料，记录和分析得到的研究结果。访谈法是一种以口语为中介，晤谈双方面对面交往和互动的过程，常采用一对一的访谈方式。

在访谈过程中完成预先拟订的各种问题并做记录，可用于病人也可用于健康人群，如癌症病人在不同疾病阶段的心理反应。访谈效果受研究者本身的知识水平和问题性质的影响，此调查法的回答率较高，质量较好，适用范围广。但因为受访谈双方的主观因素的干扰，这种方法容易导致访问偏差出现。

（二）问卷法

问卷法（questionnaire method）是指研究者采用事先设计好的调查问卷，现场或通过信函、电子邮件等方式发放给研究对象，由其自行阅读操作要求并填写问卷，然后再由研究者回收并对其内容进行整理和分析的方法。适用于短时间内书面收集大范围人群的相关资料，如了解护士对护理工作的主观幸福感、病人对护理工作的满意度、大学生群体的心理健康状况等均可采用此方法。问卷法具有节省时间、信息量大、匿名性好、避免人为因素影响等优点。问卷调查的质量与研究者对问卷内容设计的技巧和研究对象对问卷的内容、目的等的了解及其合作程度有关。不过问卷的回收率有时难以保证，采用集中指导式填写可避免上述缺点。

三、实验法

实验法（experimental method）是指在可控的情境下，研究者对某一变量进行系统的操作，从而研究这种操作对于心理、行为或生理过程的影响规律。实验法是科学方法中最严谨的一种，能完整体现陈述、解释、预测、控制 4 个层次的科学研究目的。实验方式可分为实验室实验、现场实验和临床实验。

（一）实验室实验

实验室实验是自然科学研究和社会科学研究都采用的一种方法。护理心理学实验研究的内容，既有自然科学的，也有社会科学的。实验室研究指在特定的心理实验室里，借助各种仪器设备，严格控制条件以研究心理行为规律的方法。如研究病人的情绪状态与机体免疫机制的交互影响，可主要采用自然科学的实验研究；而研究语言暗示对病人情绪调节作用的问题，则可着重采用社会科学的实验研究方式。实验室研究的优点在于研究的控制条件严格，可排除许多干扰因素，能获得有较强说服力的研究结果。

（二）现场实验

现场实验又称实地实验，是将实验法延伸到社会的实际生活情境中进行，从而研究心理行为规律的一种方法。主要特点是，在控制的条件下，研究者系统地操纵或改变一个或几个变量，观察、测量和记录该操作对其他变量的影响。最简单的实验设计是将研究对象分为两个组，即实验组和对照组。两组之间除要研究的影响因素不同外，其他方面均相似。实验研究的质量在很大程度上取决于实验设计，巧妙的设计可以获得理想的结果。现场实验虽不及实验室实验那么便利，但它具有更接近真实生活、研究范围更加广泛、实验结果易于推广等优点。

（三）临床实验

临床实验就是现场实验研究之一，对护理心理学有重要的意义，如研究"住院病人心理状态与疾病的发展及转归的关系"这类问题，显然很难进入实验室展开，只能在临床中进行。近年来，临床检查技术的迅速发展（如电子计算机在临床诊断中的应用），为护理心理学学科的深入发展开拓了广阔的前景。

四、心理测验

心理测验又称测验法（test method），是心理学收集研究资料的重要方法，是用一套预先经过标准化的问题（量表）来测量人的个体心理反应、行为特征等的评估方法。心理测验要求使用经过信度和效度检验的心理行为量表，如智力量表、人格量表、症状量表、行为量表等。如针对癌症病人术前和术后的焦虑、抑郁程度，实施心理护理、心理干预及干预后的效果评定。

五、个案法

个案法是指对单一的个案（某个人或某个团体）进行研究的方法。可以同时使用观察法、访谈法和测验法等研究手段。这种研究方法在护理心理学研究中被经常采用，如对患心身疾病的病人进行情绪疏导或行为训练的效果做出评价、认定等。个案研究的结果对于样本所属的整体具有普遍意义，可为进一步开展大规模研究提供依据，例如，对狼孩、猪孩的个案研究等。个案法也可用于某些研究的早期探索阶段。

第二章

人的心理

人的心理或心理现象（psychological phenomena）分成基本的心理过程和人格两个方面，心理过程包括认知过程、情感过程与意志过程。人的心理过程与人格密切联系，人格心理通过心理过程形成，已经形成的人格又会制约和影响心理过程的进行，使心理过程打上人格的独特烙印。

第一节　心理的实质

一、心理是脑的功能

大脑是如何产生心理现象的？首先需要了解脑的结构及其各部分的功能。从解剖结构上看，脑位于颅腔内，由端脑、间脑、中脑、脑桥、延髓及小脑六部分组成。通常把延髓、脑桥、中脑三部分合称为脑干。端脑，也就是平时所说的大脑，由两侧大脑半球通过胼胝体连接而成，是脑的最发达部分，覆盖于脑干、间脑和小脑之上。左、右两半球之间由大脑纵裂将其分开。从进化角度看，脑分为三个层次：大脑皮质、边缘系统、脑干及与脑干相连的结构（包括丘脑和小脑等）。

大脑皮质由左、右两个半球组成，每个大脑半球上按皮质的沟裂或不同的功能分成四个脑叶：颞叶、枕叶、顶叶、额叶。不同的区域有不同的功能：颞叶以听觉功能为主；枕叶以视觉功能为主；顶叶以躯体感觉功能为主，位于大脑半球的顶部，额叶的后面；额叶以躯体运动功能为主，额叶受损的病人进行推理时常会遇到困难。

大脑的底面与大脑半球内侧缘的皮层——边缘叶及皮层下的一些脑结构共同构成边缘系统，是内脏功能和机体内环境的高级调节控制中枢，也是情绪的调节中枢，与人类的情绪、记忆、动机等有重要关联。边缘系统中的海马体，与长时记忆形成有关；杏仁核与恐惧、愤怒情绪有关；下丘脑与饥饿、口渴感和性有关。

从进化的角度看，脑干及其相连结构较为原始，广泛存在于各级动物的脑中，包括延髓脑桥、网状结构、丘脑和小脑等。该区域控制着人类最基本的生命活动及运动，且这些功能不需要意识的参与。

人脑中没有任何一个功能区域可以单独处理复杂的心理活动，比如意识、学习、记忆、注意、思维、情绪、语言等，每一个心理过程或行为过程都是脑中许多神经网络通力合作的结果。联合皮质负责解读和整合各个感觉中枢收集的信息，可以帮助人类制订相应的计划、进行决策并采取行动，迄今人类仍然不能确切知道这一过程是如何进行的。

二、心理是人脑对客观现实主观能动的反映

人的心理是人脑的机能，是人脑对客观现实主观能动的反映，因为人脑本身并不能产生心理，必须在外界客观事物作用之下才能产生心理。

（一）人的心理来源于客观现实

脑是心理的器官，心理活动是脑的功能，但脑并不能凭空产生心理，而是由周围客观现实（自然环境和社会环境）刺激人的各个感觉器官，经由神经传入人脑，才能产生心理现象。无论是简单心理现象还是复杂心理现象都来源于客观现实，比如人脑中有花、草、树、木的印象，是因为客观现实有花、草、树、木。人的心理发展主要受社会环境的影响，特别是人际交往，对人的心理发展起着决定性的作用。如果幼儿一直缺乏正常社会环境的刺激，心理就得不到正常发展，甚至停留在动物心理的层次，即使大脑发育正常，心理活动的水平也会大受影响。

（二）人的心理是对客观现实主观能动的反映

人脑对客观世界的反映并不是机械被动的，而是积极主动的、有选择性的。心理对客观世界的反映会随当时处境、主体的需求和经验而转移，即表现出选择性。不同的人，甚至同一个人在同一时期和不同条件下，由于其内部特点的不同对同一事物的反映都可能各不相同。在教育和教学的过程中，经常遇到这样的情况：一个班上的所有学生都听同样的教师讲授同样的课程，但学生对教材的理解和掌握却各不相同。对所有的学生都提出同样的要求，但学生对这些要求的领会和执行情况也各不相同。

（三）人的心理受社会生活实践制约

人的心理活动从实践中来，也受到社会生活实践的制约。一个人在社会关系中的地位影响其心理活动的内容。高度复杂的社会需求导致人的心理有高度复杂的主观能动性。人的心理活动会随着社会生活条件和社会关系的变化而不断发展变化，并通过行为来适应或者改变社会性制约的客观条件。

第二节　心理过程

一、认知过程

认知过程（cognitive process）是心理过程中最重要和最基本的部分，它是指人们获得知识和应用知识的过程，或进行信息加工处理的过程，它包括感觉、知觉、记忆、思维、表象、想象和语言等过程或状态。

（一）感觉

1. 感觉的定义

感觉（sensation）是人脑对直接作用于感觉器官的客观事物个别属性的反映。人体具有多种感觉器官，不同的感觉器官具有不同的功能，分别接受不同的感觉刺激，能够产生不同的感觉。例如，一个物体有它的光线、声音、温度、气味等属性，我们通过一个个的感觉器官，分别反映物体的这些属性，如眼睛看到了光线、耳朵听到了声音、鼻子闻到了气味、舌头尝到了滋味、皮肤摸到了物体的温度和光滑程度，每个感觉器官对物体某一属性的反映就是一种感觉。

感觉是个体最简单最初级的心理活动，是一切较高级、较复杂心理现象的基础。尽管感觉很简单，但是对个体的生活和工作却有着非常重要的意义。一方面，感觉为人们提供了内外环境的信息；另一方面，感觉保证了机体与环境的信息平衡。人们通过这些感觉信息维持着正常的心理生活。信息超载或不足都会影响人们的生活。

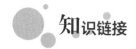

知识链接

感觉剥夺实验

1954 年，加拿大麦克吉尔大学的心理学家（Bexton, Heron& Scott）首先进行了"感觉剥夺"实验：实验中给被试者戴上半透明的护目镜，使其难以产生视觉；用空气调节器发出的单调声音限制其听觉；手臂戴上纸筒套袖和手套，腿脚用夹板固定，限制其触觉。被试者单独待在实验室里，几小时后开始感到恐慌，进而产生幻觉……在实验室连续待了三四天后，被试者会产生许多病理心理现象：出现错觉、幻觉，注意力涣散，思维迟钝，紧张、焦虑、恐惧等，实验后需数日方能恢复正常。该实验说明，外界的刺激对维持人的正常生存十分必要。

---

2. 感觉的分类

根据刺激来自机体外部还是内部，可将感觉分为外部感觉和内部感觉。外部感觉是由外部刺激作用于感觉器官引起的感觉，包括视觉、听觉、嗅觉、味觉和触觉等。内部感觉是由机体内部的刺激所引起的感觉，包括运动觉、平衡觉和内脏感觉（包括饥渴、饱胀、窒息等）。

3. 感受性与感觉阈限

感觉器官对适宜刺激的感觉能力称感受性，感受性的大小用感觉阈限的大小来度量。能引起感觉的刺激量称感觉阈限，感觉阈限是一个范围，能感觉到的最小刺激强度称下限，能够忍受的最大刺激强度称上限。下限和上限之间的刺激都是可以引起感觉的范围。感觉阈限低的，很弱的刺激就能感觉到，其感受性高。感觉阈限可分为绝对感觉阈限和差别感觉阈限两类。绝对感觉阈限（又称绝对阈限）是刚刚能引起感觉的最小刺激强度。绝对感受性是指刚刚能够觉察出最小刺激强度的能力。绝对感觉阈限越小，则感觉越灵敏，感受性越高，反之亦然。人们除了能够对单一刺激产生相应的感觉外，还能分辨出刺激物之间存在的差异，即差别感觉阈限与差别感受性。差别感觉阈限是指刚刚能够引起差别感觉的最小刺激强度，差别感受性是指对刺激物之间最小差异量的分辨能力。

4. 感觉的特征

（1）感觉适应。由于刺激物对感受器的持续作用而使感受性发生变化的现象称感觉适应。例如，"入芝兰之室，久而不闻其香；入鲍鱼之肆，久而不闻其臭"，说的就是嗅觉的感受性发生变化的现象。手放在温水里，开始觉得热，慢慢就不觉得热了，这是温度觉感受性发生变化的现象。心理学在对感觉适应进行研究时，暗适应受到了特别的关注，因为生活中很多工作是在暗环境下进行的，如CT室的医生为了看清荧光屏上的图像，不致发生漏检的现象，要适应暗环境。在各种感觉中，嗅觉的适应性最强，而听觉和痛觉的适应性较弱。

（2）感觉对比。同一感受器接受不同的刺激而使感受性发生变化的现象称感觉对比。感觉对比包括：①同时对比，即几个刺激物同时作用于同一感受器时产生的感觉对比，如把同一个灰色小纸片放在黑色的背景上看起来显得亮些，放在白色的背景上则显得暗些；②先后对比，即几个刺激物先后作用于同一感受器时产生的感觉对比，如吃水果时先吃酸的橙再吃甜的苹果，觉得苹果更甜。

（3）感觉后像。当刺激停止作用以后，感觉并不立即消失，还能保持一个极短的时间，这种暂时保留下来的感觉印象称作感觉后像。它是由神经兴奋所留下的痕迹作用所引起的，存在于各种感觉之中。其中，视觉后像表现得最为明显。看电影、电视都是依靠视觉后像的作用。医院手术室里医护人员的工作服多采用浅绿色，也是利用视觉后像原理以缓解手术中医护人员的视觉疲劳。

（4）联觉。当某种感官受到刺激时出现另一感官的感觉和表象称为联觉。不同的颜色可以引起不同的心理效应。例如：娱乐场所为了烘托热烈的气氛，其装饰多采用红、橙、黄等暖色调，使人有温暖的感觉，被称为暖色；教室、病房需要安静，其装饰采用青、蓝、绿等冷色调，使人有清凉的感觉，被称冷色。

（5）感觉补偿。某感觉系统的功能丧失后由其他感觉系统的功能来弥补称为感觉补偿。如盲人失去了视觉功能，其听觉、触觉较常人更敏锐，能通过声音辨别附近的建筑物、地形，通过触觉阅读盲文等。人的感受性也能在个体实践活动中获得提高和发展，如钢琴家可以分辨两个相邻琴键之间的 20~30 个中间音，而一般人仅能分辨几个中间音。

（二）知觉

1. 知觉的定义

知觉（perception）是人脑对直接作用于感觉器官的客观事物整体属性的反映。知觉是各种感觉的综合，它来自感觉。两者反映的都是事物的外部现象，都属于对事物的感性认识，但知觉高于感觉。感觉只反映事物的个别属性，知觉却能反映事物的整体属性；感觉是单一感觉器官活动的结果，知觉却是各种感觉协同活动的结果；感觉不依赖于个人的知识和经验，知觉却受个人的知识和经验的影响。虽然不同的人对同一物体的感觉是相同的，但对它的知觉却会有差别。知识和经验越丰富，对物体的知觉越完善、越全面。例如，显微镜下边的血样，只要不是色盲，无论谁看都是红色的，但医生却能看出里边的红细胞、白细胞和血小板等，没有医学知识就看不出来。

2. 知觉的分类

知觉根据知觉的对象不同，可分为空间知觉、时间知觉、运动知觉和错觉。空间知觉是指对物体的形状、大小、深度、方位等空间特性的知觉，包括大小知觉、形状知觉、距离知觉和方位知觉。时间知觉是指对客观事物延续性、顺序性的反映。人的时间知觉与当时的情绪、态度、身心状态及从事的活动性质有关。例如，久病卧床的病人往往会产生度日如年的感觉。运动知觉是指对物体在空间中的位移产生的知觉。参与运动知觉的有视觉、动觉、平衡觉等，其中视觉起重要作用。运动知觉的产生需要物体有一定的运动速度，若物体位移的速度太快或太慢，人们就不能知觉到运动。例如，能看到手表上秒针的运动，却看不到分针和时针的运动；光的速度是每秒 30 万千米，人们却看不到它的运动痕迹。错觉是指在客观事物刺激作用下产生的对刺激的主观歪曲的知觉。在生活中常见的错觉有大小错觉、形状错觉、方向错觉、形重错觉、倾斜错觉、运动错觉、时间错觉等。研究错觉有重要的理论和实践意义。从理论上看，有助于揭示人们正常知觉客观世界的规律。从实践上看，既有助于消除错觉对人类实践活动的不利影响，又可以将错觉规律在艺术、军事、体育等各个领域加以运用。

3. 知觉的特性

（1）知觉的整体性。人在过去经验的基础上，把事物的各个部分、各种属性结合起来，知觉成为一个整体的特性。人们在刺激不完备的情况下仍能保持完整的知觉。这是因为事物的各个部分和属性分别作用于人的感觉器官，它们之间就形成了固定的联系，过去经验的累积使人能在大脑中把这种联系保存下来，当客观事物作用于人的感觉器官时，人脑会对来自感觉器官的信息进行加工处理，利用已有的经验对缺失的部分加以整合补充，从而把事物知觉为一个整体。知觉对象的各种属性和各个部分在整体知觉中所起的作用不同，对象的个别部分与整体部分既相互联系又相互制约，对象的关键性成分决定着知觉的整体性。

（2）知觉的选择性。在知觉过程中，人们根据自己的需要选择知觉对象，这种有选择地知觉外界事物的特性称为知觉的选择性。被选择知觉出来的图形称为知觉对象，其他部分称为背景。知觉的对象和背景不是固定不变的，而是相对的，在一定条件下两者可以互相转换。由于知觉具有选择性，所以人们能够把注意力集中到少数重要的刺激物上，排除次要刺激的干扰，从而更有效地认识外界事物，适应外界环境。

（3）知觉的理解性。在知觉外界事物时，人们用过去的经验对其加以解释，力图赋予知觉对象一定的意义，这称为知觉的理解性。人的知识经验不同，知觉的理解性也不同。

（4）知觉的恒常性。当客观条件在一定范围内变化时，知觉形象在相当程度上仍保持其稳定不变的现象称为知觉的恒常性。例如，在不同的距离看同一个人时，对这个人的知觉不因它在视网膜投影的变化而变化，称为大小知觉的恒常性。在不同的光线下，同一个物体反射到人眼中的光有很大的变化，但它们的颜色看起来好像没有变，这是颜色恒常性。知觉恒常性的发生是有条件的，超出这个条件的限度，恒常性也就不存在了。例如，80米以外就超出了人们用视觉判断距离的限度，所以当某物位于远距离且没有可以参照的物体时，人们对它的大小知觉就不准确了，即失去了恒常性。

4. 感知觉与临床护理

从护理的角度看，感知觉的敏锐性会影响护理工作的效果。如感觉敏锐的护士可以及时闻到异常气味及察觉病人神色的细微变化，发现病情变化。另外，护士可以针对不同病情的病人设计相应的护理环境，提高病人的满意度，例如，利用冷暖色调产生的联觉设计病房。

（三）记忆

1. 记忆的定义

记忆（memory）是过去经历过的事物在人脑中的反映。过去经历过的事物是指过去对事物的感知、对问题的思考、对某个事件引起的情绪体验及进行过的动作。这些经历都能以映像的形式储存在大脑中，在一定条件下，可以从大脑中提取出来。从信息加工的观点来看，记忆就是人脑对所输入的信息进行编码、储存和提取的过程。记忆作为一种基本的心理过程，联结着人们心理活动的过去和现在，是人们学习、工作和生活的基本功能，对保证人的正常生活起着重要作用。

2. 记忆的分类

（1）按记忆内容分类。可分为形象记忆（imaginal memory）、情景记忆（episodic memory）、逻辑记忆（logic memory）、情绪记忆（emotional memory）和运动记忆（motor memory）。

形象记忆是对已感知过的事物具体形象的记忆，如对面容、声音、气味等的记忆，如医学生学习解剖课时，去实验室看人体的骨架标本，利用事物的具体形象进行记忆。

情景记忆是对亲身经历过的事件，包括时间、地点、人物和情节的记忆。

逻辑记忆（又称语义记忆）是对词语概括的各种有组织的知识的记忆。当学生学习医用数学、化学中的公式时，常常运用逻辑记忆。

情绪记忆是对个体体验过的情绪或情感的记忆。"一朝被蛇咬，十年怕井绳"就属于情绪记忆。

运动记忆是对身体的运动状态和动作技能的记忆。很多基础护理操作都会用到运动记忆。

（2）按记忆时间分类。可分为瞬时记忆、短时记忆和长时记忆。

瞬时记忆（immediate memory）也称感觉记忆或感觉登记，是指外界刺激以极短的时间呈现后，保持在 0.25～2 秒以内的记忆。其特点之一是如果这些信息时段被加工，则进入短时记忆，否则就会被遗忘。另一个特点是容量较大，一般来讲，凡是进入感觉通道的信息都可以被登记。

短时记忆（short-term memory）也称操作记忆或工作记忆，是保持在 1 分钟以内的记忆。除了重要信息外，一般信息很快消失，例如，从电话簿上查到一个需要的电话号码后，立刻就能根据记忆去拨号，但事过之后，就记不清了。其特点之一是储存时间很短，如果不复述，很快就会遗忘，如果进行加工处理，就会转入长时记忆。另一个特点是容量有限，一般为 7±2 个记忆单位（chunk）。所谓记忆单位是指一个熟悉的单元，如具有意义关联的一些汉字、词语、名称等。例如，数字 191419391945，对不留意的许多人而言，它是 12 个单元，而对熟悉战争历史的人，可能只有 3 个单元，因为 1914、1939、1945 分别是两次世界大战开始和"二战"结束的年份。

长时记忆（long-term memory）也称永久记忆，是指信息储存超过 1 分钟直到多年，甚至保持终生的记忆。长时记忆的信息大部分来源于对短时记忆内容的加工，也可因印象深刻一次获得，是个体积累经验和心理发展的前提，对人的学习和行为决策具有重要意义。个体对社会的适应，主要就是靠长时记忆中随时可以提取出来的知识和经验。其特点是容量没有限度，保持时间从 1 分钟以上到终生。

瞬时记忆、短时记忆和长时记忆的区分只是相对的，它们之间相互联系、相互影响。任何信息都必须经过瞬时记忆和短时记忆才能转入长时记忆，否则信息就不可能长时间地存储在头脑中。

3. 记忆的过程

记忆过程可分为识记、保持、再现三个阶段。

（1）识记（memorization）。通过反复感知、识别和记住事物的过程即识记。它是信息输入的过程，是记忆的开始。如念书、听讲、经历某个事件的过程就是识记的过程。

（2）保持（retention）。知识和经验在大脑中储存和巩固的过程称为保持。保持是识记和再现的中间环节，也是记忆的中心环节，在记忆过程中有着重要的作用。识记材料的保持是个动态变化的过程，这种变化既会表现在质的方面，也会表现在量的方面，而记忆保持内容的最大变化就是遗忘。

（3）再现（reproduction）。从大脑中提取知识和经验的过程称为再现。它是记忆过程的最后一个环节，记忆好坏是通过再现表现出来的。再现有两种基本形式，即再认（recognition)和回忆（recall）。经历过的事物再度出现时能够被确认称作再认。经历过的事物不在眼前而在脑中重现称作回忆。通常能回忆的内容都可以再认，但可以再认的内容不一定能回忆。记忆过程是一个完整过程，这个过程的三个环节之间是密切联系、不可分割的，缺少任何一个环节，记忆都不可能实现。

4. 遗忘及遗忘规律

对识记过的事物不能再认或再现，或错误地再认或再现称为遗忘。遗忘与保持是相反的过程。遗忘规律如下：

（1）时间规律。德国心理学家艾宾浩斯（H. Ebbinghaus）最先研究了遗忘的规律，并绘制出了著名的"艾宾浩斯遗忘曲线"，该曲线揭示了遗忘"先快后慢"的时间规律。艾宾浩斯遗忘曲线图的纵轴表示学习中记住的知识数量，横轴表示时间（天数），曲线表示记忆量变化的规律。根据艾宾浩斯的研究，遗忘在学习之后立即开始，而且遗忘的进程并不是均匀的。最初遗忘速度很快，以后逐渐缓慢。他认为"保持和遗忘是时间的函数"。该曲线对现在学习研究界已产生重大影响。人们可以从遗忘曲线中掌握遗忘规律并加以利用，从而提升自我的记忆能力。

（2）材料的性质。一般来说，以形象、动作、情绪为内容的记忆保持时间较长，遗忘较慢；以语词、逻辑为内容的记忆遗忘较快。

（3）学习程度。分为低度学习（识记尚未达到成诵的标准）、中度学习（识记后恰能成诵）和过度学习（识记超过恰能成诵的程度）。在一定程度内，学习程度越高，保持效果越好，当过度学习程度达150%时，保持效果最好。

（4）遗忘与位置的关系。中间材料容易遗忘，开头与结尾的内容容易记忆，这是因为前面识记的内容对后面识记的内容有抑制作用，称前摄抑制；后面识记的内容可影响前面识记内容的记忆效果，称倒摄抑制。

（5）识记内容属性。对所识记内容的骨架支柱不容易遗忘，细枝末节容易遗忘。

5. 记忆与临床护理

护士要有良好的记忆品质，通过识记有关的疾病护理常规、良好的护理操作，为病人提供可靠、准确的护理服务。此外，护士还要善于记忆病人的诊断、治疗内容，病人病情变化时能迅速回忆和联系。另外，临床不同病情病人的记忆能力不一样，对精神疾病、阿尔茨海默病等有记忆障碍的病人，护士在工作中要特别注意记忆力障碍对他们的影响，并提供相应的护理。

（四）思维

1. 思维的定义

思维（thinking）是借助语言、表象或动作实现对客观事物概括的、间接的反映。它是认识的高级形式，能揭示事物的本质特征和内部联系，并主要表现在概念形成和问题解决活动中。例如，护士巡视病房，发现某病人面色苍白、呼吸急促、四肢湿冷、脉搏细速，判断病人可能休克了。虽然此时她并没有测血压，但她运用已有的知识、经验（休克病人的典型表现），对感觉到的现象（面色、呼吸、脉搏、皮温）在头脑中进行了加工、处理、提出假设、检验假设，推断出病人可能处于休克状态，这个过程就是思维。

2. 思维的特征

（1）间接性。人们借助已有经验和一定的媒介对客观事物进行间接认识。如医护人员根据病人主诉"转移性右下腹痛"，间接推测病人可能患有阑尾炎。

（2）概括性。人们对同一类事物的本质和规律的认识，可表现为两个方面：第一，反映一类事物共同本质的属性；第二，反映事物的内部联系和规律。例如，护士通过对同种疾病多个病人的护理，概括总结出某种疾病的最佳护理措施等。

（3）思维是对经验的改组。思维是一种探索和发现新事物的心理过程。它常常指向事物的新特征和新关系，这就需要人们对头脑中已有的知识经验不断进行更新和改组。例如，人们过去认为世界上最小的物质是原子，后来发现原子还可以分为质子、中子等。在从事科学研究、探索世界的奥秘时，人们需要对已有的知识、经验进行重组、改组和更新。

3. 思维的分类

（1）根据思维方式来分类。可分为动作思维、形象思维和抽象思维。动作思维又称实践思维，即思维以实际操作解决具体的问题。例如，在输液时，护士解决液体滴入不畅的问题，一边做调整针头角度、挤捏输液管等动作，一边思考，找出故障的原因，从而排除故障。这样步步通过实际动作，运用已有的知识、经验来发现问题、解决问题的思维，就是动作思维；形象思维即利用具体形象和头脑中的已有表象解决问题。例如，护士为病人创造优美舒适的病室环境时，首先头脑中构思许多布局图像，在实施中边观察边调整，离不开形象思维；抽象思维又称理性思维，主要指通过概念、判断、推理等形式，能动地反映客观世界的认识过程。例如，护士运用逻辑思维对护理对象进行护理评估与诊断，制订护理计划，拟出护理措施与评价方法，就是将医学、护理学、心理学、健康教育学等的知识与思考相结合的逻辑思维过程。

（2）根据思维探索答案的方向不同来分类。可分为聚合思维和发散思维。聚合思维又称集中思维、求同思维，即把问题提供的各种信息聚合起来得出一个正确答案的思维。例如，20世纪60年代研究人员用发霉花生喂养大白鼠等动物，结果被喂养的动物大都患癌症死了，汇总这些资料得出的结论是，不同地区、不同种类的动物喂养发霉花生后都易患癌症，因此，发霉花生是致癌物，这就是聚合思维的运用；发散思维又称求异思维、逆向思维，是依据已有的信息向不同方向扩散去探索符合条件的多样性答案的思维。例如，对复杂病例讨论时，提出的可能性越多，对病例的认识就越全面。发散思维的能力是衡量一个人创造力高低的重要标志之一。

（3）根据解决问题的态度分类。可分为习惯性思维和创造性思维。习惯性思维又称常规思维、惰性思维，即运用已有的知识经验解决问题的程序化思维，较规范且节约时间。例如，护士发现病人高热，立即予以物理降温等；创造性思维是指在思维过程中产生新颖的、独特的、有创见的、具有社会价值的思维。例如，护理事业的创始人南丁格尔为护理学创造了一套较完整的理论和实践。创造性思维是在一般思维的基础上发展起来的，是后天培养与训练的结果，是智力水平高度发展的表现。

4. 思维的基本过程

思维的基本过程包括分析与综合、比较、抽象与概括等。

（1）分析与综合。分析是把客观事物的整体分解为各个部分或各个属性。例如，把一篇文章分解为段落、句子和词；把一棵树分解为根、茎、叶、花等。综合是把头脑中客观事物的各个部分、各个特征、各种属性联结起来，了解它们之间的联系，形成一个整体。例如，学习人体的各个系统后，将其结合起来，搞清楚各系统间的相互关系，形成对人体的整体认识。分析与综合是相反而又紧密联系的同一思维的两个方面，任何学科都是分析综合而成的体系。没有分析就不可能有正确的结论，没有综合就只能感知事物的各个部分。如急性炎症就综合了红、肿、热、痛、功能障碍5个特征。

（2）比较。比较是把各种事物和现象加以对比，确定它们的相同点和不同点及其联系。比较过程必须有两个前提：一是对象之间确实有联系；二是要在同一标准下。有比较才有鉴别。通过比较，才能看出异中之同或同中之异。例如，稽留热和弛张热是两种高热类型，前者温差一日之内不超过1℃，后者则在1℃以上。

（3）抽象与概括。抽象是在思想上抽出各种事物与现象的共同特征和属性，舍弃其个别特征和属性的过程。如石英钟、闹钟、座钟、挂钟都能计时，因此，通过抽象认识到"钟能计时"这一共同属性。概括是把同类事物的本质特征加以综合并推广到同类其他事物上，使之普遍化的过程。例如，护士通过护理实践得出结论"长期卧床病人容易发生压疮、营养不良等并发症"，把这个结论推广到昏迷、截瘫等各类长期卧床病人护理中去的思维过程就是概括。

5. 思维与临床护理

思维与临床护理的关系密切。科学的护理行为要以科学的思维作为前提，护理质量的优劣既取决于护士本人的经验、知识和技术，也取决于护士的临床思维水平和深度。如果护士的临床思维是混乱、错误、主观的，其思维结果作用于病人的后果将十分严重。因此，临床护士要特别注意自己的临床思维能力、评判性思维能力和创新思维能力。另外，护士还要注意观察病人的思维特点，一些病人有思维障碍，护士要给予特殊关注和护理。

（五）想象

1. 想象的定义

想象（imagination）是人脑对已有表象进行改造，形成事物新形象的心理过程。人脑在反映客观现实时，不仅能感知当前作用于人脑的事物或回忆过去经历过的事物，还能根据人的口头语言或文字描述形成从未见过的事物形象，甚至能形成闻所未闻的事物新形象。例如，飞机就是先在人们头脑中想象出来，然后才制造出来的。

2. 想象的分类

想象按其是否有意识、有目的，可分为无意想象和有意想象。

（1）无意想象（involuntary imagination）。没有预定目的、在某种刺激作用下不由自主产生的想象，是一种自发、简单、缺乏自我调节控制的心理现象。例如，把蓝天上的朵朵白云看成某种景象或动物等，属于无意想象。梦是无意想象的一个极端例子，因为做梦时没有目的，是不受意识支配的，比清醒状态下的无意想象更加随心所欲，其内容往往不合逻辑，脱离实际，甚至在现实生活中不可能发生。

（2）有意想象（voluntary imagination）。根据一定的目的自觉进行的想象。例如，科学家提出的各种想象模型，文学艺术家在头脑中构思的人物形象，都是有意想象的结果。有意想象根据想象的独立性、新颖性和创造性的不同，可分为再造想象、创造想象和幻想。

1）再造想象（reproductive imagination）：根据语言、文字的描述或图表、模型的示意，在头脑中形成相应的事物新形象的心理过程。例如，建筑工人根据建筑蓝图想象出建筑物的形象等，形成正确的再造想象的基本条件，能正确理解词与符号、图样标志的意义；有丰富的表象储备。

2）创造想象（creative imagination）：不依据现成的描述和图示，独立地创造出新形象的过程。服装设计师想象一款服装的新款式，画家构思一幅图画，作家创造一个典型人物，都是独立进行的。创造想象比再造想象有更大的独立性、新颖性和创造性，比再造想象更复杂、更困难。

3）幻想（fantasy）：一个和生活愿望相结合并指向未来的想象。它是创造想象的一种特殊形式，是对未来的憧憬，而不是对过去的回忆。科学幻想推动人们进行科学探索，发现客观规律，为人类造福。

3. 想象与临床护理

护士在临床工作中，对病人病情的了解不可能逐个亲自感知，常通过病案的描述、病人及医生的口头叙述，在头脑中形成有关病人病情的各种印象，这对护士及时了解病人的病情，及时治疗、护理具有重要意义。

（六）注意

1. 注意的定义

注意（attention）是人的心理活动对一定对象的指向和集中。指向性和集中性是注意的两个基本特性。注意的指向性是指心理活动或意识，在某个方向上进行活动，指向性不同，人们接收的外界信息也不同。注意的集中性是注意时的心理活动或精神的紧张程度。当心理活动或意识指向某一对象的时候，它就会在这个对象上集中起来，即全神贯注起来。例如，医生在做复杂的外科手术时，他的注意力高度集中在病人的病患部位和自己的手术动作上，与手术无关的其他人和物，便排除在他的意识中心之外。注意的指向性和集中性是密不可分的。

注意是心理活动的一种积极状态，能对信息进行选择。周围环境给人们提供了大量的刺激，这些刺激有的对人很重要，有的对人不那么重要。人要正常地生活与工作，就必须选择重要的信息，排除无关刺激的干扰。注意本身不是一种独立的心理过程，而是伴随感知、记忆、思维等心理过程的一种心理状态，贯穿心理活动的始终。

2. 注意的分类

根据注意时的主动程度，可把注意分为无意注意、有意注意和有意后注意。

（1）无意注意。也称不随意注意，是一种被动注意，指事先没有预定目的，也不需要意志努力的注意。例如，在安静的病房里，突然有一病人发出大声呼叫，病房里的人都会把目光投向呼叫的病人。一般说来，刺激从无到有或从有到无，都可引起人的无意注意；对象与背景间的对比强度很大，对象很新异、很奇特也可引起无意注意。

（2）有意注意。又称随意注意，指有预定目的，需要意志的努力才产生的注意。有意注意是一种主动的、服从一定活动任务的注意，它受个体意识的调节和支配。例如，学生有学好护理心理学的主动意识，尽管在学习中遇到难懂的问题或枯燥的理论，但他们仍能做到聚精会神的听课、专心致志的阅读、深入细致的思考，这就是有意注意。

（3）有意后注意。人们一般先要通过一定的意志努力才能把自己的注意保持在某项工作上，经过一段时间后，对这项工作逐渐熟悉或产生了兴趣，就可以不需要意志努力而保持注意，但这时的注意仍然是自觉的、有目的的，只不过不需要意志努力，这一现象称为"有意后注意"。

3. 注意的特征

（1）注意的广度。也称注意的范围，指在同一时间内，意识所能清楚把握的对象的数量。注意范围受知觉对象的空间排列、个体的知识经验、任务的难易程度等影响。

（2）注意的稳定性。注意集中于某一事物所持续的时间，是保证顺利完成某项活动所必需的。这并不意味着注意总是指向同一对象，而是指虽然当注意的对象和行动有所变化，但注意的总方向和总任务不变。例如，护士在给病人评估时，既要听病人自述，又要察看病人外显症状，还要记录病情，但所有这些活动都服从于评估这一项总任务。

（3）注意的转移。根据任务的要求，主动地把注意从一个对象转移到另一个对象上。例如，要求学生根据教学内容的变化，将注意从书本转到多媒体上来。注意转移与注意分散不同，注意转移是有目的的、主动地进行；而注意分散是无目的的、被动地进行。

（4）注意的分配。同时进行两种或两种以上活动的时候，把注意指向不同的对象，例如，学生上课时一边听讲、一边记笔记；歌手自弹自唱、边歌边舞。注意的分配是有条件的。首先，同时进行的两种活动其中一种必须是熟练的；其次，几种活动之间必须具有紧密的联系，否则，注意的分配就比较难。

4. 临床护理护士应具有良好的注意品质

在护理工作中保持高度的注意力，做到不分心，同时处理好注意稳定、分配、转移的关系，工作中既能对整个科室的病人都关注，又能将注意力分配到危重病人上，而一旦出现新的病情变化，又要把注意力转移到新情况上去。另外，护士如何针对病人的注意进行心理干预，如怎样引导疼痛病人分散注意力也是心理护理的重要研究课题。

二、情绪与情感过程

人的一生时时刻刻伴随着波动起伏的情绪和情感，有时欣喜若狂，有时焦虑不安，有时孤独恐惧，有时满腔怒火，有时悲痛欲绝，有时舒适愉快等。临床护理工作中，护士会因为第一次给病人做静脉穿刺而焦虑不安，也会因为病人在自己的照护下逐渐康复而充满喜悦。多变的情绪使得人们的生活时而阳光灿烂，时而阴霾密布，时而晦涩呆板，形成了纷繁复杂的心理世界。

（一）概述

1. 情绪与情感的定义

情绪（emotion）和情感（affection）是人对客观事物是否符合自己的需要而产生的态度体验。同时，情绪和情感由独特的主观体验、外部表现和生理唤醒三部分组成。主观体验是个体对不同情绪和情感状态的自我感受。每种情绪有不同的主观体验，它们代表了人们不同的感受，构成了情绪与情感的心理内容。轻松、愉快或沉重、悲伤都属于内心体验。情绪与情感的外部表现，通常称为表情。它是在情绪和情感状态发生时身体各部分的动作量化形式，包括面部表情、姿态表情和语调表情，如高兴时额眉平展、面额上提、嘴角上翘等。生理唤醒是指情绪与情感产生的生理反应。它涉及广泛的神经结构，如中枢神经系统的脑干、中央灰质、丘脑、杏仁核等。

2. 情绪与情感的区别与联系

情绪和情感既紧密联系又有区别：情绪和情感指的是同一过程和同一现象，只是分别强调了同一心理现象的两个不同的方面，情绪指的是感情反应的过程，也就是脑的活动过程。从这一点来说，情绪这一概念既可用于人类，也可用于动物。情绪具有情景性和易变性，引发情绪的情景一改变，它所引起的情绪就会消失，情绪伴随着明显的生理变化和外部行为的表现。心理学主要研究感情反应的发生、发展的过程和规律，因此，较多地使用情绪这一概念。情感则常被用来描述具有深刻而稳定的社会意义的感情，如对祖国的热爱、对敌人的仇恨、对美的欣赏、对丑的厌恶等。所以，情感代表的是感情的内容，即感情的体验和感受。与情绪相比，情感更为深刻，它是在长期的社会生活环境中逐渐形成的，因而具有更强的稳定性和持久性。情绪和情感之间有密不可分的联系。情感要通过情绪来表现，离开了情绪，情感也就无法表达了。情感也能制约情绪的表现形式。

3. 情绪和情感的维度与两极性

情绪的维度是指情绪所固有的某些特征，主要指情绪的动力性、激动度、强度和紧张度等方面，这些特征的变化幅度又具有两极性。

（1）动力性。情绪和情感的动力性有增力和减力两极。对个体而言，需要得到满足时产生的肯定情绪是积极的、增力的，可提高人的活动能力；需要得不到满足时产生的否定情绪是消极的、减力的，会降低人的活动能力。

（2）激动度。情绪和情感的激动度有激动与平静两极。激动是一种强烈的、外显的情绪状态，如愤怒、狂喜、极度恐惧等。平静则是一种平稳安静的情绪状态，是人们正常生活、学习和工作时的基本情绪状态。

（3）强度。情绪和情感的强度有强和弱两极。各类情绪、情感强弱不一，在强弱之间又有各种不同的程度，例如，从好感到酷爱的发展过程：好感—喜欢—爱慕—热爱—酷爱。

（4）紧张度。情绪和情感的紧张度有紧张和轻松两极。通常紧张状态可导致人们的积极行动，但过度紧张则会令人不知所措，甚至使人的精神瓦解、行动终止。

（二）情绪与情感的分类

情绪和情感复杂多样，从不同的角度、方面可分成不同的类别。

1. 原始情绪

原始情绪即快乐、悲哀、愤怒、恐惧4种基本情绪。个体需要得到满足或达到盼望的目的时产生快乐；失去所盼望、追求的东西和目的时产生悲哀；由于目的和愿望不能达到，一再地受到阻碍，所以紧张积累时产生愤怒；企图摆脱、逃避某种危险情境时产生恐惧。

2. 情绪状态

最典型的情绪状态有以下3种。

（1）心境（mood）——人比较平静而持久的情绪状态。心境具有弥漫性，它不是关于某一事物的特定体验，而是以同样的态度来体验、对待一切事物。所谓"情哀则景哀，情乐则景乐"指的就是心境。生活的顺逆、工作的成败、个人的健康状况、自然环境的变化等，都可成为引起某种心境的原因。

心境持续时间有很大差别。某些心境可能持续几小时；另一些心境可能持续几周、几个月或更长的时间。一种心境的持续时间依赖于引起心境的客观刺激的性质，如失去亲人往往使人产生较长时间的悲伤心境。一个人取得了重大的成就，在一段时期内会处于积极、愉快的心境中。人格特征也能影响心境的持续时间，同一事件对某些人的心境影响较小，而对另一些人的影响较大。性格开朗的人往往时过境迁，而性格内向的人则容易耿耿于怀。因此，心境持续时间的长短，与人的气质、性格有一定的关系。

心境对人的生活、工作、学习和健康有很大影响。积极向上、乐观的心境，可提高人的活动效率，增强人的信心，使人对未来充满希望，有益于健康；消极、悲观的心境，会降低人的活动效率，使人丧失信心和希望，经常处于焦虑状态，有损健康。

（2）激情（intense emotion）——一种强烈的、暴发性的、短暂的情绪状态。例如，重大成功后的狂喜，惨遭失败后的绝望，亲人猝死所致的极度悲伤，突如其来的危险造成的异常恐惧等都是激情。激情状态往往伴随生理变化和明显的外部行为表现，例如，盛怒时的怒发冲冠、咬牙切齿，狂喜时的眉开眼笑、手舞足蹈等。

激情具有积极和消极的两极性。积极的激情可促进个体工作的积极性，如天宫一号成功发射时全国人民兴高采烈，体现出爱国主义情感，是激励人上进的强大动力；消极的激情则使人出现"意识狭窄"现象，即认识活动范围缩小，理智分析能力受到抑制，控制能力减弱，进而使人的行为失去控制，做出鲁莽的行为或动作。

（3）应激（stress）——个人对出乎意料的紧急情况或环境刺激做出的适应性反应。出现应激状态时，有的人急中生智、当机立断、集中全部精力去应付突变，从而化险为夷；而有些人则目瞪口呆、手足无措。

3. 情感的分类

情感按其性质和内容，可分为道德感、理智感和美感。

（1）道德感——根据一定的道德标准评价人的行为、举止、思想、意图时所产生的情感体验。它直接体现了客观事物与主体的道德需要之间的关系。道德感是在人的社会实践中产生和发展的，并受社会生活条件和阶级关系的制约。

（2）理智感——人在智力活动过程中认识和追求真理的需要是否得到满足而产生的情感体验。它是在认识过程中发展起来的，同时又对人们的认识和实践起着重要的推动作用。

（3）美感——按照一定的社会美和自然美的标准评价事物时所产生的情感体验。美感具有强烈的现实性和社会性，不仅物质形态美使人有美的体验，行为美、语言美、心灵美也都能使人产生美的感受与体验。

（三）情绪的外部表现和生理变化

（1）外部表现。与情绪状态相联系的身体外部变化称为表情，包括面部表情、身段表情、言语表情。

（2）生理变化。主要包括循环系统、呼吸系统、皮肤电、脑电波及内外分泌腺等方面的变化，如伴随情绪发生的心跳加快、血压升高、瞳孔扩张、呼吸加速、脸色变化等。

（四）情绪理论

1. James-Lange 理论

美国心理学家 W. James 和丹麦生理学家 C. Lange 分别于 1884 年和 1885 年提出相同的情绪理论，后被称为 James-Lange 情绪外周学说。该学说认为使人激动的外部事件所引起的身体变化是情绪产生的直接原因，情绪是对身体变化的感觉，即刺激引起生理反应，进而引起情绪体验。先有机体变化，再有情绪。"我们因为哭，所以悲伤；因为动手打，所以生气；因为发抖，所以怕。并不是我们悲伤了才哭，生气了才打，害怕了才发抖。"该理论最先认识到了情绪与机体变化的直接关系，强调了自主神经系统在情绪产生中的作用，但片面强调自主神经系统的作用，忽视了中枢神经系统的调节与控制作用，存在一定的片面性。

2. Cannon—Bard 理论

美国生理学家 W. B. Cannon 和 P. Bard 强调丘脑在情绪形成中起重要作用。1927 年，Cannon 提出了丘脑学说，后得到 Bard 支持并加以扩充。该学说认为情绪并非外周变化的必然结果。情绪产生的机制不在外周神经系统，而在中枢神经系统的丘脑。情绪过程是大脑皮层对丘脑的抑制解除后丘脑功能亢进的结果。所有的情绪过程都遵循同样的活动链条，即外界刺激引起感觉器官的神经冲动，通过传入神经传到丘脑，再由丘脑同时向上向下发出神经冲动。向上反馈至大脑皮层，产生情绪体验；向下激活交感神经系统，引起一系列生理变化。人的情绪体验与生理反应是同时发生的。该理论唤起了人们对丘脑的重要性和对情绪的神经生理方面的注意。后来的很多实验证明，下丘脑在情绪的形成中起重要作用；有些学者进一步提出了网状结构和边缘系统与情绪的关系，对深入探讨情绪的生理机制具有很大意义。

3. Schachter 的认知理论

美国心理学家 S. Schachter 提出情绪受环境、生理唤醒和认知 3 种因素所制约，其中认知因素对情绪的产生起关键作用。其基本观点是，生理唤醒与认知评价之间的密切联系和相互作用决定着情绪，情绪状态是以交感神经系统的普通唤醒为特征。例如，在深山老林中遇到一只虎，肯定会引起恐惧；而在动物园中观赏虎，则会感到很有趣。这正是由于对刺激情境的认知评价不同而引起的截然不同的情绪体验。Schachter 的研究缺乏对实验的效度分析，实验设计复杂，后人难以重复得出相同的结果，但为情绪的认知理论提供了最早的实验依据，对认知理论的发展起到了一定的推动作用。

4. Arnold 的"评估—兴奋"学说

美国心理学家 M. B. Arnold 于 20 世纪 50 年代提出了情绪的评估—兴奋学说，该学说强调情绪的来源是对情境的评估，而这种评估是在大脑皮层中产生的。依照 Arnold 的学说，情绪的产生过程：情绪刺激作用于感觉器官，产生的神经冲动上传至丘脑，再传到大脑皮层，在皮层上产生对情境的评估。这时只要情境被评估则对有机体有足够重要的意义，皮层兴奋即下行激活丘脑系统，并影响自主神经系统而发生器官的变化。这时外周变化的反馈信息又通过丘脑传到大脑皮层，并与皮层最初的估价相结合，纯粹的认识经验即转化为情绪体验。Arnold 的学说接受了 James-Lange 学说的外周反馈观点，而不同意坎农关于丘脑抑制的观点。其认为整个情绪过程均为大脑皮层兴奋的结果。同时强调对外部环境刺激的评价过程是发生在生理反应、情绪体验和行为变化之前。

以上第三、四种情绪理论都不同程度地突出了认知过程对情绪活动的影响，对于认识和解决护理心理学中遇到的各种情绪问题有一定的指导意义。

（五）情绪与健康

早在两千多年前，我国古代医学就肯定了情绪与健康的关系，把喜、怒、忧、思、悲、恐、惊这七情看成重要的致病因素，如《内经》所说"怒则气上，喜则气缓，思则气结，悲则气消，恐则气下，惊则气乱""怒伤肝，喜伤心，思伤脾，悲伤肺，恐伤肾"。情绪分为积极情绪和消极情绪两大类。积极的情绪治病，消极的情绪致病。例如，"二战"期间，英国伦敦不断遭受德国飞机的空袭，当时人们经常处于精神紧张的状态中，许多人都患有消化性溃疡。情绪消极、低落或过于紧张的人，往往容易患各种疾病。只有保持乐观的情绪，才有利于身体健康。

（六）情绪与临床护理

临床护理工作中，护士保持良好的情绪状态是做好护理工作的前提，也能对病人的情绪产生积极的影响。反之，护士不能自我调节好情绪，甚至把不良情绪转移并发泄到病人身上，会加重病人的消极情绪，导致护患关系紧张，不利于病人康复。因此，掌握一定的情绪调节方法对临床护士十分重要。

常用的情绪调节方法有如下几种。

1. 认知调节

当个人出现不适度、不恰当的情绪反应时，理智地分析和评价所处的情境，冷静地做出应对。例如，当人非常愤怒时，常会做出过激行为，如果此时能够告诫自己冷静分析一下动怒的原因、可能的解决办法，可使过分的反应得以平静，找到恰当的方式解决问题。

2. 转移调节

把时间、精力从消极情绪体验中转向有利于个人未来发展的方向。研究证明，音乐、美术和书法是调控情绪的最佳方式之一。体育和旅游活动也是转移、调控情绪的良好方法。当情绪状态不佳时，游山玩水、打球下棋都是较好的情绪调控手段。

3. 建立社会支持系统

当陷入较严重的情绪障碍时，有必要向社会支持系统寻求帮助，如亲人、朋友，或者是专业的社会工作者、心理医生。

4. 放松训练

放松训练包括呼吸放松、肌肉放松、音乐放松和意念放松等。放松训练可以缓解紧张情绪，降低心理压力；提高肌肉的感觉能力，使头脑清晰敏感，消除疲劳，加快恢复过程，一身轻松。

5. 增加幽默感

幽默感会使人得到生活中最珍贵的礼物——笑。笑是一剂良药，可以消除抑郁的心理，对不良情绪起到调节作用，使不良情绪得到有效控制。

6. 适度宣泄

宣泄，就是舒散、吐露心中的积郁。适度宣泄，对人的生理和心理健康都有益处。宣泄的形式很多，该说就说，该哭就哭，该喊就喊，把埋在心中的委屈、忧郁、牢骚、怨恨、苦恼等宣泄出来，达到心理平衡。

三、意志过程

意志是推动一个人积极主动地进行活动的强大动力。它是人类心理过程的重要组成部分。

（一）概述

1. 意志的定义

意志（will）是人们自觉地确立目的，并根据目的的调节和支配行动，克服困难和挫折去实现预定目标的心理过程。意志是人类特有的现象，是人类意识能动性的集中表现。在人们的实践活动中，凡是基于某种愿望或需要，确定一个奋斗目标，通过自我调节其生理、心理活动，克服困难，努力实现预定目标的心理过程就是意志。

2. 意志的特征

人的意志离不开行动，它总是要通过行动表现出来，并支配和调节着人的行动，故把受意志支配的行动称为意志行动。意志行动的基本特征有以下几方面：

（1）以随意运动为基础。意志行动以随意运动为基础，根据实践的目的去组织、支配和调节一系列的动作，组成复杂的行动，从而实现预定的目的。

（2）与克服困难相联系。目的的确立与实现过程中总会遇到各种困难，所以战胜和克服困难的过程，也是意志行动的过程。

（3）有自觉目的的行动。意志行动的目的性特征是人与动物的本质区别。人在活动之前，活动的结果已作为行动目的，以观念的形式存在于人脑中。在活动中，方法选择、步骤安排等始终从属于目的，并以预先所确定的目的作标尺评价自己的活动结果。因此，没有目的，就不会有意志行动。

（二）意志的品质

意志品质是一个人奋发前进的内部动力，是个人比较稳定的意志特点。由于生活实践和所受教育的不同，人们的意志品质既有共同性，也存在着差异。

1. 自觉性

人对行动的目的及其意义有明确的认识，并能主动地支配和调节自己的行动使之符合该目的和要求。自觉性主要表现为有理智的行动，既不轻易接受外界的影响，又不拒绝任何有益的建议，在行动中不惧艰险，一往无前。与自觉性相反的品质是盲目性（也称受暗示性）和独断性。盲目性表现为对自己的行动目的缺乏认识，轻易接受外界的影响，不加思考地听从别人的意见和暗示，没有主见，人云亦云，轻易改变行动目的，缺乏原则性。独断性则表现为固执己见，不管自己的目的愿望是否合理、有无实现的可能，也不管各种条件是否具备，一意孤行、刚愎自用。两者都是意志品质不良的表现。

2. 自制力

自制力是一种善于克制情绪并能有意识地调节和支配自己的思想和行动的意志品质。意志的自制力主要表现在两个方面：一是善于迫使自己去执行所采取的决定；二是善于抑制与自己目的相违背的一切愿望、动机、情绪和行为。自制力强的人，顺境或成功时不忘乎所以，逆境或失败时不消沉气馁，情绪稳定，善于克己忍耐，为了理想能够忍受痛苦和磨难。自制力表现在意志行动的全过程中，是人的坚强意志的重要标志。与自制力相反的品质是任性和怯懦。前者不能约束自己的行为，我行我素，自我放纵，易冲动，意气用事，有任意而为的倾向；批评与自我批评是预防任性的有效方式。后者胆小怕事，遇到事情时张皇失措，畏缩不前。

3. 果断性

一个人善于适时而合理地采取决定并执行决定的意志品质即果断性。意志的果断性表现在当需要立即行动时，能当机立断，毫不犹豫；当不需要立即行动或情况发生变化时，又能立即停止执行或改变自己的决定。果断性以自觉行为为前提，以大胆勇敢和深思熟虑为条件。与果断性相反的意志品质是优柔寡断和鲁莽草率。优柔寡断表现为犹豫不决、顾虑重重，执行决定时，常出现动摇，怀疑自己的决定是否正确。鲁莽草率则是对事物不加分析和思索，贸然草率做出决定，既不考虑实际情况，也不顾及后果，是一种不理智的表现。

4. 坚韧性

个体能以充沛精力和百折不挠的精神克服一切困难和挫折，坚决完成既定任务，不达目的誓不罢休的品质。所谓"富贵不能淫，贫贱不能移，威武不能屈"说的就是坚韧性。具有坚韧性的人，有顽强的毅力，胜不骄，败不馁，锲而不舍，百折不回。

与坚韧性相反的品质是顽固执拗和动摇。顽固执拗是不能正确地估计自己，也拒绝采纳别人建议，有时明知有错，还要一意孤行，固执己见，执迷不悟，实际是意志薄弱的表现；动摇性是指遇到困难就畏缩不前甚至妥协，或怀疑自己预定目的是否恰当，不断改变或放弃自己的决定，知难而退，见异思迁，虎头蛇尾。顽固执拗和动摇都属于消极的意志品质。

（三）意志与临床护理

临床护士应具备良好的意志品质，当面对病人尤其是不合作的特殊病人，护士不应知难而退，而是应该以坚韧的意志力克服种种困难，给病人提供及时的护理。同时，护士用这种意志品质潜移默化地影响着病人，告诉病人疾病的康复与意志力有关，特别是一些慢性病病人在坚持长期服药时更需要意志力。

第三节　人　格

"人格"一词对我们来说并不陌生，日常生活中常常有人这样说："我以我的人格担保……""你不要侮辱我的人格……"但这里所说"人格"的含义带有法律和伦理道德的意味，与心理学所讨论的人格还不完全相同。

一、人格概述

（一）人格的定义

"人格（personality）"一词源于拉丁文"persona"，原指演员戴的面具及扮演的角色，类似中国京剧中的脸谱。把"面具"一词引申为人格是有一定道理的，因为每个人在人生的舞台上都"扮演"了一定的角色，就是人格的外在表现，面具后面还有一个真实的我，即真实的人格。一般来说，人格就是人格心理的简称。由于人格的复杂性，我国心理学工作者对人格的概念和定义尚未统一。本教材采用我国多数心理学工作者接受的人格定义，即"个性"，指一个人的整个精神面貌，即具有一定倾向性的、稳定的心理特征的总和。

（二）人格的结构

人格的主要构成包括人格倾向性、人格心理特征和自我意识三个方面。

1. 人格倾向性

决定人对事物的态度和行为的动力系统，是人格结构中最活跃的因素，它是一个人进行各种活动的基本动力，以积极性和选择性为特征。主要包括需要、动机、兴趣、信念和世界观等成分。

2. 人格心理特征

人格心理特征是人格结构中经常、稳定、具有决定意义的成分，集中反映了心理面貌的独特性，包括人的能力、气质和性格，其中以性格为核心。

3. 自我意识

个体对所有属于自己心身状况的意识即自我意识，包括自我感知、自我分析、自我认识、自我评价、自我调控、自我体验等，完成人格系统的自动调节和控制，使人格心理各成分形成一个完整的结构系统。如果自我意识失调，会导致人格障碍。人格是一个统一的整体结构，人格倾向性、人格心理特征和自我意识之间不是彼此孤立的，而是相互影响、相互渗透的。

（三）人格的基本特征

人格是一个复杂的系统，具有以下特征。

1. 稳定性与可变性

人格不是指一时的心理现象，当一个人形成一定的心理特征后，就会在不同的情境中表现出相同的心理品质。正是个性的这种稳定的特点，才把一个人与另一个人在心理面貌上区别开。但是，人格具有稳定性的特点并不排斥人格的可变性。人所处的现实生活情境复杂多变，因此，由人的生活历程所形成的人格特征，也必然会随着现实的多样性和多变性发生或多或少的变化。

2. 独特性与共同性

人格的独特性即个别性，强调个性的千差万别，正所谓"人心不同，各如其面"。但是，在强调人格独特性的同时，并不排斥人与人之间心理上的共同性，比如某个民族、阶级或群体具有共同的人格特征，这种共同性是在一定的自然环境、社会环境和群体环境中逐渐形成的。

3. 整体性

虽然人格是由许多心理特征组成的，但是这些心理特征不是简单地"叠加"在一起，而是错综复杂的相互联系、相互制约的整体。这种整体性表现为人格内在的统一，使人的内心世界、动机和行为之间保持和谐一致，不然的话，就会导致人格分裂。

4. 生物性与社会性

个体人格的形成和发展受生物因素和社会因素的共同影响，生物因素为人格的发展提供了可能性，是人格形成的基础，而社会因素使这种可能转化为现实。个人如果离开了社会，人格便丧失了存在的基础，"狼孩""猪孩"的例子就充分说明了这一点。

（四）影响人格形成的因素

人格的形成受先天生物遗传因素和后天环境与教育等因素影响，并通过个人的实践活动逐渐形成和发展起来。

1. 生物遗传因素

生物遗传因素是人格形成和发展的自然前提条件。遗传对人格各部分的作用不完全相同，一般认为，气质、能力和性格三者之中，以气质受其影响最为明显。

2. 环境因素

环境是影响人格形成和发展的社会基础。这里所说的环境主要指社会环境，包括家庭、学校和社会文化环境等。

（1）家庭环境。家庭是个体最早接触的环境，包括家庭氛围、经济条件、社会地位、父母的教养态度与方式等。其中，最重要的是父母对子女的教养方式，父母是孩子最早的教师，父母的言行对儿童的性格形成起着潜移默化的作用，对早期儿童个性的形成影响非常大。

（2）学校环境。人的一生中有很长的时间是在学校里度过的，因此，课堂教学的内容，班集体的气氛，师生之间的关系，教师的管理教育方式，教师个人的作风、态度及思想品质等，对个体人格的形成起着积极和主导的作用。

（3）社会文化环境。社会文化环境是影响人格形成和发展的一个重要环境因素。人不是孤立的，而是社会中的一员，所以会不断受社会文化环境的影响。众所周知的"孟母三迁"，就是非常典型的实例，另外，电视、电影和文艺作品等对人格潜移默化的影响也是十分明显的。

3. 实践活动

个人从事的实践活动是制约人格形成和发展的另一大要素。在某一特定的实践活动中，往往会要求个体反复地扮演某种与这一活动相适应的角色，个体便逐渐形成和发展成这一活动所必需的人格特点，如参加公益活动可使个体更多地体验和学习关爱他人，参加救护活动可锻炼个体的机敏性，参加登山活动可锻炼个体的顽强品质等。

4. 自我教育

从某种意义上说，人格也是自己塑造的，这就是自我教育的影响。环境影响和实践活动需要通过个体的自我调节方能起到积极作用。个体人格在形成过程中，从环境中接受什么、拒绝什么，或希望成为什么样的人、不希望成为什么样的人，都是有一定自主权的，这取决于每个人对自己采取怎样的自我教育。

二、人格倾向性

（一）需要

1. 需要的概念

需要（need）是个体对生理的和社会的客观需求在人脑中的反映，是有机体内部的一种不平衡状态，并成为个体活动积极性的源泉。

2. 需要的种类

（1）按需要的起源分类，可分为生理性需要和社会性需要。生理性需要是个体为了维持生命和种族的延续所必不可少的条件，体现了需要的自然属性，如充饥解渴、避暑御寒、睡眠、排泄及性的需要等。生理性需要的主要作用在于维持个体生理状况的平衡,是与生俱来的。

社会性需要是个体在社会环境的成长中,发展所形成的高级需要,体现了需要的社会属性。例如,人们对劳动、人际交往、获得成就的需要,爱的需要,求知的需要等。人的社会性需要是在社会生活中通过后天的学习所形成的,所受的教育和周围环境不一样,社会性需要也就存在很大的差异。人如果社会性需要得不到满足,虽然不会危及生命,但是会产生不愉快的情绪体验。

(2)按需要的对象分类,可分为物质需要和精神需要。物质需要是指个体对物质文化对象的欲求,如对衣食住行的需要,对工作和劳动工具、文化用品的需要等。在物质需要中,既包括生理性需要,也包括社会性需要。随着社会的进步和社会生产力的发展,人的物质需要将不断地发展变化。精神需要是指个体对精神文化方面的欲求、对掌握社会意识产品的追求、对美的追求及对创造发明的欲望等。

3. 需要层次理论

需要层次理论由美国人本主义心理学家 A. H. Maslow 提出,他认为,每个人都存在一定的内在价值,这种内在价值就是人的潜能或基本需要,人的需要应该得到满足,潜能要求得到释放。Maslow 将人的需要按从低到高的顺序分为生理的需要、安全的需要、爱与归属的需要、尊重的需要和自我实现的需要五个层次。

Maslow 的需要层次理论把人的需要分为不同的层次和重视人的内在价值等方面,对建立科学的需要理论具有一定的积极意义,在实践上也产生了重要影响。护理管理者可以依据这个理论,制定满足护士需要的措施,以调动护士的工作积极性。但该理论也有其不足之处:①关于需要是按阶梯逐渐实现的观点带有机械主义的色彩,忽视了个人主观能动性,没有看到人的理想、信念、世界观对需要的调节作用;②认为需要的发展是一种自然成熟的过程,这严重低估了环境和教育对需要发展的影响,忽视了社会存在对人的成长的重要影响。

 知识链接

自我实现者的人格特征

Maslow 作为人本主义运动最杰出的代表人物,采用自由联想、心理测验和人物传记等多种方法去探讨"自我实现者"的心理行为模式。他曾经选出48位杰出人士做研究,包括贝多芬、爱因斯坦、罗斯福、歌德、林肯、弗洛伊德等,最后概括出自我实现者的人格特征。其中,积极特征包括:①全面和准确地知觉现实;②接纳自然、自己与他人;③对人自发、坦率和真实;④以问题为中心,而不是以自我为中心;⑤具有超然于世和独处的需要;⑥具有主动性,在环境和文化中能保持相对的独立性;⑦具有永不衰退的欣赏力;⑧具有难以形容的高峰体验;⑨对人充满爱心;⑩具有深厚的友情;⑪具备民主的精神。

消极特征包括:①这些自我实现者也会厌烦、激动、固执己见;②不能摆脱肤浅的虚荣、骄傲,发脾气也不罕见;③偶然会表现出令人吃惊的冷酷,即自我实现者有时也会表现出非自我实现者的特征。

（二）动机

1. 动机的概念

动机（motivation）是指由特定需要所推动的，驱使人们进行活动，达到一定目的的动力和原因。人们的一切活动总是从一定的动机出发，指向一定的目的。因此，人的动机与目的并不相同，目的是动机所指向的对象，是人们在活动中所期望的结果，而动机则是推动人们去实现目的的心理活动。另外，动机和人们的需要有着密切的联系，动机以需要为基础，使机体产生内部紧张状态，在外界诱因刺激下，这种紧张状态进一步加强，并使动机的产生和进一步的行为成为可能。所以需要和刺激是动机产生的两个必备条件，动机的强度或力量既取决于需要的性质，也取决于诱因力量的大小。

2. 动机的功能

动机在人类行为中起着重要作用，在刺激和反应之间提供了重要的内部环节。

（1）始动的功能。人类的各种活动由一定的动机所引起，没有动机就没有活动，动机是活动的原始动力。

（2）指向功能。动机像指南针一样指引着活动的方向，引领其朝着预定的目标前进。

（3）维持调节功能。动机具有使行动稳定和完整的作用，排除外界干扰，保持行动方向，最终达到既定目标。

3. 动机的种类

人类的动机非常复杂，在生活、工作和实践中，常会受到各种动机的支配。按照不同的划分标准，动机可有多种分类。

（1）根据动机的起源分类，可分为生理性动机和社会性动机。生理性动机也称生物性动机，是以有机体生物性本能需要为基础推动人们去活动，如饥、渴、疼痛、性欲及睡眠等。社会性动机也称心理性动机，与心理和社会需求有关，是经过后天学习获得的，如亲和、归属、独立及认同等。

（2）根据动机的起因分类，可分为外在动机和内在动机。外在动机是指人在外力的作用下所产生的行为动机，如儿童为得到父母或老师的奖赏而努力学习。内在动机是指由个体内在需要引起的动机，如护理专业学生因为对护理学的浓厚兴趣而主动地学习。

（3）根据动机在活动中所起的作用分类，可分为主导性动机与辅助性动机。主导性动机是一个人动机中最稳定、最强烈的，在各种动机中处于支配和主导地位。辅助性动机与一个人的兴趣和习惯有关，起到对主导性动机的补充作用。

（4）根据动机与行为目标的远近分类，可分为近景动机和远景动机。

4. 动机冲突

现实生活中，常常会同时存在多种动机，这些动机互相矛盾，使人犹豫不决，难以取舍，这就是动机冲突，或动机斗争，有以下三种基本形式：

（1）双趋冲突。两个具有同样吸引力的事物同时出现，产生同等强度的动机，而由于条件限制，只能选取其中的一个，此时个体表现出难于取舍的矛盾心理，正所谓"鱼与熊掌不可兼得"描述的就是双趋冲突。临床工作中,病人常常会表现出既想住院治疗,又担心耽误工作的矛盾心理状态。

(2)双避冲突。两个事物同时对个人造成威胁,使人产生厌恶感,产生同等强度的逃避动机,但由于情势所迫,必须接受一个,才能避开另一个时所处的左右为难的紧张状态。例如,"前有狼,后有虎""前遇大河,后有追兵"描述的正是这种处境。临床工作中,特别是患儿常会出现要么选择吃苦药、要么选择打针的两难境地。

(3)趋避冲突。个体对单一事物同时产生两种动机,既向往得到它,又想避开和拒绝它。所谓"想吃鱼又怕鱼刺"就是这种冲突的表现,例如,青年人想为社会做好事又怕别人不理解、病人为了治病必须进行手术但又害怕手术等。动机冲突可造成个体不平衡、不协调的心理状态,严重的心理冲突或持续时间较长可以引起个体的心理障碍,影响心身健康。

三、人格心理特征

(一)能力

1. 能力的概念

能力(ability)是指个体完成某种活动所必需的人格心理特征,它直接影响活动效率,是成功地完成某种活动的必要条件。一般认为,能力有两层含义:①已经发展成或表现出来的实际能力,如会讲英语、会开车、可以做开胸手术等;②潜在能力,即尚未表现出来的能力,它是通过学习、训练后发展起来的能力。实际能力和潜在能力是不可分割的。能力与活动是紧密联系的。一方面,人的能力在活动中发展并表现出来。例如,一位护士长的管理能力,是在长期的护理管理实践中锻炼出来的,也只有在管理活动中才能施展她的管理能力。另一方面,从事任何活动都必须有一定的能力作为条件。例如,一个人要从事绘画活动,他必须具备色彩鉴别、形象思维等能力。离开活动,人的能力不仅无法形成与发展,而且也失去了它存在的意义。

2. 能力的分类

能力的种类很多,按照不同的划分标准,可有多种分类。

(1)根据能力的普遍性和特殊性分类,分为一般能力和特殊能力。一般能力就是我们平时所说的智力(intelligence),是指从事任何活动都需要的能力,如观察力、记忆力、思维能力及想象能力等,它是人们完成任何活动所不可缺少的。特殊能力是指完成某项专门活动或从事特殊职业需要的能力,如体操运动员的平衡能力、画家的色彩感知力及演说家的语言表达能力等。一个人可以具有多种特殊能力,但常常以 1~2 种占优势。人们从事任何一项专业性活动既需要一般能力,也需要特殊能力。两者的发展也是相互促进的,一般能力是各种特殊能力形成和发展的基础,特殊能力的发展反过来促进一般能力的发展。

(2)根据能力参与活动的性质分类,分为模仿能力和创造能力。模仿能力是指模仿他人的言行举止而产生与之相似的行为活动的能力。模仿是人类之间相互影响的重要方式。创造能力是指产生新思想、创造新事物的能力。它是成功完成某种创造性活动所需要的能力。

（3）根据能力的功能分类，分为认知能力、操作能力和社交能力。认知能力是指人们接收、加工、储存和运用知识的能力，感觉、知觉、记忆、思维和想象的能力都被称为认知能力。它是人们成功完成某种活动最重要的心理条件。操作能力是指个体操作、运动和制作的能力，如护理操作能力。社交能力是指人们在社会交往中所表现出来的能力，如语言表达能力、组织管理能力等。

（二）气质

1. 气质的概念

气质（temperament）是一个人与生俱来的典型的、稳定的心理特征，是个体心理活动动力特征的总和。心理活动的动力特征是指个体心理过程的速度和灵活性（如知觉的速度、思维的灵活程度）、强度和稳定性（如情绪体验的强弱、注意力集中时间长短等）、指向性（如是倾向于外部事物，还是倾向于内部体验）等方面的特征。气质较多受个体先天决定的高级神经活动类型的制约，具有某种不同气质特征的人，在内容完全相同的活动中会显示出不同性质的动力特征，就是说气质为人的全部心理活动表现染上了一层浓厚的色彩。例如，一个人具有情绪激动的气质特征，那么他在各种场合都会表现出情绪易于激动、等待友人时坐立不安、参加比赛时沉不住气、讨论问题时面红耳赤等。

2. 气质的生理基础与分类学说

关于气质的生理基础有各种不同的解释，因而形成了多种不同的学说。

（1）体液说。早在公元前 5 世纪，古希腊著名医生希波克拉底观察到不同的人有不同的气质，他认为人体内有四种体液：血液、黏液、黄胆汁和黑胆汁，根据这四种体液在人体内以哪种占优势，将人的气质划分为四种类型，即多血质（血液占优势）、黏液质（黏液占优势）、胆汁质（黄胆汁占优势）、抑郁质（黑胆汁占优势）。体液说对气质的生理基础的解释及分类虽然缺乏科学依据，早已不被人们接受，但是其四种气质类型的概念却沿用至今，且被赋予了新的含义。

（2）高级神经活动类型学说。苏联生理学家巴甫洛夫（L. P. Pavlov）通过对条件反射实验的研究发现，高级神经活动的过程是兴奋和抑制的过程，具有三种基本特性：神经活动的强度、平衡性和灵活性。神经活动的强度是指大脑皮层细胞经受强烈刺激或持久工作的能力；神经过程的平衡性是指兴奋过程与抑制过程之间的强度是否相当；神经过程的灵活性是指对刺激的反应速度及兴奋与抑制相互转变的速度。根据神经过程的这三种基本特性的独特组合就形成了高级神经活动的四种基本类型：兴奋型、活泼型、安静型和抑制型。巴甫洛夫指出，高级神经活动类型与气质类型具有一定的关系，兴奋型相当于胆汁质，活泼型相当于多血质，安静型相当于黏液质，抑制型相当于抑郁质。

3. 气质的行为表现

（1）胆汁质。动作迅速，情绪易于冲动，自我控制能力较差，心境变化大。活动中缺乏耐心，可塑性差。代表人物：张飞、李逵。

（2）多血质。注意力容易转移，志趣容易变化，灵活好动，有较生动的面部表情和语言表达能力，感染力较强，直爽热情，容易适应环境的变化。活动中行动敏捷，精力充沛。代表人物：韦小宝、王熙凤。

（3）黏液质。安静稳重，注意力稳定但难以转移，喜怒不形于色。动作反应慢，不灵活，对工作有条理，易于因循守旧，缺乏创新精神。代表人物：林冲、宋江。

（4）抑郁质。对事物体验深刻，善于觉察他人难以发现的细小环节，对事物和他人羞怯，孤僻内向。动作迟钝，多愁善感。代表人物：林黛玉。

应当注意，在现实生活中很少有人是绝对单一气质，除了少数人具有典型特征外，多数人是介于各类型之间的中间类型或混合型。

（三）性格

1. 性格的概念

性格（character）是指人对客观现实的稳定的态度和与之相适应的习惯化的行为方式中所表现出来的具有核心意义的人格心理特征。我们从以下几个方面进行理解。

（1）性格表现在一个人对现实的态度和他的行为方式中。人对现实稳定的态度和人的习惯化的行为方式是统一的。人对现实稳定的态度决定着他的行为方式，而人的习惯化的行为方式又体现了他对现实的态度。正是人对现实的态度和与之相应的行为方式的独特结合，构成了一个人的独特性格。

（2）性格是一个人比较稳定的心理特征。一个人的性格不是短期内形成的，但一经形成就比较稳定，并且表现在他的日常行动之中。因此，只有当一个人的态度与其相应的行为方式不是偶然发生的，而是经常性、习惯性的表现时，才能认为是他的性格特征。而那些偶然的、一时的表现不能代表他的性格特征。另外，虽然性格是稳定的，但也不是一成不变的，性格是在主体与客体的相互作用过程中形成的，同时又在主体与客体的相互作用过程中发生变化。

（3）性格是具有核心意义的心理特征。人格的差异主要表现为性格的差异，而不是气质、能力的差异。性格具有直接的社会价值，不同性格特征的社会价值是不一样的。例如，诚实、善良等性格对社会有积极作用，虚伪、残忍等性格对社会有消极作用。性格的核心意义还表现在它能够影响能力和气质。性格决定着能力的发展方向，一个品德高尚的人，能力越高对社会的贡献越多；一个心术不正的人，能力越强对社会的危害越大。另外性格可以改造气质，例如，一个在严酷的生活环境中养成高度自制力的人，会善于控制自己易于冲动、脾气暴躁的气质特征。

2. 性格和气质的关系

性格和气质既有区别又有联系。

区别：①气质主要受先天因素的影响；而性格主要受后天因素的影响，更多地受社会环境的影响。②气质可塑性小，变化慢；而性格可塑性大，变化较快。③气质的表现范围较窄，只反映了人的心理活动的动力特征；而性格的表现范围较广，几乎包括了人的一切稳定的心理特征。④气质无所谓好坏；而性格则有好坏之分。⑤在决定人的行为举止上，性格具有核心意义；而气质只具有从属意义。

联系：①气质是性格形成的基础，并影响性格的表现方式，使性格涂上一层独特的色彩。不同气质类型的人可以形成同样的性格特征，而相同气质类型的人，又可以带有同样的动力色彩而性格却互不相同。②性格可以掩盖或改造气质，使它服从于生活实践的要求。

3. 性格的特征

性格是一个非常复杂的心理构成物，它包含着许多不同的特征，这些特征大体可以概括为以下四个方面。

（1）性格的态度特征。主要指人在处理各种社会关系方面的性格特征，是性格的重要组成成分，如对待社会、集体和他人的态度，表现为善于交往还是性情孤僻，礼貌还是粗暴，正直还是虚伪等；对待工作、学习的态度，表现为认真还是马虎，勤奋还是懒惰等；对待自己的态度，自信还是自卑，谦虚还是骄傲等。

（2）性格的理智特征。主要指人在认知过程中所表现出来的性格特征，即认知过程的特点和风格，主要有感知过程、记忆过程、想象活动和思维过程方面的性格特征，如感知方面表现为快速型还是精细型；记性方面表现为形象记忆还是逻辑记忆；思维方面表现为分析型还是综合型；想象方面表现为独创型还是依赖型等。

（3）性格的情绪特征。主要指人在情绪活动时在强度、稳定性、持久性及主导心境等方面表现出来的性格特征，如情绪的强度方面，表现为情绪体验强烈还是情绪体验比较微弱；情绪的稳定性方面，表现为情绪比较稳定还是变化无常；情绪的持久性方面，表现为受情绪影响的时间长还是时间短；主导心境方面，表现为经常积极乐观还是经常消极悲观。

（4）性格的意志特征。主要指个体对自己行为的自动调节方式和水平方面的性格特征，如对行为目标的明确程度的特征，表现为有目的性还是盲目性等；对行为的自觉控制水平的特征，表现为善于自制还是易于冲动；在达到目标的过程中的性格特征，表现为持之以恒还是虎头蛇尾等；在危机情况下的性格特征，表现为勇敢还是怯懦，坚决果断还是优柔寡断等。性格四个方面的特征并非孤立存在，而是互相联系、互相影响的，从而形成了一个人不同于他人的独有的性格心理特征。

四、自我意识

（一）自我意识的概念

自我意识（selfawareness）是指个体对自己作为主体和客体存在的各方面的意识，包括对自己的存在及与周围的人或物的关系的认识、感受、评价和调控。自我意识是衡量个体人格成熟水平的标志，是一种多维度、多层次的复杂的心理现象，是人的心理区别于动物心理的一大特征。

（二）自我意识的层次结构

自我意识可以从不同的角度进行分析。

1. 自我意识的内容

自我意识从内容上可以分为生理自我、社会自我和心理自我。

（1）生理自我——一个人对自己的生理属性的意识，包括对自己的体型、外貌、健康和体能等方面的意识。

（2）社会自我——个体对自己的社会属性的意识，包括对自己在各种社会关系中角色、地位、名誉、权利、义务和人际关系等方面的意识。

（3）心理自我——个体对自己的心理属性的意识，包括对自己的智力、记忆力、气质、性格和价值观等方面的意识。

2. 自我意识的形式

自我意识从形式上看，可分为自我认识、自我体验和自我调节。

（1）自我认识——自我意识的认知成分，是主体对客观自我的认识与评价，解决"我是一个什么样的人"的问题，表现为自我感觉、自我观察、自我分析和自我批评等。自我认识在自我意识系统中具有基础地位，正确的自我评价对个人的心理活动和行为有着重要的影响。如果个体对自身的评价与社会上其他人对自己的客观评价相差过大，就会使个体与周围人之间的关系失去平衡，产生矛盾，长此以往，将不利于个人的心理健康。

（2）自我体验——主体对自身的认识而产生的内心情感体验，是主观的我对客观的我所持有的一种态度，解决"对自己是否满意"等问题。当客观的我满足了主观的我的要求时，就会产生积极肯定的自我体验；反之，客观的我没有满足主观的我的要求，则会产生消极否定的自我体验。由此，自我体验表现为自尊与自信、成功与失败、自豪与羞耻等。良好的自我体验有助于自我监控的发展。

（3）自我调节——主体对自身行为与心理活动的调控与监督，解决"如何调控自己""如何改变自己"的问题，表现为自我监督、自我控制等。自我调节是自我意识中直接作用于个体行为的环节，它对一个人的自我教育、自我发展产生重要作用，是自我意识的能动性的表现。

自我意识中不同形式和不同内容的自我相互联系，构成了人格的自我调控系统，其作用就是对人格的各种成分进行调控，保持人格的完整、和谐和统一。

第三章

心理健康与异常心理

健康是人类追求的永恒目标，随着医学模式的转变，心理健康作为健康的重要组成部分，日益受到人们的重视和关注。本章就心理健康与异常心理的概念、影响因素进行阐述，并对异常心理与正常心理进行了初步的区分和判断。

第一节　心理健康

一、心理健康的概念

（一）健康

1948 年，世界卫生组织提出了全新的健康概念："健康，不仅仅是没有疾病和身体的虚弱现象，而是一种心理、躯体、社会康宁的完满状态。" 1996 年，WHO 又提出，"健康不仅是没有疾病和虚弱现象，而且还应有很好的心理发展和社会适应能力"。由此，人们普遍认可的健康概念的三个维度是：躯体、心理和社会功能（包括道德品质）。

（二）心理健康

心理健康（mental health），也称心理卫生，原名 "mental hygiene"，是古希腊健康女神之意。因心理涉及的范围广泛，不同学者对心理健康的看法也不尽相同，到目前为止，心理健康与心理不健康即异常心理还没有一个确定的界限。1946 年，第三届国际心理卫生大会上将心理健康定义为："所谓心理健康是指在身体、智能及情感上与他人的心理健康不相矛盾的范围内，将个人心境发展成最佳的状态。"《简明不列颠百科全书》中 "心理健康与心理卫生（mental health and hygiene）" 条目的解释为："心理健康指个体的心理在本身及环境条件许可范围内所能达到的最佳功能状态，而不是指绝对的十全十美状态。" 综上所述，心理健康是指个体的心理活动和社会适应良好的一种高效而满意的、持续的心理状态。

目前，心理健康的概念有广义和狭义之分。广义的心理健康有三层含义：一是指专业服务体系或实践，即心理健康工作；二是指一门学科，即心理健康学；三是一种心理状态，即个体心理健康状态。狭义的心理健康主要是指个体的心理健康状态。

二、心理健康的标准和判断原则

（一）心理健康的标准

心理健康的标准，迄今仍是个有争议的问题。目前，一方面，没有一套比较客观和具体的形态、生理功能的指标去衡量个体的心理健康。另一方面，心理健康受主观因素影响较大，不同的研究者由于受社会背景、立场观点和个人偏好等方面因素的影响，所提出的标准也不完全统一。因此，用来判断心理健康的标准也各不相同。

世界心理卫生联合会提出的标准包括以下内容。

（1）身体、智力、情绪十分协调。

（2）适应环境，人际关系中能彼此谦让。

（3）有幸福感。

（4）在工作和职业中，能充分发挥自己的能力，过着有效率的生活。

综合国内外学者的观点，心理健康标准可以从以下六个方面来考虑。

（1）智力发展正常。智力正常是一个人正常生活的基本心理条件，是人适应周围环境、谋求自我发展的心理保证，因此，是心理健康的首要标准。但是，近年来有关于精神发育迟滞的儿童被发掘和开发某一项能力而能够自食其力的报道，使许多学者就智力发育正常作为心理健康的首要条件提出不同看法。

（2）情绪乐观稳定。情绪在个体心理健康中起着核心作用。心理健康者积极情绪多于消极情绪，能经常保持愉快、开朗、自信的心情，善于从生活中寻求乐趣，对生活充满希望，一旦有了负性情绪，能主动调控自己的不良情绪以适应外界环境。

（3）意志品质健全。意志是个体的重要精神支柱。心理健康者行动有明确目的，独立性强；在复杂的情况中能迅速有效地采取措施，当机立断；意志坚定，从不动摇对既定目标的执着追求；具有良好的心理承受力和自我控制能力。

（4）人际关系和谐。和谐的人际关系是心理健康必不可少的条件。主要表现在：乐于与人交往，既有稳定而广泛的人际关系，又有知心的朋友；在人际交往中保持独立而完整的人格，有自知之明，不卑不亢；能客观评价别人，取长补短，宽以待人；在交往中能以尊重、信任、友爱、宽容和理解的态度与人友好相处；能与他人同心协力、合作共事，乐于助人。

（5）人格健全完整。心理健康的最终目标是保持人格的完整，培养健全的人格。人格健全者具有清醒的自我意识，了解自己，接纳自己，客观评价自己，既不妄自尊大，也不妄自菲薄，生活目标与理想切合实际；以积极进取的人生观、价值观作为人格的核心，有相对完整的心理特征。

（6）适应社会环境。能否适应变化着的社会环境是判断一个人心理健康与否的重要标志。心理健康者具有积极的社会态度，与社会广泛接触，对社会现状有较清晰正确的认识，其心理行为能顺应社会改革变化的进步趋势，勇于改造社会环境，以达到自我实现与社会奉献的协调统一。在行为方面，行为方式与年龄特点、社会角色相一致；行为反应强度与刺激强度相一致。

总而言之，人的心理是知、情、意、行的统一体，心理健康是一个人整体适应的良好状态，是人格健康和全面发展的统一，心理健康标准的焦点是适应和发展。

（二）心理健康的判断原则

在理解和运用心理健康标准对心理健康进行判断时，应把握以下几条原则。

1. 差异性原则

不同的国家、地区、文化背景、传统习俗有着不同的心理测量常模。

2. 动态性原则

心理健康状态随人的成长、知识经验的积累、环境的变化等因素而产生变化，既可能从不健康转变为健康，也可能从健康转变为不健康。每个人的心理健康水平可处在不同的等级，健康心理与不健康心理之间难以分出明确的界限，有很多人可能处在"心理亚健康状态"，即灰色区内。

3. 总体性原则

心理健康与否指的是较长一段时间内持续存在的心理状态。因此，在判断个体是否健康时，应该将其行为与其一贯的行为表现联系起来进行评定，偶尔出现的不健康行为，并不一定就意味着心理不健康。

4. 整体性原则

心理健康是各要素的有机整合，从而构成较完整的心理健康和适应功能。当个体心理在某一方面不健康时，不足以构成对健康的严重威胁。

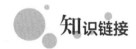

知识链接

心理亚健康

心理亚健康的表现多种多样，美国心理学家梅尔查斯归纳为：情绪低落、自卑、放任冲动、角色混乱四大特征。也有心理学家指出，现代人陷入心理亚健康状态的七大信号：①焦虑感：烦恼、焦躁不安，生气勃勃的外表下充满无奈；②罪恶感：自我冲突，自责、羞怯和内疚；③疲倦感：精疲力竭、颓废不振、厌倦；④烦乱感：感觉失序，一团糟；⑤无聊感：空虚，不知该做什么，不满足，但又不想去尝试；⑥无助感：孤立无援，人际关系如履薄冰；⑦无用感：缺乏自信，觉得自己毫无价值，有种一无是处的感觉。

---

5. 发展性原则

心理健康标准反映的是社会对个体的一般心理要求。在同一时期，心理健康标准会因社会文化标准不同而有所差异，特定的社会文化对心理健康的要求，取决于这种社会文化对心理健康的各种特征的价值观。因此，心理健康不是一个固定不变的状态，而是一个变化和发展的过程。

三、影响心理健康的因素

（一）生物因素

1. 遗传因素

人的心理与遗传因素有着密切的关系，尤其是人的形体、气质、神经结构的活动特点、能力与性格的某些成分都受到遗传因素的明显影响。研究表明，患有精神疾病的人，其亲属中发生同类精神疾病的概率明显高于正常人群，而且血缘越近，发病率越高。

2. 生物理化因素

感染、中毒、脑外伤、代谢障碍、营养缺乏、放射性损伤等均可直接或间接损害大脑的结构和功能，引起心理异常。研究表明，如果孕期受到有害因素的影响有可能引起胎儿严重发育障碍、后期智力发育迟滞、人格发展异常甚至患上精神疾病。

3. 躯体疾病或生理功能障碍

疾病或身体健康状况的变化，会影响个人的心理健康。如甲状腺功能亢进时，易出现敏感、暴躁、易怒、情绪冲动、自制力减弱等心理异常表现。疾病发生时，机体处于不良的功能状态，如饥饿、过度疲劳、长途跋涉、睡眠缺乏、精神持续紧张等极易诱发身体感染和心理状态异常。

（二）心理因素

1. 情绪因素

情绪因素是影响人心理健康的重要因素之一。在心理活动过程中，情绪的变化会影响人的心理健康状态，甚至会影响内脏器官的活动。积极、愉快的正性情绪对人的心理健康起着积极的作用，有利于发挥个人的机体潜能，提高工作积极性或学习效率，对心理健康的维护起到促进作用。消极、悲观的负性情绪不利于心理健康，负性情绪如果长时间得不到释放和调适极有可能引起心理问题甚至是心理疾病。近代医学科学研究表明，消极情绪对身心疾病的发生和发展过程起着不良作用。例如，孤独与失落的情绪会降低一个人的机体免疫力，过度的焦虑情绪会影响人的消化功能。在异常心理的形成过程中，情绪因素起着核心的作用。情绪异常经常是多种精神障碍的先兆。因此，情绪健康是心理健康的重要保证。

2. 人格特征

在人的心理现象当中，人格特点是相对稳定的。但对于每个个体来说，人格特征又有其鲜明独特性，并对心理健康有非常明显的影响。例如，相同的致病性因素对于不同人格特征的人来说，会形成不同的应激反应。研究表明，很多典型的心身疾病往往都能找到与其相应的人格特征。"A 型性格"是冠心病典型的性格特征，这种个性特征的人具有喜欢争强好胜、怀有戒心或敌对心理、缺乏耐心、情绪急躁等外显的行为表现。具有"C 型性格"特点的人喜欢顺应现实，有自我抑制倾向的表现，这类个性特征的人患癌症的概率远大于非 A 型性格特征的人。所以，必须对自己的个性特征有充分的了解，这也是维护心理健康的有效保证。

3. 心理冲突

心理冲突是指人们在遭遇各种动机冲突或面对难以抉择的处境时所产生的矛盾心理状态。心理冲突给人带来的无疑是心理压力，这种压力反过来又会加大人们解决动机冲突或适应环境的困难。因此，心理冲突不利于人的身心健康，这一点是显而易见的，尤其是当这种心理冲突长时间得不到调适和解决时，便会造成各种负性情绪的产生，严重的情况下极有可能导致心理障碍。虽然心理冲突并不一定全是坏事，但剧烈而持久的冲突无疑会有损身心健康。

（三）社会因素

1. 生活环境因素

社会在发展的同时，也带来了一系列的生态环境问题，尤其是都市化的问题，如各种污染、拥挤、压力、不良的工作环境、过快的生活节奏等，都已成为人们心理健康的严重威胁。这些生活环境因素会让人产生焦虑、烦躁、愤怒、失望等消极的情绪体验，对人的心理健康维护极为不利。除此之外，在现代的生活环境中，许多群体都存在一些不良的生活习惯，如过量地摄入烟酒，大量的高热量、高脂肪食品的摄入，这些都对人的身心健康造成巨大的威胁。

2. 重大生活事件

生活事件是指人们在日常生活中遇到的一些有关家庭、工作、社交等社会生活变动或突发的应急事件，如结婚、升迁、亲人死亡、失恋、离婚、坐牢、负债、天灾、疾病等。生活事件分为正性生活事件和负性生活事件。像结婚、升迁之类的生活事件属于正性生活事件，而亲人死亡、离婚、坐牢等生活事件属于负性生活事件。目前，对于正性生活事件对人身心健康影响的说法不一，但是，对于负性生活事件会导致心理问题甚至是心理疾病的看法几乎是一致的。当人每经历一次生活事件时，都会带来巨大的心理冲突，都需要付出精力去调整和应对。如果在一段时间内发生在一个人身上的生活事件太多或事件非常突然和严重，那么其身心健康无疑会受到很大的影响。

3. 早期教育因素

教育因素包含家庭教育、学校教育和社会教育等多个方面。对个人心理发展而言，早期教育和家庭环境是影响心理健康的核心因素。研究表明，个体早期的成长环境如果单调贫乏，其心理发展将会受到消极影响，并会抑制其潜能的发展。而受到良好照顾，接受丰富且健康刺激的个体则可能在成年后成为佼佼者。另外，与父母的关系、父母的教养态度和方式、家庭的类型等也会对个体以后的心理健康产生影响。早期成长中，与父母保持良好关系，得到父母充分关爱，受到支持鼓励的儿童，容易获得安全感和信任感，这些对成年后的人格健全、人际交往、社会适应等方面都起着积极的促进作用。

四、心理健康的维护

心理健康的维护，又称为心理保健，是指通过培养健全的人格、健康的生活方式和行为习惯，从而预防各种精神疾病和心身疾病的发生，使个体对自然环境和社会环境有更好的适应能力。

1. 树立正确的人生观和价值观

正确的人生观和价值观，不仅有助于帮助个人正确地观察和分析事物，做到冷静、稳妥地处理事情，而且有助于培养乐观、豁达的心胸，对提高心理冲突和挫折的耐受能力很有帮助。

2. 提高自我评价能力

个体要对自我有正确的评估，积极悦纳自己，建立与个体能力相当的抱负。客观地评价自我，防止极端主义评价是建立正确自我意识的核心。

3. 调整自我认知方式

错误的认知方式将会损害人的心理健康。当个体面对众多困难和问题时，及时调整自我认知方式，才能分清轻重缓急，以便抓住主要矛盾和矛盾的主要方面，逐一解决，而不至于感到无从下手，从而导致焦虑、恐慌。

4. 提升人际交往能力

人类的心理适应最主要的是对人际关系的适应。人际交往是人的基本需要，良好的人际关系给人愉快的感觉，交往使人增长见识，友情使人欢愉。

5. 维持稳定的情绪

愉快稳定的情绪是身心健康的重要心理条件。过激的情绪反应会使人失去理智，做出过激行为，甚至带来难以挽救的不良后果。

6. 丰富业余兴趣和爱好

良好的业余兴趣和爱好，有助于松弛身心，消除疲劳感；有助于陶冶情操，净化心灵；有助于开阔眼界，锻炼能力；有助于拓展知识，提高效率；有助于个性的发展和人格的完善。

第二节 异常心理

一、概念

（一）异常心理的概念

异常心理又称变态心理（abnormal psychology），是指偏离正常人心理活动规律的心理现象及心理活动，属于变态心理学研究的主要内容。异常心理应具备三个特点：①行为偏离常态，异于多数人；②心理的完整功能遭到破坏，导致个体社会适应困难；③多数异常心理会使当事人感到精神痛苦（严重精神疾病除外）。以焦虑障碍为例，病人长期处于常人所少有的莫名其妙的恐惧、紧张不安之中，严重影响自己的学习、工作和生活，病人常常感到痛苦万分。

值得注意的是在某些特殊情况下，正常人也可能出于个人目的，故意表现为各种怪异的不合常态的行为，需要根据异常心理状态的表现规律加以甄别。

（二）相关概念

1. 正常心理与异常心理

人的心理现象可以分为心理正常和心理不正常。心理正常即正常心理或常态心理，心理不正常即异常心理或变态心理。正常心理是心理咨询、健康心理学和护理心理学关注与工作的对象，而异常心理更多的是精神病学和变态心理学关注与工作的对象，此部分内容将在精神科护理学中详细介绍。正常心理是指具备正常功能的心理活动，或者说不包含有精神病症状的心理活动。异常心理是指有典型精神障碍症状的心理活动。很显然，判定一个人的心理状态是正常还是异常，主要就是看有无精神障碍的症状表现。从内涵上来说，正常心理包括心理健康和心理不健康，异常心理包括人格障碍、确诊的神经症和其他各类精神障碍。

2. 心理健康与心理不健康

与正常心理和异常心理不同，心理健康和心理不健康是另外的概念。而且我们已经知道，心理健康与心理不健康是在"正常心理"的范围内来讨论的。也就是说，心理健康和心理不健康都是属于正常心理的范畴。这样的界定其实是符合实际的，因为心理不健康不是有病，不健康和病是两类性质的问题。从内涵上来说，心理健康主要体现在心理健康标准的判定内容上，即心理健康标准的内容恰恰是一个人心理健康的表现；而心理不健康主要包括心理问题、严重心理问题和神经症性心理问题。

二、不健康心理状态的分类与判定

1. 一般心理问题

一般心理问题是心理不健康的第一类型。诊断一个人有一般心理问题，必须满足以下条件：①由现实因素引起的心理冲突，并因此而体验到诸如厌烦、后悔、懊丧、自责等不良情绪；②不良情绪不间断持续满一个月或间断地持续满两个月仍不能自行化解；③不良情绪仍在一定程度的理智控制下，社会功能基本维持；④不良情绪的诱发因素自始至终仅限于最初事件。综合描述一般心理问题，包括：心理问题是指有现实刺激因素诱发、持续时间较短、情绪反应尚能自控、社会功能没有遭到严重破坏、情绪反应尚未泛化的心理不健康状态。

2. 严重心理问题

严重心理问题是心理不健康的第二类型。诊断一个人有严重心理问题，必须满足以下条件：①由强烈的、对个体威胁较大的现实刺激引起的心理冲突，并因此体验着不同的痛苦情绪；②情绪体验时间不间断持续达两个月以上，半年以下；③痛苦情绪有时会短暂性地失去理性控制，社会功能受到一定影响；④痛苦情绪不仅限于由最初的现实刺激引起，即与最初刺激相类似或相关联的刺激同样能引起痛苦情绪。综合描述严重心理问题，可以进行如下概括：严重心理问题是由强烈的现实因素诱发、初始情绪反应强烈、持续时间较长、情绪反应已被泛化的心理不健康状态。

3. 神经症性心理问题

神经症性心理问题也叫可疑神经症，是心理不健康的第三类型。这种心理不健康状态已接近神经衰弱或神经症，有时也被认为是神经衰弱或神经症的早期阶段。需要特别注意的是，如果是确诊的神经症，那就属于异常心理的范畴；如果不被确诊，则为可疑神经症或神经症性心理问题，属于心理不健康的类型之一，是属于正常心理的范畴。要想诊断一个人神经症性心理问题是否成立，其实就是要诊断这个人的神经症是否成立。诊断成立则是确诊的神经症，是异常心理；诊断不成立，要么是完全不符合诊断标准，要么是神经症的可疑病例即神经症性心理问题，都属于正常心理的范围。对神经症的判定与诊断主要在于弄清楚个体心理冲突的性质。心理冲突有常形和变形之分。常形的心理冲突是正常心理的常有体验，而变形的心理冲突则是神经症性的。

三、异常心理的分类

与异常心理有关的概念因各学派理论和方法等方面不同而不同，彼此之间在界定异常心理及对异常心理现象做出分类等方面也难以取得一致。精神病学界常常使用心理问题、精神障碍、精神疾病等概念来描述不同程度的异常心理；而心理学界则更多地采用异常心理（变态心理）、心理障碍、心理疾病等来分类，其实质并没有什么不同。

（一）心理现象学界分类

1. 认知障碍
认知障碍即认知过程障碍，包括感觉障碍、知觉障碍、思维障碍、注意障碍、记忆障碍、智能障碍、自知力障碍、定向力障碍八个方面。

2. 情感过程障碍
情感过程障碍是指情感体验过程的障碍，包括情感的性质、稳定性、协调性障碍。

3. 意志行为过程障碍
意志行为过程障碍指意志活动和行为动作方面的异常，有意志障碍和行为障碍。

4. 意识障碍
在精神障碍中描述意识障碍与其他学科有所不同，不仅指周围意识的改变，而且包括病人对当前状态的自我意识。

（二）精神病学界分类

1986年以来我国参考ICD10和DSM-Ⅳ，由中华医学会精神科学会委员会制定了《中国精神疾病分类方案与诊断标准》，2001 年出版了第三版，即 CCMD3，将心理障碍分为如下十大类。

（1）器质性精神障碍。

（2）精神活性物质或非成瘾物质所致精神障碍。

（3）精神分裂症和其他精神病性障碍。

（4）心境障碍（情感性精神障碍）。

（5）癔症、严重应激障碍和适应障碍、神经症。

（6）心理因素相关生理障碍。

（7）人格障碍、习惯和冲动控制障碍和性心理异常。

（8）精神发育迟滞与童年和少年期心理发育障碍。

（9）童年和少年期的多动障碍、品行障碍和情绪障碍。

（10）其他异常心理和心理卫生情况。

四、正常心理和异常心理的区分

虽然正常心理和异常心理有着实质性的差异，但心理正常与异常的区分却没有一个固定不变的标准。

（一）常识性区分

由于至今没有公认的统一性判断标准，所以，非专业人员区分正常心理与异常心理仍然依据日常生活经验。我们称为"常识性的区分方法"。这种方法可归纳为如下四点。

1. 离奇怪异的言谈、思想和行为

假如，有人说："我是国际巡回大使，主管世界所有国家的军政大事。昨天我从纽约回来，明天飞往莫斯科，找俄罗斯总统普京，让他陪我检阅波罗的海舰队。"或者，你见到一人披头散发，满脸泥垢，满街乱跑。这时，尽管你不是变态心理学家或精神病医生，你也可以判断，他们的言行是异常的。

2. 过度的情绪体验和表现

一个人终日低头少语，行动缓慢，与人交谈十分吃力，甚至想不出词汇，未开言，泪先流，流露出对生活的悲观失望，失去兴趣，觉得现实世界似乎笼罩在灰蒙蒙的云雾之中。或者，一个人彻夜不眠，时而唱歌，时而跳舞，语言兴奋，时而说东，时而说西，说个不停。这时，可以依据自己的生活经验断定，他们的行为已经偏离了正常轨道。

3. 自身社会功能不完整

一个人，怕与他人的目光相对，为此而不敢见人；或者，一个人由于他的耳朵长得比别人大一些，所以他不允许别人摸他的耳朵。他认为别人摸他的耳朵，就是讽刺他，为此，常常与他人吵架。如果遇到这样的人，一般人也会依据自己的生活经验，认定他的行为偏离了正常轨道。

4. 影响他人的正常生活

当你接到骚扰电话，当某个人的恶作剧危害了你的正常生活等，你首先是气愤，然后就会想："这是为什么?"当你从自身找不到任何缘由时，你就会判断，对方的精神肯定有了问题。这同样是依据生活经验做出的判断。

(二) 标准化区分

1. 内省经验标准

内省经验包括两个方面的含义。其一，是指个体的主观体验，即个体自己觉得有没有明显原因的不舒适感或不能适当地控制自己行为的心理体验，并因此需要寻求外界的支持和帮助。需要说明的是，这种自我经验的判断有时也需要进行辩证的分析。比如，在有些情况下，如果没有这种不舒适感反而可能说明有心理异常情况，如亲人丧亡或遭遇恶性生活事件时，如果没有一点悲伤或惊恐的情绪反应，则需要考虑有无心理障碍。其二，是从观察者的角度而言的，即观察者根据自己的工作经验做出被观察对象心理正常还是异常的判断。需要注意的是，这种判断具有很大的主观性，因不同的观察者有各自评定行为的常模，但由于接受过系统的专业教育及有丰富的临床实践经验的积累，对大多数心理异常现象，观察者们可取得一致的看法，只是对少数病例的诊断可能存在分歧。

2. 统计学标准

统计学标准提供了心理特征的数量资料，比较客观，也便于比较，操作也简便易行，因此，很受欢迎。通常，对普通人群的心理状况进行测量的结果常常显示常态分布，居中的大多数人的心理状态属于心理正常范围，而远离中间的两端的人常被视为心理异常。

因此，判定一个人的心理正常或异常，就以这个人的心理特征偏离平均值的距离大小来判定，偏离平均值的距离越远，则越可以将其判定为心理异常。这里需要看到的是，以统计数据为基础的正常心理与异常心理的界限是人为划定的，因此，统计学标准也明显地存在一些缺陷。如智力超常的人，就不能因为他偏离常态而被认为是病态。

3. 医学标准

医学标准是把异常心理当作躯体疾病一样来看待。根据医学标准，如果个体的某种心理现象或行为可以找到病理解剖或病理生理变化的依据，则认为这个人患有心理疾病，其心理及行为的表现则被认为是疾病的临床症状，其病理原因一般归结为脑功能失调。

一般，临床医生们普遍采用这种标准，他们深信有异常心理的病人肯定存在相应的脑部病理过程，这种病理变化的存在才是心理正常与异常划分的可靠根据。这种标准比较客观，重视物理、化学检查和心理生理测定。虽然，像麻痹性痴呆、癫痫性精神障碍和精神活性物质所致精神障碍的判定使用医学标准非常有效，但医学标准对于神经症或人格障碍的判定来说，却无济于事。由于心理障碍的原因通常不是单一的，它是多种原因共同作用的结果，除了生物学的原因，还有心理、社会文化的原因，因此，划分心理正常与异常还需要其他标准。

4. 社会适应标准

在正常情况下，每个人都会处于生理和心理的平衡状态中，并能够按照自我意志主动地适应或改造外界环境。所以，处于正常心理状态下的个体，其行为表现符合社会的规范和准则，能根据社会要求和道德规范行事，也就是说，其行为符合社会常模，是社会适应性行为。但是，如果由于器质性或功能性的原因使个体的社会适应能力受损，不能按照社会认可的方式行事，导致其行为后果无法适应社会规范或准则的时候，则可以认为此人有心理异常情况。即这种用社会适应标准判定心理正常与异常的方式主要是与社会常模比较而言的。

以上每一种标准都有其根据，对于判断心理正常或异常都有一定的使用价值，但又都不能单独用来解决全部问题，故应互相补充，并结合大量的临床实践，对各种心理现象进行科学分析，以判断是否有心理障碍。

五、正常心理与异常心理的判断原则

1. 主客观世界的统一原则

人的心理现象是对客观现实的反映，所以正常人的心理活动和行为，无论是在形式上还是在内容上都必须和客观的现实环境保持一致。举例来说，一个人不管他有什么样的知识背景和生活在什么样的社会环境下，如果他说他看到或听到了什么，而客观环境中却不存在相应的视觉或听觉刺激物，那么，我们可以断定，这个人产生了幻觉。再如，如果一个人的思维内容脱离了现实或者思维的逻辑性与客观的现实环境相悖，则可以说这个人产生了妄想。幻觉和妄想恰恰是最典型的精神病性临床症状。因此，人的精神或行为活动只要与外界环境或客观世界失去统一，则必然不被常人理解和接受，这时我们说这个人产生了异常心理。所以说，判定正常心理还是异常心理必须遵循主、客观世界的统一原则。

2. 心理活动的内在协调性原则

人的心理活动过程包含认知过程、情绪情感过程和意志过程。而且各种心理过程之间具有协调一致的关系，是一个完整的统一体，也正是这种协调一致性保证了人在反映客观世界过程中的准确性和有效性。比如说，一个人在诉说一件快乐的事情时伴随有快乐的情绪体验，这时我们说这个人精神和行为正常。但是，如果一个人以极度悲伤的情绪来诉说一件本该兴高采烈的事情，我们则可以判断这个人精神异常。因此，我们把心理过程之间的协调一致性作为区分心理正常与异常的判定原则应该是最容易理解的。

3. 个性的相对稳定性原则

每个人都有自己独特的个性心理特征，而且一个人的个性心理特征一旦形成，就会具有相对的稳定性。也就是说，如果没有重大的负性生活事件刺激，人的个性一般不易改变。因此，如果一个人个性的相对稳定性出现问题，则需考虑这个人的心理是否出现了问题。例如，一个生活特别拮据的人突然变得特别大方，甚至挥金如土，见谁都给钱，或者一个待人接物很热情的人突然变得异常冷淡，这些都表征出一个人的精神活动已经偏离了正常轨道。所以，判断一个人的心理正常与异常还必须遵循个性的相对稳定性原则。

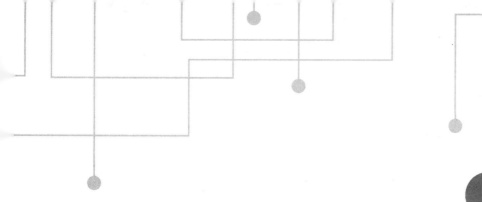

第四章

心理应激

在个体的人生历程中，心理应激是不可避免的。个体应激反应的发生及程度受生活事件、认知评价、应对方式、社会支持、个性特点等多种因素的影响。因此，护士必须认识和了解影响应激的多种错综复杂的因素，并能运用应激管理技术对病人进行心理干预，促进病人的身心健康。

第一节　应激概述

一、应激的概念

应激（stress）概念的提出和心理应激（psychological stress）理论的发展是经历了较长历史过程的，虽然对应激的界定，不同学科、不同学者各持己见，但是综合各种观点，对应激可做如下界定：应激是个体"察觉"环境刺激对其生理、心理及社会系统构成威胁时出现的整体现象，所引起的反应可以是适应或适应不良。

此定义把应激看作一个连续的动态过程，它既非简单刺激，也非简单反应，而是受多种中介因素影响的动态过程。定义强调，应激是个体对环境威胁和挑战的一种适应和应对"过程"，其结果可以是适应的和不适应的；应激源可以是生物的、心理的、社会的和文化的；应激反应可以是生理的、心理的和行为的；应激过程受个体多种内外因素的影响；认知评价在应激作用过程中始终起着关键作用。

二、应激理论模型

应激理论模型是用来解释应激发生、发展过程的理论体系，以此来帮助人们预测应激源的构成及对应激源的反应，理解个体如何与应激源相互作用，从而更有效地处理应激。由于人们对应激现象的实质有不同的看法，便有不同的理论模型。近年的发展趋势则是关注应激多因素作用的"系统"模型。本章主要介绍应激的认知评价模型、应激的系统模型和应激的过程模型。

（一）应激的认知评价模型

1979 年，Woolfolk 和 Richardson 正式提出了应激的认知评价模型，认为应激反应不是环境因素的直接结果，许多环境因素本来是中性的、无关紧要的，它们之所以引起一些人的应激反应，是由于这些人将其视为"至关重要的""威胁性的"和"必须慎重应对的"。因此，该模型认为应激反应是个体对情境或事件认知评价的结果，人们感受和评价事物的方式、对应激源赋予的意义决定着应激反应的发生和程度。认知评价在应激发生和反应中的作用见应激的心理中介机制部分。

（二）应激的系统模型

该模型认为，应激有关因素之间不是单向的从因到果或从刺激到反应的过程，而是多因素相互作用的系统。应激系统模型的基本特征包括：①应激是多因素的系统；②各因素互相影响，互为因果；③各因素之间动态的平衡或失衡决定着个体的健康或疾病；④认知因素在平衡和失衡中起关键作用；⑤人格因素起核心作用。例如，病人可以对应激刺激做出不同的认知评价，从而趋向于采用不同的应对方式和利用不同的社会支持，导致不同的应激反应。反过来，应激反应也影响社会支持、应对方式、认知评价直至生活事件。也就是说，应激其实是有关因素相互作用的系统，即"应激系统模型"。

（三）应激的过程模型

该模型认为，应激是由应激源到应激反应的多因素作用的过程。它强调应激是个体对环境威胁和挑战的一种适应过程。应激的原因是生活事件，应激的结果是适应和适应不良，从生活事件到应激反应的过程受个体认知等多种内外因素的影响。

三、应激源

（一）应激源的概念

应激源（stressor）是指能够引起个体产生应激反应的各种刺激因素。它不仅包括客观的刺激，同时也包括人自身的主观方面。因为对人的挑战不仅来自各种事件或者人，同时也来自自己的认知，它常常需要个体耗费过多的精力来应对。

（二）应激源的分类

1. 根据应激源的来源分类

（1）内部应激源。产生于有机体内部的各种需求或刺激，包括生理的和心理的两个方面。生理方面如发热、头痛、肢体损伤等；心理方面如追求完美、期望过高、悔恨等。

（2）外部应激源。产生于有机体外部的各种需求或刺激，包括自然环境和社会环境两方面。自然环境方面有噪声、空气污染、天气寒冷等；社会环境方面有人际关系不良、工作不顺心等。

2. 根据应激源的性质分类

（1）躯体性应激源。由于直接作用于躯体而产生应激反应的刺激，包括理化因素、生物因素和疾病因素等。例如，热、冷、噪声、机械损伤、病毒、细菌、放射性物质等均属于躯体性应激源。

（2）心理性应激源。导致个体产生焦虑、恐惧和抑郁等情绪反应的各种心理冲突和心理挫折。

（3）社会性应激源。社会性应激源范围极其广泛，包括日常生活中大大小小的事，例如子女生病、家庭冲突、亲人去世、天灾人祸、社会动荡、战争等都属于此类。社会性应激源是人类生活中最为普遍的一类应激源，它与人类的许多疾病有着非常密切的联系。按照事件对个体的影响，可将社会性应激源分为以下两类：

①正性生活事件（positive events）：是指个人认为对自己的身心健康具有积极作用的事件。

②负性生活事件（negative events）：是指个人认为对自己产生消极作用的不愉快事件。

还可以根据现象学分类，可将社会性应激源分为以下几类：①工作问题；②恋爱、婚姻和家庭问题；③人际关系问题；④经济问题；⑤个人健康问题；⑥自我实现和自尊方面的问题；⑦喜庆事件——结婚、再婚、晋升晋级、立功受奖。

（4）文化性应激源。个体生活的社会文化环境发生改变，如语言、文化、风俗、信仰、价值观等的变化所引起的冲突和挑战。文化性应激源对个体的影响持久且深刻。

3. 根据应激源的可控制性分类

（1）可控制性应激源。个体可以对其进行控制，如可预防、减弱、消除等的应激源。日常生活中此类应激源非常常见，例如，由于粗心造成的工作失误、朋友太少、夫妻关系紧张等。

（2）不可控制性应激源。个体不能对其进行控制的应激源。此类应激源难以预防，而且一旦出现，则无法消除甚至减少其影响，例如，死亡、交通拥挤、利益分配不公等。

需要说明的是，应激源的分类是相对的，不存在绝对的界限，由于应激源很多，许多应激源还存在交叉，因此，较难对其进行严格分类。

（三）应激源的量化研究

1967年，美国华盛顿大学医学院的精神病学专家 Homes 和 Rahe 通过对5 000多人进行社会调查和实验所获得的资料编制了社会再适应评定量表（social readjustment rating scale, SRRS）。量表中列出了43种生活事件，每种生活事件标以不同的生活变化单位（Life Change Units，LCU），用以检测事件对个体的心理刺激强度。其中配偶死亡事件的心理刺激强度最高，为100LCU，个人去重新适应时所需要付出的努力也最大。利用这个量表可以检测一个人在某一段时间内所经历的各种生活事件，并以 LCU 来度量，他们经大量调查发现，若某个体1年中的 LCU 累积得分不足150分，来年基本健康；若 LCU 累积得分在150~300分，来年患病的可能性为50%；若 LCU 累积得分大于300分，来年患病的可能性则高达

70%。但此分析有一定的片面性和绝对化，应用时还应考虑个体的生理和心理素质对其健康的影响。

研究证明，类似 SRRS 这种客观定标的生活事件单位与疾病的相关程度较低（$r = 0.30 \sim 0.40$）。这说明评定生活事件所致的应激强度和应激反应的类型还应考虑许多其他因素，特别是认知因素的影响。因而在霍尔姆斯以后，不断出现各种以被试者自己估计应激强度的生活事件量表。在这些量表中各种生活事件由被试者按事件对自己的影响程度做出评分，并以事件的正、负性质分别计分和统计。这些量表所获得的生活事件分与健康和疾病的相关性有明显的提高。

第二节　心理应激的中介机制

中介机制是应激情境转变为应激反应的中介环节。当个体受到应激源刺激将要发生应激反应之前，中介机制在应激源及其反应之间起协调作用。也就是说同样一个刺激，对不同的个体来讲出现或不出现应激反应及反应的轻重程度，取决于这些中介因素的影响。包括认知评价、应对方式、社会支持、人格特征。

一、认知评价

（一）认知评价的概念

认知评价（evaluation or appraisal）是指个体从自身的角度对遇到的应激源的性质、程度和可能导致的危害情况做出的认知估计。Folkman 和 Lazarus 将个体对生活事件的认知评价过程分为初级评价（primary appraisal）和次级评价（secondary appraisal）。初级评价是个体在某一事件发生时立即通过认知活动判断其是否与自己有利害关系。一旦得到有关系的判断，个体立即会对事件的性质（如是否可以改变）、属性（如丧失、威胁还是挑战）和个人的能力做出估计，这就是次级评价。

认知评价在应激源到应激反应的过程中起重要的中介作用。人的一生中会遇到无数的应激源，只有那些与人发生利害关系的应激源，才能引起应激反应。对同样的应激源，认知评价不同，所引起的应激反应也截然不同。认知因素是影响应激反应产生与否及强弱程度的最重要因素。多项研究表明，认知评价在疾病尤其是心身疾病的发生、发展及康复中具有重要的意义。

（二）认知评价的策略

Frieze 从社会心理学的角度出发，提出人们对应激源或生活事件采取的认知评价策略有以下 3 种。

1. 否认应激事件的存在

例如，不承认自己患上难以治愈的疾病、不承认自己的失败等。通过这种策略，个体否认不符合自己愿望或自己难以接受的信息，从而能够恢复先前的信念。

2. 对应激事件重新定义

例如，将当前的失败看作是对自己的考验和磨炼，相信自己最终能够取得成功。人们通过这种认知策略重新构建对事件的认识，使原有的信念得以保持。

3. 否定自己的能力与价值

个体在较高的应激状态下，完全否定自己原有的能力和价值，放弃原有的信念。从对个体自身适应社会的意义来说，对应激事件重新定义的策略是积极的，而否定能力和价值的策略是消极的。采取否定应激事件的策略则相对复杂，诸多研究表明，采取这种策略可以在短期内帮助个体减弱或消除应激事件对自己的影响，从而减少应激反应，因此，在某种程度上它具有一定的积极意义；但是从长远来看，暂时回避应激事件并不能完全消除应激事件的影响，个体始终还是要面对，因此，具有消极的意义。总之，个体选取不同的认知评价策略将会导致不同的应激反应。

（三）影响认知评价的因素

认知评价并不是一个完全独立的因素，既受其他因素的影响，又影响其他因素。

1. 应激源的特点

应激源的特点包括应激源的强度、持续的时间、发生的方式等。如体育竞赛中，遭遇运动名将和不知名的新手，应激源的强度不同，个体产生的认知评价就不同。假如应激源的持续时间过长，即使是很小的刺激也会产生严重的后果，"水滴石穿"就是最好的例证。另外，应激源的作用方式不同所导致的认知评价也不同，如一个人突然听到自己的亲人去世和听到一个久病不起的亲人身亡所引起的心理震撼是截然不同的，这就是应激源的作用方式不同所导致的。

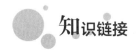 知识链接

认知评价的经典实验

Speisman、Lazarus、Mordkoff（1964）进行了一个经典的应激实验。实验过程如下：让大学生观看一个部落首领的任职仪式，其中包括阉割生殖器的情节。在观看电影之前，把大学生分成 4 个实验组：第一组学生听一个人类学家对这个仪式进行理性的描述；第二组学生听关于这个仪式的讲座，讲座的内容主要强调这个仪式给首领带来的兴奋，而不是他所遭受的痛苦；第三组学生听专门强调首领所承受痛苦的描述；第四组学生不给予任何知识背景的介绍，他们观看的电影也没有声音。研究者采用自主神经唤醒水平的测量（皮电、心率）和自我报告法评估被试者的应激反应强度。

研究结果发现，前两组学生体验的应激强度明显比第三组学生的应激强度轻。此实验说明，应激不仅取决于应激源本身，而且取决于个体对它的认知评价。

---

2. 其他中介因素的影响

首先，个体的人格特征会在一定程度上影响其认知评价。例如，对同样的生活事件，乐观者往往会比悲观者做出更积极的认知评价。其次，社会支持也在一定程度上影响个体的认知评价。

二、应对方式

人们在研究应激与健康之间的机制过程中发现，个体的应对是介于应激与健康之间的中间变量，尤其是社会生活事件所导致的疾病，与应对密切相关。如果个体在面对众多应激源时，能够采取适当而有效的应对方式，就可降低自己的应激水平，从而增进健康；但是如果应对措施不当或无效，个体就会产生应激反应，从而损害健康。

（一）应对的概念

1. 应对的概念及其演变

应对的概念有一个发展过程。应对（coping）一词最早由精神分析学派提出，被认为是解决心理冲突的自我防御机制。20世纪60年代"应对"曾被视为一种适应过程，20世纪70年代被认为是一种行为，20世纪80年代被看作人的认知活动和行为的综合体。拉扎勒斯和福克曼曾将应对定义为：个体为了管理超出自身资源的需求所做出的认知和行为上的努力。当前这一定义已得到研究者们的广泛认可。应对概念的这种发展和演化反映了人们对应对认识的不断深入。

2. 应对的特质及过程观点

（1）情境性观点。Fochtman和Luzarus（1985）的研究表明，应对是一个变化的过程，它随着情境的变化而变化。Stone和Neale（1984）的研究也把应对看作情境定向的变量，因为变化应对策略比固定的应对策略更有效。

（2）特质性观点。认为应对是一种人格特质。我国学者梁宝勇（2000）的研究显示，个人应对方式中有一些基本的应对，对这些方式的使用具有稳定性，从而构成了个体所偏爱的应对风格（对应激的固定反应）。例如，日常生活中，有人习惯不管遇到什么问题，都积极地去面对；而有的人则遇到一点问题就选择逃避。

（3）综合性的观点。除上述两种观点外，当前的主流观点认为，应对既具有特质性，又具有过程性。Lewin的行为公式 $B=f(P, E)$，B是behavior（行为），f表示函数关系，P是person（个体），E是environment（环境）。该公式表明，人的行为是个体与情境的函数。与此相对应，应对行为是人的应对特质与情境的函数，具有某种应对特质的人也会随着情境的改变而相应地改变自己的应对方式。

3. 应对与自我防御机制的关系

在应对与自我防御机制的关系上，目前有截然相反的两种观点。一种观点认为，应对与自我防御机制截然不同。代表人物是Lazarus和Cramer，他们认为，应对是有意识、有目的的活动；而自我防御机制则是无意识的、不自觉的过程。另一种观点认为，应对包括自我防御机制。代表人物是 Newman 和国内的梁宝勇，他们认为，自我防御机制也是个体应对压力的一种方式，与应对没有截然的区别。许多应对方式是个体最初为了缓解压力自觉采取的，但经过长时间使用后，就成为个体无意识自我防御机制的一部分。这两种观点现在仍处在争论之中，不过当前的许多研究还是倾向于将应对与自我防御机制区分开来，认为应对与心理防御机制不同，前者是应激理论的概念，主要是意识和行为；后者是精神分析理论的概念，是潜意识的。

（二）应对的分类

如前所述，应对的内涵很丰富，所以关于应对分类的观点也是多方面和多角度的，下面介绍主要的几种分类。

1. Luzarus（1966）关于应对的分类

（1）以问题为中心的应对。个体针对已察觉的问题采取积极的措施，努力寻求解决问题的方法，如寻求建议、勇敢面对、协商等。

（2）以情绪为中心的应对。主要是指个体调节由外界威胁、伤害所引起的不良情绪所做的努力。

2. Billing 和 Moss（1980）关于应对的分类

（1）积极的认知应对。个体希望以一种相信自己有能力控制应激的乐观态度来评价应激事件，以便在心理上有效地应对应激。

（2）积极的行为应对。个体采取明显的行动，希望以行动解决问题。

（3）回避应对。个体企图回避主动对抗或希望采用间接的方式（如大量吸烟、过度饮食等）来缓解与应激有关的紧张情绪。

3. Sone 和 Neale（1986）关于应对的分类

根据应对的表现形式，提出八种应对类别，即分散注意、重新评估环境、直接行动、宣泄、接受、寻求社会支持、放松、信仰。

4. Zimbardo（1985）关于应对的分类

Zimbardo 根据应对的目的，把应对分为两类：一类是通过直接的行动来改变应激源或个体与应激的关系，如逃避、抗争、妥协等；另一类是通过麻痹自我感觉的活动来改变自我，而不是改变应激源，如放松治疗、使用药物、分散注意、幻想等。

（三）影响应对方式形成的因素

个体的应对方式是在社会化和人格形成过程中逐步建立的，并不断变化和丰富。个体的知识和智力水平、自我评价、经济状况、生理状态、问题解决能力、社会交往能力等都会影响个体的应对方式。其中研究比较多的影响因素是个性特征。

西方国家的研究表明，个体的应对方式与其个性之间具有千丝万缕的联系，不同个性特质之间相互作用、彼此牵连，共同影响个体的应对行为。Vingerhoets 等（1980）的研究发现，面临应激环境时，A 型行为模式的人比 B 型行为模式的人更多地采取积极正视问题的应对行为。O'Brien 和 Delongis（1996）发现，高神经质的个体面对应激时，倾向于使用逃避、敌对、情绪发泄等情绪中心策略，而极少使用计划、合理行动等问题中心策略；而高外倾性的个体则完全相反。Brebner（2001）的研究也发现，高神经质的个体遭遇应激事件时，更容易表现出"爱发怒"和"孩子气"等特征；而高开放性的个体则更愿意做出"新的、有创造性的行为尝试"来缓解应激反应。

我国学者梁宝勇（2000）的研究结果表明，性格外向的人偏爱多种多样的应对方式，拒绝某些具有广泛意义的适应不良的应对方式。内向、神经质、精神质、急躁的人倾向于适应不良的应对方式，包括敌对、转移攻击和强迫性回想等应对方式。年轻人往往在面临多种应激情境时都倾向于采用以问题应对为主的方式。随着年龄增长，应对方式会逐渐发生改变。他们逐渐认识到并不是所有的事情都是可以控制的，在这种情况下问题应对的有效性就受到影响。

（四）应对策略

个体面对应激情境时，会采用多种应对策略，下面介绍几种常用的积极应对策略。

1. 问题应对策略

（1）解决问题。很多事情之所以成为应激源，是因为人们不具备解决问题的能力。当我们把问题解决后，应激也就不存在了。例如，我们应对考试这个应激源的最有效方法就是把知识掌握牢固，自己有信心考好，这样应激源就不存在了。所以，学习具体问题的解决策略，提高解决问题的能力，是最直接的问题应对策略。

（2）应用社会技能。日常生活中的许多应激源是由人际关系不协调引起的。因此，加强社会技能的训练（如有效的人际沟通、适当的自我暴露等）可以大大减少来自人际关系的应激源。

（3）寻求信息。未来的不确定性通常会给我们造成较大的应激。因此，使用寻求信息的技能可以帮助我们最大限度地降低不确定性及因此而来的应激。

2. 情绪应对策略

（1）消除紧张。紧张是应激反应最基本的表现，它甚至会持续到应激源消失以后，因此，消除紧张对个体有积极的意义。消除紧张的方法包括放松训练、生物反馈等。

（2）认知重组。一种非常常见的积极应对策略，是指当一个应激源无法用行为直接消除时，认知重组就成为一种根本的策略，其目的在于能够改变个体对某个事件和情境的评价，从而消除或减少应激。

（3）转移注意。用建设性的活动把注意力从痛苦的感受中转移，如在遭遇令人沮丧的事情时，读书、锻炼、旅游等都可以起到转移注意的效果。

（4）自我暴露或宣泄。向他人暴露自己的思想和感情，使情感得到释放或澄清，从而降低应激。

三、社会支持

人是一个生物的人，同时更是一个社会的人，其生活中发生的任何事件离不开个体的社会关系。当一个人遭遇应激时，其社会支持就可能对其产生影响，是应激的一个十分重要的中介机制。

（一）社会支持的概念

社会支持（social support）是指个体与社会各方面包括亲属、朋友、同事等社会人及家庭、单位、党团、工会等社团组织所产生的精神上和物质上的联系程度。在应激研究领域，一般认为社会支持具有减轻应激的作用，是应激作用过程中个体可利用的外部资源。

社会支持概念所包含的内容相当广泛，包括一个人与社会所发生的客观的或实际的联系，如得到物质上的直接援助和社会网络。这里的社会网络是指稳定的（如家庭、婚姻、朋友、同事等）或不稳定的（非正式团体、暂时性的交际等）社会联系的大小和获得程度。社会支持还包括主观体验到的或情绪上的支持，即个体体验到在社会中被尊重、被支持、被理解和满意的程度。许多研究证明，个体感知到的支持程度与社会支持的效果是一致的。

（二）社会支持的分类

为研究社会支持，学者们根据自己的标准提出了不同的社会支持分类，并编制了相应的社会支持评定量表。社会支持的分类方法很多，无法统一，在这里主要根据不同的维度进行划分。

1. 二维分类法

（1）Sarason（1981）将社会支持划分为两个维度：①社会支持的数量，即在需要帮助的时候能够依靠别人的程度，评定的是客观支持；②对获得支持的满意程度，评定的是对支持的主观体验。

（2）Hendeson（1981）将社会支持划分为两个维度：①社会支持的可利用度；②自我感觉到的社会关系的适合程度。

（3）Pattison（1977）和Cutrona（1990）将社会支持划分为两类：①工具性社会支持；②情感性社会支持。

2. 三维分类法

（1）Wilcox（1982）将社会支持划分为：①情绪支持；②归属支持；③实质支持。

（2）Blumenthal（1987）将社会支持划分为：①家庭支持；②朋友支持；③其他人支持。

（3）我国学者肖水源（1987）将社会支持划分为：①客观支持。包括物质上的直接帮助，社会网络、团体关系的存在和参与。②主观支持。个体感到在社会中被尊重、支持、理解的情绪体验和满意程度，与个人的主观感受密切相关。③个人利用度。个体在遇到生活事件时，能够利用别人的支持和帮助的程度。

3. 多维分类法

Wellman等（1989）将社会支持分为感情支持、小宗服务、大宗服务、经济支持、陪伴支持5项；Cob（1979）将社会支持分为情感性支持、网络支持、信息性支持、物质性支持、工具性支持和抚育性支持 6 种；House（1981）将社会支持行为划分为情感支持、帮助支持、信息共享和工具性支持 4 种；Cutrona 和 Russell（1990）将社会支持区分为情感性支持、社会整合或网络支持、满足自尊的支持、信息支持、物质性支持 5 种。

（三）社会支持的渠道来源

（1）正式的制度化的社会支持。它包括由国家政策法规所体现的国家支持，具体包括实施国家政策法规单位的支持及来自其他社区组织、民间组织的社会支持。

（2）非正式的社会支持。它包括来自家庭、亲戚、朋友、同事、同学、老师等的社会支持。

（四）社会支持与健康

对于社会支持与健康之间的关系已有很长时间的研究。社会支持作为个体社会生活中一种重要的环境资源，对人们的身心健康和行为模式有着重要的影响，社会支持与不良情绪的产生、发展、控制和预防有着密切的关系。良好的社会支持一方面对应激状态下的个体提供保护；另一方面对维持个体一般的良好情绪也具有普遍的意义。

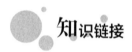 知识链接

社会支持对健康保护作用机制的两个假说

1. 缓冲作用假说

该学说认为社会支持本身对健康无直接影响，而是通过提高个体对现实刺激的应对能力和顺应性达到缓冲生活事件对健康损害的作用。社会支持能够消减日常生活中应激刺激所引起的伤害性生理作用。

Nuckolls（1972）研究的结果显示，生活事件发生率高、社会支持水平亦高的妇女并发症的发生机会仅为社会支持水平低、生活事件发生率高的妇女的 1/3，其结论是社会支持缓冲了生活事件对健康的损害。Blumenthal（1987）也证明，社会支持能改善 A 型行为者的冠心病临床过程，然而对 B 型行为者无意义。

2. 独立作用假说

社会支持具有独立作用，不一定要在社会心理应激存在下才发挥作用，社会支持可以维持个体良好的情绪体验，从而有益于健康。Berkman 研究发现，与世隔绝的老年人和与社会有密切关系的老年人比相对死亡率高，此结果支持独立作用假说。国内学者的研究发现，社会支持与 Eysenck 的三个人格维度和生活事件均无相关性，说明社会支持是独立于人格因素和生活事件的。尽管存在着以上两种不同的观点，但它们都承认良好的社会支持能够促进健康，由此可见社会支持在人们生活中的重要性。

四、人格特征

（一）人格影响应激的机制

英国心理学家 Bright （2002） 指出，人格影响应激过程一般通过两种机制。

1. 暴露差异假设

暴露差异假设 （differential exposition hypothesis） 即人格因素影响个体暴露于应激源的程度，从而导致应激反应的不同。这种情况发生在应激源是人格与应激反应的中介因素的情形下。例如，敌意较高的个体往往更多地遭受人际冲突的应激源；A 型人格的个体期望较高，常常对自己提出不切实际的要求，因而使其更多地暴露于应激源。这种效应可称为人格的直接效应。

2. 反应差异假设

反应差异假设 （differential reactivity hypothesis） 即人格因素影响个体对应激源的反应。这种情况存在于人格缓和应激源与应激反应的关系的情形下，称为缓和效应。例如，韧性（hardness） 较强的个体在同样应激情形下较少出现应激反应。在这个机制中，人格不但可以直接缓冲应激反应，还通过人格影响包括认知评价、应对方式、社会支持等在内的其他应激因素来实现它的缓冲效果。

（二）人格影响应激的途径

1. 人格影响认知评价

需要、价值观、能力、性格等人格倾向性和人格心理特征因素，都可以不同程度地影响个体应激过程中的初级评价和次级评价。这些因素决定了个体对各种内外刺激的认知倾向，从而影响对个人现状的评估。个性有缺陷的人往往存在非理性的认知偏差，使个体对内外刺激发生评价上的偏差，容易导致心身症状。

2. 人格影响社会支持

人格的某些特点间接影响客观社会支持的形成，以及主观感知到的社会支持和社会支持的利用水平。例如，性格外向的人往往拥有更多的社会支持网络，而且他们也认为这些社会支持网络会给自己提供所需要的支持。与此相反，神经质性较高或富有敌意的个体常常对自己能够得到的帮助不抱希望。

3. 人格与应激反应的形成和程度有关

同样的生活事件，在不同人格个体身上可以表现出完全不同的心身反应结果。人格与疾病的直接因果关系很难得到确切证实，但人们早已注意到，人格、情绪、疾病之间存在联系。许多资料证实，特定的人格容易导致特定的负性情绪反应，进而导致应激反应的发生。

第三节　应激反应

当个体经认知评价而察觉到应激情况的威胁后，就会引起生理、心理、社会行为的变化，这些变化就是应激反应（stress reaction），又被称为应激的心身反应（psychosomatic response）。应激的发生一般都会导致生理、心理和行为的一系列反应，它们经常是作为一个整体而出现的。

一、应激的生理反应

应激的生理反应涉及神经、内分泌、免疫三个调节系统，以下做简单介绍。

（一）应激反应的心理—神经中介机制

应激反应的心理—神经中介机制主要通过交感神经—肾上腺髓质轴进行调节。当机体处在急性应激状态时，应激刺激被中枢神经接收、加工和整合，后者将冲动传递到下丘脑，使交感神经肾上腺髓质轴被激活，释放大量儿茶酚胺，引起肾上腺素和去甲肾上腺素的大量分泌，导致中枢兴奋性提高，从而导致心理的、躯体的和内脏的功能改变，即所谓的非特应性系统（ergotropic system）功能增高，向营养性系统（trophotropic system）功能降低。结果是，网状结构的兴奋增强了心理的警觉性和敏感性；骨骼肌系统的兴奋导致躯体张力增强；交感神经的激活，会引起一系列内脏生理变化，如心率、心肌收缩力和心排血量提高，血压升高，瞳孔扩大，汗腺分泌增多，血液重新分配，脾缩小，皮肤和内脏血流量减少，心、脑和肌肉获得充足的血液，分解代谢加速，肝糖原分解、血糖升高，脂类分解加强，血中游离脂肪酸增多等，为机体适应和应对应激源提供充足的功能和能量准备。但是，如果应激源刺激过强或时间太久，也可造成副交感神经活动相对增强或紊乱，从而表现为心率变缓、心排血量和血压下降、血糖降低，造成眩晕或休克等。

（二）应激反应的心理—神经内分泌中介机制

应激反应的心理—神经内分泌中介机制主要通过下丘脑—腺垂体靶腺轴进行调节。腺垂体是人体内最重要的内分泌腺，而肾上腺皮质是腺垂体的重要靶腺之一。塞里曾用"全身适应综合征"（GAS）来概括下丘脑—腺垂体肾上腺皮质轴被激活所引起的生理反应，并描述了 GAS 三个不同阶段生理变化的特点。当应激源作用强烈或持久时，冲动传递到下丘脑引起促肾上腺皮质激素释放激素（CRH）分泌，通过脑垂体门脉系统作用于腺垂体，促使腺垂体释放促肾上腺皮质激素（ACTH），进而促进肾上腺皮质激素特别是糖皮质激素（氢化可的松）的合成和分泌，从而引起一系列生理变化，包括血内 ACTH 和皮质醇增多、血糖上升、抑制炎症、蛋白质分解、抗体增加等。

如果将由上述交感神经系统激活的儿茶酚胺系统和这里的肾上腺皮质激素系统称为两大应激激素，则应激刺激还可以通过下丘脑—垂体系统激活其他如甲状腺和性腺等激素系统。研究发现，当人在飞行跳伞、阵地作战、预期手术、参加考试等应激情况下，都有上述两轴系统即肾上腺髓质和肾上腺皮质被激活。实验也证明，应激状态下分解代谢类激素如肾上腺皮质激素、髓质激素、甲状腺素和生长激素分泌都增加，而合成代谢类激素如胰岛素、睾丸素等分泌减少；在恢复阶段这些变化则正好相反。这些生理变化为个体适应环境提供了一定物质基础。

（三）应激反应的心理—神经—免疫中介机制

这是最新认识的心身中介机制。现已认识到，免疫系统并非一个功能自主的单位，在应激反应过程中，免疫系统与中枢神经系统进行着双向调节。一般认为短暂而不太强烈的刺激不影响或略增强免疫系统，例如，研究发现轻微的应激对免疫应答呈抑制趋向，中等程度的应激可增强免疫应答，强烈的应激则显著抑制细胞免疫功能。但是，长期较强烈的应激会损害下丘脑，造成皮质激素分泌过多，使内环境严重紊乱，从而导致胸腺和淋巴组织退化或萎缩，抗体反应抑制，巨噬细胞活动能力下降，嗜酸性粒细胞减少和阻止中性粒细胞向炎症部位移动等一系列变化，从而导致免疫功能抑制，降低机体对抗感染、变态反应和自身免疫的能力。

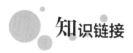

知识链接

心理神经免疫学和 Ader 的研究

心理神经免疫学出现于 20 世纪 70 年代，美国心理学家 Ader 关于免疫功能与经典条件反射关系的研究是促成该领域的事件之一。

Ader 为了观察糖精摄入量与条件反射的关系，将实验分成两部分，首先是建立条件反射，以饮用糖精溶液为条件刺激物，环磷酰胺为非条件刺激物。环磷酰胺是一种免疫抑制剂及抗肿瘤药，对胃肠有刺激作用。通过联合呈现，在环磷酰胺强化下，动物顺利学会不食用糖精。其次是进行消退实验，即只给糖精，希望观察到动物不再厌恶糖精。结果出人意料的是，动物在消退实验中不断死亡，而且死亡率与糖精的食用量成正比。

虽然实验不顺利，但激起了 Ader 的好奇心。他对于以上实验结果的解释是，由于使用了免疫抑制剂环磷酰胺，因此，他假设当再次呈现糖精时，可能激活免疫抑制反应。如果免疫抑制反应的强度与建立条件反射时糖精的食用量成正比，动物可能对实验环境中已存在的致死因素产生易感性。他推测条件反射可能改变了免疫抑制。

Ader 的研究引起了免疫学家 Cohen 的注意，他建议 Ader 继续实验。实验模型几乎是重复以前的过程，但由于有 Cohen 的参与，加入了免疫指标，并设立了对照组。实验结果是，进行消退实验的动物，由于再次接受糖精刺激，同没有做消退实验的动物比较，对羊血红蛋白的抗体反应削弱。这就证实了 Ader 的假设，即经典条件反射能影响免疫系统。这个发现推动了心理神经免疫学的建立和发展。

二、应激的心理反应

应激的心理反应可以涉及心理现象的各个方面，以下重点介绍应激的认知反应和情绪反应。

（一）认知反应

应激引起的认知反应可以分为积极的认知反应和消极的认知反应。适当的应激水平可引起积极的认知反应，如警觉水平提高、注意力集中、观察更加细致、记忆效果更佳、思维更敏捷等。但如果应激水平较高或长时间处于高应激状态下，则会产生消极的认知反应，表现为意识障碍，如意识蒙眬、意识范围狭小；注意力受损如注意力集中困难、注意范围变窄；记忆、思维、想象力减退等。

（二）情绪反应

个体在应激时产生什么样的情绪反应及其强度如何，受很多因素的影响，差异很大。这里介绍几种常见的情绪反应。

1. 焦虑

焦虑是应激反应中最常出现的情绪性反应，是个体预期将要发生危险或不良后果时所表现的紧张、恐惧和担心等情绪状态。在心理应激条件下，适度的焦虑可提高人的警觉水平，伴随焦虑产生的交感神经系统的被激活可提高人对环境的适应和应对能力，是一种保护性反应。但如果焦虑过度或不适当，就是有害的心理反应，不利于个体的身心健康。

2. 恐惧

恐惧是一种企图摆脱已经明确有特定危险的，可能对生命造成威胁或伤害情境时的情绪状态。恐惧伴有交感神经兴奋，肾上腺髓质分泌增加，全身动员，但没有信心和能力战胜危险，只有回避或逃跑。过度或持久的恐惧会对人产生严重不利影响。

3. 抑郁

抑郁表现为寂寞、悲哀、孤独、丧失感和厌世感等消极情绪状态，伴有失眠、食欲减退、性欲降低等，常由失恋、失学、失业、亲人丧亡、遭受重大挫折和长期病痛等原因引起。严重抑郁会导致自杀，故对有抑郁反应的人应该深入了解有无消极厌世情绪，并采取适当的防范措施。

4. 愤怒

愤怒是与挫折和威胁有关的情绪状态，由于目标受到阻碍，自尊心受到打击，为排除阻碍或恢复自尊，常可激起愤怒，此时交感神经兴奋、肾上腺分泌增加，导致心率加快，心排血量增加，血液重新分配，支气管扩张，肝糖原分解，并多伴有攻击性行为。病人的愤怒情绪往往成为医患关系紧张的一种原因。

5. 敌意

敌意是憎恨和不友好的情绪。有时与攻击性欲望有关，多表现为辱骂与讽刺。怀有敌意的个体可能提出不合理或过分的要求。

6. 无助

无助又称失助，是一种类似于临床抑郁症的情绪状态，表现为消极被动、软弱、无所适从和无能为力。它发生于一个人经重复应对，仍不能摆脱应激源影响的情况下。

上述应激负性情绪反应除了直接通过情绪生理机制影响健康外，还与个体其他心理功能，如认知能力和行为活动，产生交互影响。

三、应激的行为反应

伴随应激的心理反应，机体在行为上也会发生改变，这也是机体顺应环境的需要。

（一）逃避与回避

逃避是指已经接触到应激源后而采取的远离应激源的行为；回避是指事先知道应激源将要出现，在接触应激源之前就采取行动远离应激源。两者都是远离应激源的行为。其目的都是摆脱情绪应激，排除自我烦恼。

（二）退化与依赖

退化是当人受到挫折或遭遇应激时，放弃成年人应对方式，而使用幼儿时期的方式应对环境变化或满足自己的欲望。退化行为主要是为了获得别人的同情、支持和照顾，以减轻心理上的压力和痛苦。退化行为必然会伴随产生依赖心理和行为，即事事处处依靠别人关心照顾，而不是自己去努力完成本应自己去做的事情。退化与依赖多见于病情危重经抢救脱险后的病人及慢性病病人。

（三）敌对与攻击

两者共同的心理基础是愤怒。敌对是内心有攻击的欲望，表现出来的是不友好、谩骂、憎恨或羞辱别人。攻击是在应激刺激下个体以攻击方式做出反应，攻击对象可以是人或物，可以针对别人也可以针对自己。临床中，某些病人表现出不肯服药或拒绝接受治疗，表现出自损、自伤行为，包括自己拔掉引流管、输液管等。

（四）无助与自怜

无助是一种无能为力、无所适从、听天由命、被动挨打的行为状态，通常是在经过反复应对不能奏效，对应激情境无法控制时产生，其心理基础包含了一定的抑郁成分。无助使人不能主动摆脱不利的情境，从而对个体造成伤害性影响，故必须加以引导和矫正。自怜即自己可怜自己，对自己怜悯惋惜，其心理基础包含对自身的焦虑和愤怒等成分。自怜多见于独居、对外界环境缺乏兴趣者，当他们遭遇应激时常独自哀叹，缺乏安全感和自尊心。倾听他们的申诉并提供适当的社会支持可改善自怜行为。

（五）物质滥用

个体在心理冲突或应激情况下会以习惯性饮酒、吸烟或服用某些药物的行为方式来转换自己对应激的行为反应方式。尽管这些物质滥用对身体没有益处，但这些不良行为能达到暂时麻痹自己、摆脱自我烦恼和困境的目的。

四、应激反应的评定

对于应激反应的评定有多种方法。可以根据应激反应的表现选择相应的量化指标。常用的方法包括自我报告法、行为测量法、生理和生化测量法。

（一）自我报告法

自我报告法是常用而方便的测量方法，即利用问卷或量表从研究对象处获取资料来评定应激反应的程度。由于应激经常导致焦虑和抑郁的产生，因此，测量焦虑和抑郁的一些量表也成为测量应激反应的有效工具。但最常用的用来测量应激反应的量表是 SCL-90 症状自评量表。

（二）行为测量法

由于高应激可以引起个体的行为反应，因此，个体行为的发生或改变可以作为应激反应大小的行为指标。例如，Glass 和 Singer（1972）研究发现，人在噪声下或噪声消失后的一段时间内，任务完成水平明显下降。在这里，噪声成为一种应激源，正是由于应激的产生导致了任务完成水平的下降。所以，问题解决能力的改变或任务完成水平的改变也可以作为应激大小的一个测量指标。

（三）生理和生化测量法

当面对应激源时，人们的交感神经被唤起，表现为心跳加快、血压升高、皮肤导电性能变化等许多生理反应。这些变化可以通过测量生理指标获得。另外，应激的测量还可以通过神经内分泌功能和生物化学的变化来进行。在应激之下，众多生物化学变化中最重要的是肾上腺素的变化。肾上腺能够分泌皮质类固醇和髓质类固醇。前者用于调节人体的新陈代谢，后者影响交感神经的唤起。这些生物变化已经广泛地应用到应激过程的研究中。其中，皮质类固醇和髓质类固醇的指标能很容易地通过尿样或血浆获得。但是，进行这些生理和生化测量必须有复杂的仪器。

需要说明的是，由于应激产生的过程和反应都是非常复杂的，因而仅仅通过一种方法来测量难以保证测量的效度。因此，在条件允许的情况下，采用多种测量方法相结合是一条非常有效的途径。

第四节　应激管理

一、心理应激与健康

心理应激与人的健康密切相关，相互影响。一方面，心理应激影响个体的健康状况；另一方面，一个人的健康状况反过来会影响个体应激反应的强度和对应激的耐受力。心理应激对健康的影响有积极作用和消极作用。

1. 积极作用

研究表明，适度的心理应激对健康有积极作用。

（1）个体成长和发展的必要条件。人的成长和发展包括生理、心理和社会适应三个主要部分，遗传和环境是影响成长和发展的两个主要方面。心理应激可以被看作是一种环境因素。早期的心理应激经历，可以丰富个体的应对策略，提高在后来生活中的应对和适应能力。但是，如果小时候受到父母的过分保护造成心理应激缺失的个体，可能就会导致对环境的适应能力较差，在走向社会的过程中，往往容易发生环境适应障碍和人际关系紧张等问题。

（2）维持个体正常功能活动的必要条件。适当的心理应激有利于维持个体正常的生理、心理和社会功能。感觉剥夺实验中个体在没有压力的情况下，会出现幻觉、智力障碍等异常反应，说明了适当刺激和心理应激对个体的重要性。同时，心理应激还可以消除厌烦情绪，激发人们的斗志，积极投入行动中，如各种比赛和考试就是促进人们工作和学习常用的方法和手段。

2. 消极作用

当心理应激超过人的适应能力就会损害人的健康，导致各种心身疾病。20 世纪 70 年代 Pelleter 提出"现代人类疾病一半以上与应激有关"的观点，目前的疾病谱和死亡病因排序也证实了这一观点。

（1）引起直接的生理和心理反应，造成身体不适和精神痛苦。①急性心理应激反应：伴有较强的心理和生理反应，可引起急性焦虑反应、血管迷走反应和过度换气综合征，类似甲状腺功能亢进、冠心病、低血糖和肾上腺髓质瘤的症状和体征，表现为焦虑、烦躁不安、抑郁、心悸、恶心、血压升高等症状。②慢性心理应激反应：处于慢性心理应激状态下的个体常常感到疲劳、头痛、失眠和消瘦，并伴随有各种躯体症状和体征。典型综合征是"神经血管性虚弱"，表现为呼吸困难、疲劳、心悸等。

（2）加重已有的精神和躯体疾病。心理应激下的心理和生理反应，特别是较强烈的消极反应，可加重已有的精神或躯体疾病，或者造成旧病复发。如高血压病人在工作压力增大时血压会升高，冠心病病人在激烈争吵时会发生心肌梗死。

（3）影响工作效率。如职业倦怠就是长期影响的结果。主要表现在以人为服务对象的职业领域中，如护理工作，护理人员常常会有情感耗竭、疲惫等症状的职业倦怠，从而影响工作效率和工作热情。

二、心理应激系统的管理

如上所述，应激被看作是一个作用过程，一个系统，是一个多因素的集合概念，包括应激刺激、认知评价、应对方式、社会支持、个性特征、应激反应等因素。应激系统模型中的各个因素不是孤立静止的，而是呈现互动的关系和动态的发展平衡，其中认知评价和人格特征是关键因素和核心因素。因此，对于应激的管理也是系统的、多维度的，本部分内容就应激的管理问题，从应激涉及的各因素入手列出具有可操作性的应激管理窗口进行阐述，从而提供一套具有可操作性的应激管理方案。

（一）针对应激刺激的管理

"适度的"应激刺激对提高个体面对应激刺激的适应能力是有帮助的，然而应激刺激又是不可避免的。很多应激刺激受自然、社会规律支配，其存在是客观的，对个体和特定群体而言在很大程度上都具有不可控制性。如针对某些职业应激的健康促进项目，能够减少特定人群中特定的应激刺激，如工作时间制度相关的慢性紧张、与家人共处的活动减少等，从而减少与应激相关的心身疾病。而且，持续时间很长的慢性压力可以对个体的身心健康产生严重影响，例如，一个不愉快的工作或一段不幸福的婚姻，能够对一个人产生重大影响，因为这些角色是非常重要的，尤其是工作、婚姻和为人父母方面的角色。所以在个人层面上的应激管理上，能够看到应激刺激的全貌和全程，而不是孤立地只看到某一个生活事件或忽略慢性压力的存在，这就首先需要对一个人的生活现状有系统的了解和全面的理解，将个体的人置于大的生活框架中，获得包括家庭生活、工作情况、人际关系、经济状况、健康状况等方面的详细信息。

（二）针对认知评价的管理

对生活事件的认知评价直接影响个体的应对活动和最终的心身反应性质和程度，是生活事件到应激反应的关键中间因素之一。由于个体的认知层面相对易评价，很有可能成为具有可操作性的对应激易感个体的筛选窗口之一。而且，个体的认知层面相对易干预，对于筛选出来的应激易感个体，可进行认知层面的干预，以减少应激给个体带来的危害。例如，对初次确诊为乳腺癌的病人进行应激相关认知评价的量化，从中筛选出应激易感个体，进行重点干预，从预防的高度增强个体适应性的应对能力，减轻应激给个体带来的危害。

（三）针对应对方式的管理

应对是多维度的，应对活动实际上涉及应激作用过程的各个环节，包括生理反应、认知评价、情绪反应、社会支持等层面。从应对策略与个性的关系来看，可能存在一些与个性特质有关的、相对稳定的和习惯化的应对风格或特质应对。例如，日常生活中某些人习惯于幽默，而有些人习惯于回避（借酒消愁）。某些应对方式是建设性的，而某些应对方式是破坏性的。针对应对方式的管理的意义在于，虽然应对方式作为一种特质或习惯是不易改变的，但是个体的应对风格是可以改变的，通过有针对性的干预使他们用建设性的应对方式代替破坏性的应对方式，能够降低个体的应激易感性，达到预防应激相关心身疾病的目的。

（四）针对社会支持的管理

社会支持是个体与社会各方面的联系程度，是应激作用过程中个体可利用的外部资源。

社会支持系统好的个体倾向于比没有社会支持或很少有社会支持的个体健康问题少。社会支持，包括主观体验到的支持，具有减轻应激的作用。反之，社会隔离、缺少社会联系或社会规范控制本身可以成为非常强大的应激刺激。

针对社会支持的管理可以从以下方面着手：筛选缺少社会支持的应激易感者作为重点干预对象；架构针对特定应激刺激的社会支持平台。其中，侧重于社会技能技巧训练的团体治疗、针对特定危机事件的团体治疗等形式可以成为系统的应激管理中的重要管理模块。

（五）针对个性特征的管理

无数的个案已表明个性特征与应激管理有千丝万缕的联系，人格特征是应激系统模型中的核心因素，是个体层面的应激管理需要考虑的重要内容。

（六）针对应激反应的管理

从生理层面的易感性入手，可以利用客观的测量，如测量心率、血压、手掌皮肤湿度、尿 17-羟基皮质酮水平等，筛选出在实验条件下处理应激性的信息的过程中生理反应较强烈、深入和持久的个体，为干预创造条件。

第五章

护士职业心理素质的优化

护士的职业心理素质直接影响护理工作的质量和水平，影响病人的治疗和康复，同时也影响护士自身的身心健康。因此，优化护士职业心理素质，减少护士职业心理应激，提高护士心理健康水平具有重要的现实意义。

第一节　护士职业心理素质的要求

一、相关概念

1. 素质（quality）

素质能够显示出人的不同感知能力、思维能力、性格类型和气质特点，代表了人的整体思想、情趣的外显风貌，是个体人格特征、精神面貌、行为举止、待人接物、谈吐应对和生活习惯的总和。素质的发育和成熟是在后天环境、教育和训练条件下完成的。

2. 心理素质（psychological quality）

心理素质是人的整体素质的组成部分。心理素质包括人的认识能力、情绪和情感品质、意志品质、气质和性格等个性品质诸方面。

3. 护士职业心理素质

护士职业心理素质又称为护士角色人格（role personality of nurse），是指从事护士职业的群体，共同具备并能形成相似的角色适应性行为的心理特征综合，是护士的共性化人格特征。护士角色人格的历史形象主要经历了三种演变，即母亲形象、宗教形象和仆人形象。护士角色人格的未来形象表现为高层次技术能手、健康环境设计者、人际关系艺术家、专家学者型人才、默契合作的医疗伙伴、科普教育工作者、应用型心理学家、崇尚奉献的优秀人才等。

二、护士职业心理素质的特征

1. 有别于道德概念

高尚的道德是一个合格护士的良好心理品质之一。护士职业道德的核心是"利他"和"助人"。具有高尚道德的护士，就会自觉自愿、竭尽全力地为病人解除痛苦，而且在这种情感的支配下，才能够设身处地地为病人着想，以病人的忧而忧，以病人的乐而乐，形成真挚的同情心。

2. 鲜明的职业特异性

具有鲜明的职业特异性，需与个体人格相匹配。若某人的个体人格与其职业心理素质不匹配，其道德水准再高也难以胜任职业角色。如做一名好护士，不但要具有爱岗敬业、乐于奉献等各行业必需的心理品质，还要具备正确的人生观、价值观，敏锐的观察力，良好的情绪调节与自控能力，出色的人际交往能力等良好的职业心理素质和个体人格特质。

3. 以职业经历为前提

以职业经历为前提，并随职业经历的丰富逐渐走向成熟。如新护士初到急诊室，面对争分夺秒的紧急救治，会显现慌张、冲动行为，或因高度紧张导致技术操作走样；多次经历急救场面后就能以沉着、冷静、理智的态度，迅速有序的方式去应对，驾轻就熟地胜任本职工作。

4. 良好的个体人格特质

个体人格特质是护士职业心理素质的核心部分。护士职业心理素质并非"万丈高楼平地起"，而是建立于个体人格的基本框架之上的。著名职业指导专家 Holle 指出，各种性格类型的人，都有其相对应的感兴趣、易适应的职业。如女性个体的温柔、细腻、感情丰富、善解人意等人格特征，都是护士职业心理素质的基本构架和良好元素。随着护士职业的社会职能增强，其职业心理素质内涵更加深邃，"凡女性即可当护士"的观点早已过时，情绪稳定性、社会适应性、人际关系主导性等人格特质，均为不可或缺的护士职业心理素质的核心成分。若某个体自身存在护士职业心理素质"核心成分"的严重缺陷，很难成为一名称职的护士。

三、护士职业心理素质的要求

作为一名护士，不仅要有过硬的专业技术，还要有良好的职业心理素质。护士应具备的职业心理素质具体如下。

1. 以积极情感为核心的心理品质

心理品质所反映的是个人在某一时期、某一场合表现出来的稳定、一贯的心理特征，它是多种心理素质的高度凝结，如记忆品质、思维品质、注意品质、意志品质、个体思想、情感和行为等。护士应该坦诚、善良、人道、情趣高尚，并应该具有相应的良好心理品质，如敏锐的观察力、稳定的注意力、超强的记忆力、积极的思维能力、顽强的意志力、开朗的性格、精确的语言表达能力及良好的人际交往能力和沟通技巧等。

2. 以良好职业道德为核心的职业境界

护士首先应该具有救死扶伤、无私奉献的道德品质，热爱护士职业，并建立与之相适应的行为规范，如关心护理对象、严守护理制度、钻研护理业务等。

3. 适应护士角色的职业心理特质

心理特质是个人所特有的，是使人在不同情况下表现出适应行为和外显行为一致性的内在驱动力。护士应该具有的心理特质有忠于职守与充满爱心、高度的责任感与同情心、良好的情绪调节与自控能力、出色的人际沟通能力、健全的社会适应性、适宜的气质与性格类型等。

四、优化护士职业心理素质的途径

护士的心理素质是护士职业素质的基础，也是护士成才的根本动力。医学模式和护理工作方式的转变，对护士的职业素质提出了更高的要求。护士要切实做好护理工作，就应充分注意心理素质的培养，提高职业素质。优化护士职业心理素质从以下五方面着手。

（一）职业态度与价值观的优势教育

优化护士职业心理素质，首先要解决的是如何确立护士积极的职业态度和职业价值观，即"职业态度与价值观的优势教育"。可以从以下四方面入手。

1. 达成专业共识

师生就护理教育达成共识是"优势教育"的关键，对此护理教师应高度重视其教学活动对护生职业价值观的导向作用，学生则应在其中发挥主体作用。教师在教学中应将"优势教育"贯穿于专业教学的全过程，给护生职业价值观以潜移默化的积极影响。

2. 丰富教育形式

丰富教育形式是指实施职业价值观教育时，除注重讲历史、忆传统，还需深入讲发展、畅未来，尝试以培养对象的层次、发展目标等特征为施教切入点，以护士的社会职能激励个体的发展需求，引导护生对"优势教育"产生强烈共鸣。

3. 注重三个结合

注重三个结合即注重职业态度与价值观的优势教育过程的三个结合：教书与育人结合、基础与临床结合、理论与实践结合。

4. 共创良好氛围

共创良好氛围是指"优势教育"提倡教师与学生的角色互换，既做教育者又做受教育者，努力营造师生共同参与、护生自我教育的氛围。和谐的教育氛围，可促进师生的交流与沟通，有益于学生充分畅想未来职业发展目标，还可显著增强护生在"优势教育"中的积极性、主动性和有效性。

（二）角色人格要素特质的特色教育

特色教育是指护士职业心理素质的优化应紧紧围绕那些支配护士职业行为的要素特质

而展开，遵循因人而异的"补缺原则"，尤其是角色人格要素特质存在明显缺陷的护生或护士，需接受针对性强的职业行为培训，以便顺利地形成及稳固护士角色人格要素特质。

在平时的护理工作中，当突发状况发生时，一方面病人会感到惊慌，加之病人就医时的不稳定情绪、恐惧、焦虑和不安，对医疗康复环境的不熟悉，以及对医护人员的治疗护理行为不理解、不认可、不接受等加重这种应激反应。另一方面我们面临突发状况时本身也会有些慌乱，再面对这种应激状态时会加重自身的不适应，难以胜任护士职业角色。因此，应针对护士的角色特质缺陷，实施系统化的"特色教育"，使他们掌握应激情境中自我调控情绪的方法与技巧，时刻保持沉着、冷静、理智，时时刻刻做一个表率，给病人以安全感，增强社会适应能力以胜任岗位角色。

（三）培养目标的分层教育

分层教育是指护士职业心理素质的优化还必须遵循受教育者的年龄规律、职业培养目标，采取分层教育的方式。分层教育强调根据受教育者的具体培养目标，确定其职业心理素质优化的相应方案，以指导不同层次的受教育者顺利地实现其职业角色人格的发展目标。包括合理运用正面教育与目标激励；重视客观分析，避免主观臆断；注重因势利导，强调行之有效等方面内容。

（四）可操作性系统训练的模拟教育

积极的职业角色行为可对护士职业心理素质产生良好的反馈作用，提示可操作性系统训练的模拟教育在护士的职业教育中具有举足轻重的作用。主要可用于以下几方面：①职业仪容的强化训练：如职业微笑、职业装束等强调表情、形体等方面的训练。②言谈举止的规范训练：如人际交往的距离把握，仪态的重塑，人际沟通技巧与变通等规范、强化训练，防范职业禁忌。③情绪调控的技巧训练：如反复体验应激情境、表达应激反应、适时适用的情绪调控技巧等训练。④模拟情境的适应性训练：如模拟职业心理受挫及应对策略等的训练。

（五）现实形象与理想目标的符合教育

护士角色的现实形象与理想目标的距离，也是易造成护士职业价值困惑的常见重要原因。护士心理素质的教育与培养是以最终符合理想的社会角色期望为目标的。为逐渐缩短或接近职业的现实形象与理想目标的差距，避免护生转变为护士角色时陷入理想目标破灭的困境，除了进行正面的教育外，还可通过宣传典型、促进对比、认识自我、找出差距、制定目标等活动，使每名护士在与典型对比、与客观评价对照、评价自我成绩与进步中发现自我，认识"现实的我"与"理想的我"之间的差距，能够比较客观、现实而又不失信心地制定新的目标，向理想目标过渡。注重积极情绪的培养，防止因压力、困扰而引起的自卑感和无所作为的消极心态。优化职业心理素质，具体可从理想目标教育兼顾现实形象、现实形象施教趋向理想目标两方面实现。

第二节 护士常见心理应激及健康维护

护理工作具有较高的应激性,持续高水平的应激对护士的心身健康和工作质量有显著的影响。因此,全面评估护士心理健康状况,综合分析护士常见的应激源,制定切实可行的心理健康干预措施,对促进护士心身健康,持续改进护理工作质量具有指导意义。

一、护士常见应激源及护士应激反应

(一)护士常见应激源

1. 组织管理方面

随着人们健康需求的不断增加,护士的角色范围不断扩大,护理组织管理模式也在不断变化。由于某些原因,我国目前的一些管理模式还不能满足护士角色范围扩大的要求及病人的需要,必然导致护士应激的产生。如一些护理组织对护士实施多头领导模式,导致其在工作中的角色和职责不明确,引起护士职业紧张程度增加;护理组织结构中人员配置不合理,导致护士工作负荷增加及工作负荷与护士能力不匹配等;护理组织激励机制不完善,未充分考虑护士的各种需要,提供其外出学习、晋升的机会少;组织变革引起的各种变化等都是来自组织管理方面的应激源。

2. 工作环境方面

医院既是一个社会学、技术学、生物学和心理学的复杂体系,也是一个充满焦虑、变化和容易产生沟通障碍的场所。这种环境常带来许多不良刺激,如细菌和病毒等致病因子的存在、核放射的威胁、拥挤的工作空间、各类病人、令人不愉快的气味、不同排班制的频繁更换、职业暴露、特殊科室(如急诊室、监护室、介入科、肿瘤治疗中心等)高应激状态的工作环境等都是护士不得不面对的环境因素。

3. 工作性质方面

护士对病人的健康和生命承担着重大责任。其职业性质(紧急的工作性质、高风险的工作性质)决定了护士的工作任务繁重、责任重大、风险性高、不确定因素多,需要随时对病人瞬息万变的病情做出迅速的反应。在工作中护士需尊重病人的各种权利,满足其合理需要,避免医疗差错、事故的发生,这些都给护士带来很大的工作压力和心理压力。

4. 人际关系方面

护理工作中人际关系主要包括护患关系、护士与病人家属关系、护护关系、护士与其他医务人员关系等。随着社会的发展,人们的健康需求越来越高、越来越多,如一些病人及家属认为自己是病情最急、最重,最需要得到护士照顾的,而护士要为许多病人服务,未做及时反应,这都会导致护患冲突、护士与病人家属的冲突。护士在促进病人健康的过程中,往往需要其他医务人员的紧密配合,故护士不仅要处理好与病人及其家属的关系,还要处理好与其他医务人员的关系。在现实工作中,由于各种原因,有时会出现家属的不理解，病人的不合作，医务人员之间相互推卸责任、相互埋怨、不配合等现象，这些矛盾和冲突都会影响护士的心理健康状况。

5. 价值感方面

由于历史与现实的原因，我国护理教育发展相对缓慢与滞后，阻碍了护理学科的发展，加之人们受中国传统思想观念的影响，与其他学科相比较，护士的社会地位没同步增长、社会公众认可度不高（即缺乏与工作特性相对应的社会赞许）、学习深造机会较少、晋升较困难、薪酬机制不健全、劳动力价值不能充分体现、自身发展受到限制等这些因素均降低了护士的职业价值感，对护士心理健康产生了负面影响。

6. 社会支持方面

随着社会的进步，医疗卫生事业的蓬勃发展，人们对诊疗及护理工作的需求日益增长，某些医疗技术服务水平不能满足病人日益增长的健康需求的现象时有发生。社会公众对这一现象缺乏有效的理解和支持，甚至误导，引发和（或）加重了医患冲突，加深了医护人员心理失衡，应激程度增加。另外，护士为与时俱进，不断学习新知识、新技术，势必影响他们家庭责任的承担与完成。如此种种，得不到家庭的有力支持，将会导致家庭生活与工作的冲突，从而影响身心健康。

7. 个体因素

护士的应激源也包括个体因素，如人口学因素、人格特征、个体应对方式等，个体因素对护理工作应激具有一定的调节作用。研究发现，A型人格、低自尊、缺乏耐心等特征的护士易表现出多方面的应激反应。研究表明，护士的应对方式及处理策略对应激的发生也非常重要，工作中若护士能有效利用资源（包括个体资源、社会支持和物质资源等）、采取应激问题处理策略（如解决问题、社会技能、寻求信息等）和情绪处理策略（如紧张消除、认知重组、积极转移、自我暴露或宣泄等），以及调整生活节奏等积极的应对措施，即可有效减轻应激反应；反之，若采取逃避、退缩、吸烟和酗酒等消极的应对措施，则应激反应会增加。护士随着工龄、年龄的增长，工作经验的丰富，会逐渐灵活选择应对方式，有效降低应激水平。

（二）护士应激反应

护理人员面对高强度的、持久的工作应激，易产生不良的应激反应，表现为生理、心理和行为方面的反应。

1. 生理反应

研究表明，护士常见的生理应激反应异常有心血管疾病、呼吸系统疾病、过敏和皮肤疾病、头痛和睡眠障碍等，如血压升高、呼吸加快、手足发冷、疲乏无力、紧张性头痛、难以入睡或易醒、肌肉紧张、腰背酸痛、月经紊乱等。

2. 心理反应

护士的心理应激反应在认知方面的影响主要表现为注意力不集中、思维紊乱、判断能力下降、智力降低、工作中出现犹豫不决的现象；在情绪方面的影响主要表现为负性情绪增加，应激的精神效应可从轻微的主观症状发展到明显的精神病，较常见的症状有急躁不安、易激惹、紧张、焦虑、情绪低落、工作满意度下降、自我价值感降低等。有关研究表明，长期的心理应激源存在则易产生职业倦怠感，如出现失业、失去提升机会等应激源时，精神病的发病机会增多。大量研究显示，相当多的护士出现职业倦怠，表现为情绪情感极度疲劳，易激怒，焦虑，注意力不集中，感觉工作没有价值、没有意义、没有成就感，对待病人消极冷漠、疏远，感觉病人是没有生命的物体等。护士的职业倦怠如果长期存在，得不到及时解决和（或）缓解，势必影响护士的身心健康，导致护士的身体健康水平下降、护理质量低下，易出现护理差错事故，严重时将导致离职倾向甚至离职。

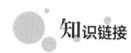 知识链接

职业倦怠的评估

按照国际公认的定义，衡量职业倦怠的三项指标分别为：情绪衰竭、去个性化、成就感低落。即判断一个人是否有职业倦怠，第一看他有没有活力、有没有工作热情，看他的情绪是否衰竭了；第二看他对以前的关注是否减退或不再关注；第三看他的成就感是否低落。国内专家设计了一套职业倦怠测试量表，共12道测试题，帮助人们了解自己的职业倦怠状况。

---

3. 行为反应

长期处于应激状态的护士可出现行为异常，主要是护士过多采用消极的应对方式所导致的行为后果。这种行为异常反应表现为两个层面：①个人层面：如吸烟、酗酒、滥用药物，不良饮食习惯与行为，对家庭成员或同事充满敌意，人际交往困难等，这些行为改变都将影响个人的身心健康。②组织层面：如迟到早退、旷工、筋疲力尽、工作失误增多、工作效率低下、离职等，这些行为表现都将给组织带来质量和安全隐患，影响组织的生存与发展。

二、护士心理健康的维护

护士的心理健康状况不但影响职业心态，而且直接影响护理工作质量，因此，对护士心理健康的维护十分重要。对护士心理健康的维护可以从组织层面和个人层面两方面综合考虑。

（一）组织层面

1. 加强护士的社会支持

首先，各级组织领导应给予护士群体关心和重视，鼓励护士正确面对工作中的问题，以积极乐观的心态适应环境。其次，组织也要利用社会新闻媒体的宣传发挥支持作用，如大力宣传典型护士的各种先进事迹，宣传护理工作的重要性、科学性、艺术性，报道大众

护士的无私奉献、任劳任怨、爱岗敬业、刻苦钻研等，使公众了解护士行业，形成全社会理解护士、尊重护士的良好风尚，提高护士的社会地位。同时，完善各项管理制度，如分层管理制度与实施标准、薪酬管理体系、职业规划与发展等，以维持护士的身心健康。另外，保持护士家庭和谐，使之获得稳定的支持，减少应激，促进健康。

2. 营造人性化工作环境

医院管理者应建立以人为本、以建设促发展的医院文化，尊重和重视护士。应为护士营造宽松、愉悦、团结、奋进的工作氛围，提供人文关怀；应为护士创建缜密、热情、和谐、幽默的工作团队，培养职业精神；应为护士组织多种减压活动如郊游、文艺表演、心理健康讲座、辅导等，缓解压力，放松心情，促进护士的身心健康。

3. 设置机构和场所，给予专业的心理干预

为减少因工作带来的负性情绪的影响，以及职业紧张和职业倦怠带来的一系列问题，管理部门可设置供护士消除身心紧张的放松场所，让护士有机会宣泄情绪、交流情感、体会经验。同时，开设专门的心理咨询室，有针对性地对应激症状明显、影响工作的护士进行心理咨询与辅导，并对每一位护士建立心理档案，进行定期的评估、咨询，制订个人的心理干预计划，以保证群体的职业应激控制在正常的范围之内。

（二）个人层面

1. 学会自我评估自身职业应激状况

护士应学习职业应激的相关知识，学会自我评估职业应激，从护士应激源的来源、应激反应及其影响因素、人格特征、应对方式及社会支持等方面进行系统评估与思考。

2. 维护职业尊严

护理工作是一项平凡而伟大的工作，日复一日、年复一年重复着治疗、护理和康复等工作，让人感觉单调和乏味，易产生职业倦怠，所以要学会从解决病人的疾病中体会职业的价值与成就，在与病人的沟通交流中传递生命的热度，在操作流程中体现职业的熟练度，在平凡的工作中获取自身价值，善于从单调的工作中发掘能量，更加理解和热爱护理工作。现代医学的发展促使临床护理工作不断更新和发展，为了不被时代淘汰，减少职业紧张的产生，就必须及时学习护理新理念、新技术、新方法以适应日常工作，同时要正确评价"自身的长处和不足"，以积极的行为方式对自己的心理进行适当调节，全面提升自身工作能力和心理调节能力。

3. 开发自身潜能，主动人际适应

学业生涯只是护士个体潜能开发的基础铺垫，职业生涯则可为护士个体的潜能开发提供广阔的空间。主动人际适应，有利于个体潜能的充分发展，是个体心理健康的重要标志。为避免人际适应不良而导致负面心身效应，护士可从以下几方面开发潜能。

（1）解读职业获益，促进心理调适。淡化护士作为医疗群体的一部分表现出的"社会地位低、工作压力大、收入少"等现象所致的负面影响，关注护士职业给个体带来的切身利益，如护士的就业前景广阔，从业者一般不会轻易失业；护士普遍短缺，收入稳中求升；

在当前"看病难，看病贵"的大背景下可"近水楼台先得月"，为亲朋好友获取优质的医疗资源等，以获得心理平衡，有利于心理调适。

（2）主动人际沟通，营造和谐氛围。人与人之间的交往是维持心理健康的重要条件。所以护士应在护理工作组织内部，主动与医生、其他护士、其他医务工作者经常交流情感，以达到相互了解、相互支持、相互协作、默契配合等，营造和谐的人际氛围和职业环境。同时，在组织外部还需与病人、病人家属及其他社会媒体等进行有效沟通，达成"护患双赢"的共识——既满足病人身心健康需求，又有利于护士自身的身心健康维护。

（3）正面激励，传递正能量。在遭遇困境或生活事件时，以积极的思考、乐观的心态、丰富的经验支配和控制自己，用"我能行""我一定要"等正面词语激励自我；用"你真棒""你真行""你一定会"等正面词语激励他人，传递正能量，摆脱消极情绪的困扰，提高护士主动适应社会环境的潜能。

4. 学会放松技巧，提高心理调适能力

可进行放松训练（如小憩一会、做瑜伽、深呼吸、听音乐、想象），或其他有氧运动（如散步、慢跑、跳舞、各种球类活动等形式），以疏导个体的负性情绪，提高心理调适能力。

5. 运用减压举措，积极有效应对

主动适时倾诉，如与朋友、同事、心理医生或心理咨询师等交谈以缓解心理压力；培养广泛的兴趣爱好，不断提升自身的职业兴趣，增强护士角色适应能力，减少职业角色适应不良情况的发生；维持健康的生活方式，如良好的饮食习惯、休息习惯，保证充足的睡眠，以保持充足的体力与精力解决问题、处理应激，从而促进自身的心身健康。

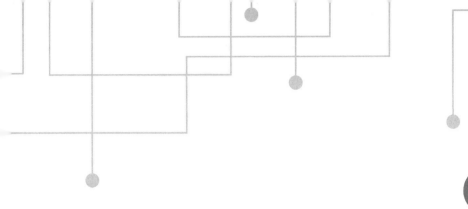

第六章

病人心理

当一个人获知自己生病后，常常会产生复杂的心理反应，心理与生理的相互作用和影响，就造成了更加复杂的临床情境。因此，护士在工作中不能只关心病人所患的疾病，还应关注病人的心理行为特征，正如古希腊希波克拉底曾经告诫过的那样，"了解什么样的人得病比了解一个人得了什么病更为重要"，护士帮助病人缓解或消除消极情绪和不良认知，才能最大限度地解除病人身体和心理上的痛苦。

第一节　病人心理概述

一、病人的概念与病人角色

（一）病人的概念

病人（patient）又称患者，是指患病的个体。现代医学认为，患病不但包括机体组织器官的器质性和功能性病变，也包括个体主观体验的病感（illness perception），还包括社会功能的异常。其中"病感"是指个体感到有病的主观体验，它既可源于躯体疾病，也可源于社会心理因素，是促使个体产生患病行为的直接原因，但"病感"与医生对疾病性质和程度的真实判断并不一定相同。在疾病感知过程中，病人往往利用既往的疾病知识经验来分析解释当前的症状或疾病，对其产生主观的认识和态度体验，即形成疾病观念，在自身疾病观念指导下病人对主观认识的外在表现则体现为患病行为。

由于个体主观体验的差异，病人往往表现出不同的患病行为。通常，患病个体会主动寻求医疗帮助，但并不是所有有求医行为的人都是病人。在现实生活中，一部分人虽然身患龋齿、肩周炎等躯体疾病，但他们并不认为自己是病人，仍然和健康人一样承担家庭及社会角色，社会上也未把其列入"病人"行列。此外，尚有一部分人出于不良动机，期望以病人身份获得某些利益，临床上也会将其误认为"病人"。

总之，随着生物—心理—社会医学模式的转变，对"病人"概念的理解更加全面和深刻。传统生物医学模式认为，病人是指发生了生物学病变且有求医行为或处于医疗中的人；现代生物—心理—社会医学模式则认为，患有各种躯体疾病、心身疾病、心理障碍或精神性疾病的个体，不论其是否具有求医行为，均称为病人。

（二）病人角色

社会心理学的角色理论认为，角色（role）是处于一定社会地位的个体，依据社会的客观期望，借助自己的主观能力适应社会环境所表现出来的行为模式。这种行为模式一方面取决于个体所处的社会地位的性质，另一方面又受到个体的心理特征和主观表演能力的影响。因此，每一社会角色都有其各自的特征及相应的权利和义务。病人角色（sick role）又称为病人身份，是一种特殊的社会角色，是指从常态社会人群中分离出来、处于患病状态并有求医要求和医疗行为的社会角色。当一个人被确诊患有疾病时，就具有了病人身份，在心理和行为上也就产生了变化。

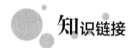 知识链接

Parsons 关于病人角色的认识

病人角色这一概念是由 Parsons 提出的。Parsons 于 1951 年在《社会系统》（*The Social System*）一书中提出了社会结构功能学说。他认为现代社会的基本问题之一，就是每个社会成员是否具有足够的动力愿意尽最大努力以成功地塑造自己所扮演的社会角色。

Parsons 进一步指出，社会成员的健康水平是发挥功能的必需条件，而患病却又是社会中无法避免的一个现象。在此前提下，Parsons 认为患病也属于一种社会角色，即病人角色。Parsons 赋予病人角色 4 个基本性质：病人无须承担正常社会角色的责任与义务；社会必须承认病人无法随心所欲地好转；病人必须希望好转；病人必须寻求医疗帮助并配合治疗。

---

1. 病人角色的基本特征

每种社会角色都有社会期待的心理活动和行为模式，病人角色也不例外，但病人是一个特殊的角色，其基本特征可以总结为以下四点：

（1）社会角色退化。当病人角色被确认后，其原有的社会角色就部分或全部地被病人角色替代。这也就意味着病人原本承担的社会与家庭责任、权利和义务被部分或者全部免除，病人可以根据疾病性质及严重程度，获得休息、就诊、接受检查和住院治疗的权利等。这时病人原有的生活环境和人际关系发生了改变，病人角色在个体的全部社会角色中占据了主导地位，甚至取代了其他所有的社会角色。

（2）自控能力下降。社会期待每个成员都健康，因此，当人患病后就会受到社会的关

注，并被人们当作弱者加以保护，给予同情和帮助。而病人自己也常常认为疾病超出个人意志所能控制的范畴，因而常出现软弱依赖，情绪多变，意志力减低和自我调节能力、适应能力、控制能力下降等情况。

（3）求助愿望强烈。处于疾病状态中的人，为了能够减少病痛的折磨和尽快痊愈，都希望并积极寻求他人的帮助。尽管有的病人在生病之前自身能力很强甚至社会地位显赫，但此时也会主动请求别人帮助，积极地寻医问药。

（4）合作意愿增强。渴望尽快康复是所有病人的共同愿望，几乎所有病人都不愿面对疾病带来的损害。因此，每位病人都会根据自己对疾病的认识，选择自己认为最佳的医疗方式，积极接受诊断、治疗和护理，主动与医护人员、亲友或其他病人密切合作，争取尽快痊愈。进入病人角色以后，社会即赋予这个特殊的社会群体相应的权利和义务。

2. 病人角色的权利和义务

作为一种社会角色，病人角色拥有以下权利，如享受医疗护理服务的权利，享有被尊重、被了解的权利，享有疾病诊疗护理的知情同意权，享有个人隐私予以保密的权利，享有监督自己医护权益实现的权利，享有免除病前社会责任的权利。同时，病人角色应承担诸如及时就医、遵守医嘱、寻求有效医疗帮助、积极配合医护人员开展诊疗护理工作、遵守医疗服务部门的规章制度、尊重医护人员、支付医护服务费用等义务。

二、病人的角色转换问题

一个人一生中的不同时段都有可能进入病人角色，甚至与病人角色相伴终生。人们在角色扮演的过程中常常会产生矛盾、障碍，甚至遭遇失败，这就是角色适应不良，即角色失调。若病人原有社会角色特征与病人角色特征差别较小，病人与病人角色期望基本符合，则病人易表现出角色适应（role adaptation），即承认自己患病、积极接受诊疗、主动采取措施恢复健康，痊愈后能及时回归原来的社会角色。病人角色总是和其他的社会角色或家庭角色相重叠，同时还受到个体的经历、家庭背景、社会环境、文化观念、受教育程度、经济状况等因素影响，因此，病人从社会的常态角色转为病人角色的过程中易产生一系列角色适应不良问题。常见的病人角色适应不良类型有以下几种：

1. 角色行为缺如（role scarcity）

角色行为缺如是指已经患病的个体尚未进入病人角色，主要表现为个体意识不到自己有病，或对疾病持一种否认的态度。人们期望病人按病人身份行事，但病人的行为有时与人们的愿望相反。例如，被医学实践所证实有病的个体，不承认自己有病，或虽然承认自己有病，但没有意识到自己病情的严重性，不顾体弱而从事不应承担的活动，不享受病人的权利，也不履行病人角色的责任和义务。这具体体现在个体不关心自己的检查结果、诊断和治疗方案，甚至根本不上医院。同时，个体也可能采取一些消极的方式来抵制医生的建议和要求，如不愿为达到治疗或检查的目的而暂时约束自己、放弃自己固有的生活习惯与嗜好。角色行为缺如的不良后果可能是拒医，贻误治疗时机，使病情进一步恶化。

出现角色行为缺如的原因是多方面的，主要有以下三种情形：①在自我感觉良好的情况下，个体因医疗常识缺乏不能够认识到自己的疾病。例如一些肾病早期病人，虽然尿素氮、肌酐等指标已经提示肾脏功能损害，但部分个体并不在意，直至出现肾功能衰竭。②在特定的社会背景下，因为患病状态会影响入学、就业、婚姻等问题，涉及个人利益，承认自己患病就意味着自己的社会价值被贬低，例如罹患精神疾病、癫痫、性病、性功能障碍等病人常会有意识地否认自己患病。③由于个体所患疾病严重，一旦面对就会使其出现严重内心冲突，病人使用了"否认"的心理防御机制，以减轻心理压力，因而个体会无意识地否认自己的疾病，例如患恶性肿瘤早期的个体。了解上述病人角色行为缺如的原因，有助于帮助病人尽快进入病人角色。

2. 角色行为冲突（role conflict）

角色行为冲突是指个体在适应病人角色的过程中，病人角色与自己原有的社会角色或家庭角色的冲突。一个人往往具有多个身份和角色，如果互不相容，出现矛盾，心理上会感到冲突，既有角色间的冲突，也有角色内的冲突。如护士家庭中有人患病，而工作又不允许离开岗位，就会发生角色行为冲突。这种冲突所带来的结果是病人焦虑不安、愤怒、悲伤甚至恐惧，出现病人角色行为的偏差。例如，一位医学权威人士患病住院以后，他既是病人同时也是医生，此角色冲突的结果则是一方面需要别人的医学援助，另一方面又希望参与医疗行为，提供渗入了自己知识和观点的病史、关注经治医生的诊断和治疗的理论依据、指责经治医院的治疗及护理流程等。这样就使医患关系无法顺利地建立，使经治医生和护士无所适从。角色行为冲突的产生与个体的个性特征、社会文化观念的影响、个体的经历等多种因素有关。在实际工作中应对角色冲突进行具体问题具体分析，正确处理。

3. 角色行为减退（role reduction）

角色行为减退是指个体在已经进入病人角色以后，其疾病尚未得到控制，仍处于疾病状态的时候，由于更强烈的情感需要，所表现出来的对疾病或伤痛忽略，过早地退出病人角色回到社会常态角色的现象。角色承担者放弃原有角色，例如在战场上"轻伤不下火线"。病人之所以出现角色行为消退，常常是因为家庭、工作中的突发事件，比如亲人突然生病、工作单位考评或晋升职称等。例如一位高血压老年病人住院期间，得知孙子发烧住儿科，放弃自己治疗，主动跑到儿科来照顾孙子。这是"爷爷"的角色冲击病人角色，出现角色行为减退的表现。在疾病过程中，由于经济拮据或对治疗绝望等原因所出现的不再遵从医嘱，对治疗和护理不再合作等均属于这种情况。在这种现象出现以后，由于个体完全没有或没有完全将自己作为病人对待，因此，对医院的管理和医护人员的建议或劝告会相当反感，甚至出现对立的情绪。这种情形多发生在疾病的中期，是角色冲突的再现，它对疾病的进一步治疗和康复不利。

4. 角色行为强化（role intensification）

角色行为强化是指个体安于充当病人的角色，而忽略自己同时所具有的社会和家庭角色的情况。其具体可表现为病人待在医院不出去，或者不断地前往医院就诊。对自己所患疾病过度关心、过度依赖医院环境、不愿从病人角色转为常态角色。他们往往不承认病情好转或痊愈，诉说一些不易证实的主观症状，不愿出院，不愿离开医护人员，不愿摆脱帮助，出现"小病大养"的现象，不愿重返原来的工作、学习和生活环境。由于个体对自己的健康和疾病状况的评估和医方有明显的差别，容易产生对医方的不满，滋生失望或对立情绪。其中有些病人角色强化是由于继发性获益所致，如患病使其从生活和工作的压力中得到解脱，得到亲人和医护人员的关心、照顾，可以得到补贴或者赔偿等。

病人产生角色强化的原因因人而异。例如个体对自己的疾病失去信心，因此，对自己所承担的社会或家庭的角色产生恐惧心理，从而将自己局限在病人的角色中，以逃避自己的社会或家庭角色。这种自信心不足有可能是个体患病以后体力和脑力尚未完全恢复造成能力下降所致，也有可能是个体的某些个性缺陷所致。例如某社交焦虑障碍病人，治疗后自觉较好，能和医护人员自如交流，但当让其出院并鼓励其投入工作时，该病情反复出现且无法与人交流。出院后，病人仍每隔1~2周就诊1次，认为自己有病未被医方发现，并主动查阅书籍自作诊断，如"精神分裂症""人格障碍""甲减"等，并询问最近有无治其病的新药问世。该病人走不出病人角色，是因为对自己将要承担的或已经承担的社会和家庭的角色非常恐惧和担心。对这类病人应给予的帮助就是要求他将疾病的问题暂时放在一边，要求其带"病"做力所能及的工作。

5. 角色行为异常（role of abnormal behavior）

角色行为异常是指病人的行为超出了病人角色所界定的范围，是最严重的角色失调。如病人以治疗疾病为目的的住院，却在住院期间专门挑医院和医护人员的毛病，处处使医护人员为难，或挑拨其他病人和医护人员的关系，制造矛盾，"唯恐天下不乱"。当医护人员因为某些失误而引起别的病人不满的时候，往往"幸灾乐祸"，或在门诊及住院过程中出现违规等。出现角色行为异常的原因很多，与病人的处境、所患疾病严重程度、受教育程度、年龄、性别、个性特征等因素有关。

6. 角色假冒（role fake）

病人角色假冒是指为了逃脱社会责任和义务或为获得某些利益，采取假称自己有病的方式，假冒病人角色。此类病人人数虽少，但给临床医疗工作造成很大困扰。从广义上来说，这类人不是病人；但从狭义上来说，这类人有求医行为，医院必须接待和处理。

三、病人的求医和遵医行为

疾病可引起病人心身两个方面的反应。为了摆脱或适应疾病，人们的心理就会发生相应变化，产生一系列与诊治疾病相关的行为，即病人的角色行为。病人角色行为包括许多方面，但求医行为和遵医行为是其中最主要的两个方面。

（一）求医行为

1. 概念

求医行为（care seeking behavior）是在特定的社会背景下，受多种因素综合影响的特定结果，是病人的角色行为的体现。其具体表现与人们所处的地位、环境、心态、年龄、性别等有关。一个人一旦采取求医行为，就等于向社会昭示自己进入病人的角色，并需要取得社会的帮助，而向医疗机构或医务人员寻求帮助的行为。

2. 求医行为的基本类型

求医行为可以分为主动、被动、强制求医行为三种基本类型。

（1）主动求医行为。患病后主动寻求医疗机构或医生帮助的行为。主动的求医行为是病人主动采取相应行为治疗疾病。这是大多数病人采取的一种最为常见的求医行为，同时也可见于一些对自身健康特别关注的人，如存在疑病性神经症、药物依赖及病人角色假冒等。

（2）被动求医行为。在他人劝说、督促下，寻求医疗或医生帮助的行为。产生被动求医行为的原因有两种：一种是个体有病感，但对疾病的影响和严重程度认识不足或因社会和经济方面的原因没有产生求医行为；另一种是病人处于昏迷、休克或严重精神障碍状态，自主意识丧失而不可能产生主动求医行为。

（3）强制求医行为。某些对社会人群健康有严重危害的特殊病人，虽本人不愿就医，社会需对其予以强制医治或隔离的行为，例如对于某些烈性传染病、有暴力行为的精神障碍病人。强制的目的是保证社会上其他人员的健康，也是对病人负责。

3. 求医行为的影响因素

影响求医行为的因素是多种多样的，据调查，急性病者有75%求医，而慢性病者只有20%求医。另据调查显示，农村医疗条件较差的地区有病不求医者比城市地区多。影响病人求医行为的因素大致可概括为以下几个方面。

（1）求医动机。包括疾病诊治和保健检查的目的，以及非医疗目的如法律纠纷方面的动机等。

（2）对疾病的认知程度。包括对疾病严重程度和后果的认识，是否有一定医疗常识等。

（3）经济因素。包括医疗费用的负担等，如有无公费医疗、医疗保险、家庭经济状况、亲友经济状况等。

（4）求医条件。包括医院距离、交通、医疗水平高低等因素。

（5）心理因素。包括对疾病或某些医疗手段是否过于恐惧，由于求医经验形成对医院的心理定式等，如乐观与否，个人体验是否敏感。其他影响因素，如工作太忙，其他动机强于保健动机等。

（6）社会文化因素，如社会习俗、文化背景、宗教信仰等。

（7）社会支持，如单位和亲属对求医行为所持的态度、关注程度，害怕疾病影响名誉、职业及目标等。

（8）求医经历。求医经历往往对人的求医行为产生继发性影响，如以往诊治过程中医护人员的服务态度、以往诊治效果、遗留的伤痛记忆、求医中的挫折经历等。

以上因素均会影响病人是否产生求医行为。但其因素往往不是单一的，而是多种因素综合发挥作用。医护人员应努力做好健康及卫生宣传教育工作，增强人们的健康意识，激发正确的求医动机，实施恰当的求医行为。

（二）遵医行为

1. 概念

遵医行为（compliance behavior）是病人对医务人员医疗行为的认同与执行。

2. 病人在特殊情况下的遵医行为

因病人罹患疾病类型不同、严重程度不同、病程不同，且病人本人的人格特质亦不同，这使得他们的遵医行为会有很大的区别。尤其是在一些特殊情况下，病人的遵医行为会有一些不同。

（1）急症病人。病人由于病情紧急、突发，病人及家属都会心急如焚，所以其遵医行为更倾向于"救急"。在神志清楚的情况下，病人唯一祈盼医护人员迅速处理自己的疾病，提供准确翔实信息，就医陪同者也能很默契地根据医嘱执行，一切迹象均显示他们全力配合医生的诊断和急诊处理。

（2）危重病人。危重病人因生命时刻受威胁，安全感严重缺失，在认知和行为方面往往表现得被动和退缩，他们尊重和主动顺从医生的建议和决定，听从医护人员的嘱咐，并严格执行医嘱，表现出高度配合的遵医行为，这使得病人的遵医取向可能带有一定的盲目性，即使医嘱有潜在问题，病人也会不假思索地完全服从，从而加大了医护人员的责任和风险，易出现医疗过程的失误。此外，部分重症精神疾病病人，因丧失自知力，在遵医行为方面表现出严重对立及抗拒的倾向，因其不能自觉地执行医嘱，故医嘱在执行过程中要带有一定的强制性。

（3）慢性病病人。罹患慢性病的病人，往往因病程日久或迁延不愈，在遵医行为方面表现出以下特点。①主观忽视：慢性病病人因为患病时间长，从一次次就医或自行寻觅中获得所患疾病的相关信息，往往是一知半解或断章取义，病人却因此自以为是，认为自身对疾病过程比较了解，执行医嘱时亦出现忽视大意的倾向，在用药或辅助治疗方面不严格执行医嘱，且满不在乎，以至于影响疗效、延迟病程。②随意变更：一部分慢性病病人对执行医嘱持质疑态度，常常根据多种途径得到的不可靠信息，恣意曲解医嘱，往往在医生不知情的情况下以个人的意志为导向随意变更医嘱要求。这不但违反了医学的客观规律，而且远离了医生的初衷，实现医生预期的治疗目标自然无从谈起。③习惯固定：很多慢性病病人易出现病人角色行为强化，他们已经习惯于病人角色赋予的行为方式，固着于此，在遵医行为方面也表现出同样的行为倾向。事实上，许多慢性病病人即使疾病已然痊愈，但接受治疗的行为与病人角色却从未放弃，而表现出持续的遵医行为，这也不符合医学的客观规律，是一种不理性的遵医行为。

3. 遵医行为的阻抗因素

病人在遵医行为方面往往伴随一些阻抗现象，了解这些阻抗，及早排除阻抗因素，有助于改善医患关系，为病人保持良好的遵医行为提供保障。病人遵医行为阻抗因素有以下几点：

（1）医患关系一般。若病人对医护人员待人接物、医德医术抱有成见，就不会主动认真执行医嘱。

尽管此时病人并未对医护人员直接表现出内心不满，但在医嘱的执行方面可以显示出不愿自觉认真地执行。因此，构建良好的医患关系是病人严格执行医嘱很重要的基础。

（2）缺乏治愈信心。慢性病病人因疾病迁延不愈，对自己疾病治愈缺乏信心，这使他们常常不主动配合执行医嘱。他们需要持久且强大的心理动力支撑自己对疾病治愈的希望，但因心理动力的持久性及强度不能始终恒定，导致他们在医嘱执行的行为方面偶有动摇。

（3）治疗方案不明。慢性病病人合并并发症或危重症者累及多处脏器时，医生的诊断策略和治疗方案一时间不能立刻使病人明确理解，此时，他们内心对执行医嘱就会产生盲目抵触情绪，行为表现上可能是盲从、无选择性，可能是犹豫不决，也可能是懈怠拖沓。在这种情形下，他们当然不能真正领会医嘱的真正意图，也无法向医生及时反馈真实信息。

（4）主观意识过强。一部分病人因自身主观性较强，影响了客观的判断，在认知方面往往会出现"武断""臆测""以偏概全"等曲解的想法，常以自己的思维定式忖度医生的意图，行为上忽视医护人员对他们的要求，不能采取合理的应对措施。

第二节　病人的心理需要与心理反应

一、病人的心理需要

病人角色是一种社会角色。当一个人被确诊患有疾病时，就具有了病人身份和病人角色，从而在心理和行为上也就产生了相应的变化。病人不仅有和正常人一样的基本需要，还有病人特殊的心理需要。病人的一般需要如尽快确诊、有效治疗、舒适环境等，这是医护人员比较熟悉的，但病人的一些其他心理需要常被忽视。美国心理学家 Maslow 将人类的需要概括为五个层次，病人同时也是普通的个体，其需要当然也符合以上的原则，但由于处于疾病的特殊时期，其受到病痛的折磨，甚至其生命也受到严重的威胁。因此，在这一时期，各层次的需要在具体内容上对病人而言有着明显的特点。病人的一般心理需要包括以下几点。

1. 病人的生理需要

病人的生理需要，也称生存需要或者心身康复需要。生理需要是人最基本的需要，求医是为了解除生理和精神上的痛苦与威胁。因此，病人希望尽快得到准确诊断和治疗护理；希望疗效迅速出现，早日出院。病人求医行为本身就最好地体现了病人的生存需要。

同时，病人的生存需要还会体现在对膳食、求医环境、病房的基本生活设施等条件的要求。住院病人被束缚在病房这个窄小单调的"小天地"里，往往会产生单调乏味感。加之活动范围小，平日的工作和生活习惯被不同程度限制而处于被动状态，病人总觉得无事可干，加之疾病折磨，感到度日如年。因此，病人需要生活在一个和谐的环境里，不仅需要安静和舒适的医院生活，同时还需适当的活动与刺激，以调节和改善自己的心绪。医护人员可根据病人的具体情况和医院的客观条件，安排适当的活动和娱乐，以调动病人的积极性。

2. 病人的安全需要

安全是在人的生理需要得到满足后体现个体生存本能的需要。一般而言，人越是在安全受到威胁的时候，对安全的需要就越强烈，这也就是人在病情严重时特别关注自身安全的原因。在疾病治疗过程中往往会面临一些影响安全的因素，如某些诊断性检查、手术等。在临床实践过程中发现，有些情况能使安全需要增强，如对病情有夸大倾向的病人、儿童和老年病人、病友突然病情恶化死亡、诊治过程不顺利、医护人员责任心不强等。

因此，医护人员要增强责任心，尽可能避免影响病人安全感的一切行为，使用任何诊疗手段之前做好解释，以消除病人的顾虑，使病人放心。

3. 病人的接纳与被接纳的需要

患病后病人的依赖性增强，情感脆弱，日常行为和生活管理的自信心不足，被动性增强，行为退化、幼稚，所以医护人员应热情接纳病人，在查房和治疗护理过程中表达对病人病情、生活起居的关心；鼓励家人、朋友、同事慰问探视病人。如一位慢性支气管炎、肺气肿病人住院后情绪低落，气促呈阵发性发作。后来护士了解到他长期患病，老伴以为他患的是"肺结核"，不愿接触他。于是，护士通知其老伴来医院，当着他老伴的面与他交谈、握手、做检查，并解释他患的病不是传染病，打消了他老伴的顾虑，此后，他老伴每天来探视，该病人病情逐渐好转。可见，被接纳、被关心的需要是促进病人康复的重要精神力量。在住院时，病人需要得到病人群体的接纳，主要表现在病人希望熟悉自己周围的病友、希望与病友进行交流和沟通、希望别人了解自己的病情和一般背景情况，同时也希望能够了解到别人的情况。对于社会群体以及亲属的接纳与被接纳的需要，还表现在希望得到同事、上司、亲属、朋友的探望或馈赠。医护人员是医疗行为的主体，为了了解和满足病人的接纳与被接纳的需要所能够做的工作，是帮助病人熟悉周围的环境、帮助病人相互认识。因此，医院除了抢救需要以外，一般不主张设置单人病房。

4. 病人的尊重与被尊重的需要

尊重与被尊重的需要也称爱与被爱的需要。在患病前，病人都扮演着一定的社会角色，或为领导干部、技术人员、老师、经理，或为人之父母、兄长等，有自己的社会地位、荣誉和业绩，为人所尊重。然而，一旦他（或她）成为病人的角色，原来的那些角色都暂时地被免除或"忽视"，变为一个普通的"病号"。在这样一个角色转变过程中，病人对别人、对自己的尊重情况较为敏感。尊重的需要若不能得到满足会使其产生自卑、无助感，或者转变为不满和愤怒。临床上存在的不尊重病人的现象主要为：以床号代替病人的姓名；议论病人的隐私，态度冷漠、傲慢；解释没耐心；治疗护理操作过程中不注意遮盖病人等。医护人员应改进工作态度，尊重病人人格，杜绝以上现象发生。

5. 病人自我实现的需要

患病时最难满足的是自我表现的需要，这种需要是表现个人的性格和发展个人的能力。

疾病使个人理想的实现变得困难。由于角色的转变，使其感到无能为力和不能独立自主。

总之，医护人员应仔细观察病人的情绪和行为，确切了解病人的心理需要，而后根据病人心理特点加以引导，尽可能地满足病人的这些心理需要。切忌对一些有"越轨"行为的病人采用简单对抗的处理方式，如"停药""令其出院""转病房"等。每个医护人员都要清楚地认识到，每一个病人与其他病人的心理需要都可能有所不同，针对性地给予满足是十分重要的。

二、病人的心理反应

在疾病状态和诊治过程中，病人表现出与平时（或健康人）不同的心理现象，称为病人的心理反应。病人的心理反应表现如下。

1. 认知功能的反应

主观感觉异常是病人认知上的变化。一般说来，健康人往往对自身的状况不太注意，一旦患病后，其注意力由外部世界选择性地转向与疾病有关的方面，对自身的注意力亦随之增强，感受性提高，感觉则异常敏锐。如有的对正常的声、光、温度等外界刺激敏感，产生异常感觉；对自身体位、卧床姿势、枕头高低、被子轻重都有明显感觉，由此可能翻来覆去而影响入睡；甚至会产生心跳、呼吸、皮肤温度等主观感觉的异常。有些病人品尝不出食物的滋味，另一些病人由于情绪应激的影响可能对某些刺激极为敏感，以致产生错觉和幻觉。有疑病倾向的病人可以强烈地觉察到内脏器官的活动，如心跳、肠管的蠕动等。枯燥的住院生活可以使病人觉得度日如年。有些病人也可发生定向障碍，在认知上，久病不愈的病人易盲目猜疑，对医护人员及家人的表情、神态、行为等特别敏感、多疑，担心自己疾病恶化被隐瞒，甚至追根寻底询问病情；若亲人探视不及时或次数减少亦会怀疑对他冷淡等。

2. 情绪活动的反应

在各种心理反应中，情绪反应是多数病人在病中不同程度地体验到的最常见、最重要的心理变化。病人来到医院新环境，与陌生人相处常会感到孤独，且住院生活单调。从早到晚，进餐、查房、服药、治疗、睡眠，日复一日，尤其长期住院的病人，更是度日如年。长时间的孤独可使人烦恼、焦虑、恐慌；使人感到凄凉、被遗弃而消极悲观。有些病人于病中变得易激惹，情感脆弱易受伤害，有时甚至为一些微不足道的小事或毫无道理地激动不已，或气愤争吵，或悲伤哭泣。

3. 人格变化和意志行为变化

一般认为，人格具有稳定性的特点，然而在某些条件下（例如患病），一个人的人格也可发生变化。例如，一些人患病后变得过分依赖或易激惹，可以说这些病人的人格变得具有较少独立性、较多依赖性或易感情用事、性情不稳定。另一些病人提出过分的要求或要求过多，明知无用也要求医护人员或家属去做某些事以寻求心理安慰，我们可以说他们的意志缺乏自制力，不善于抑制同自己的治疗目标相违背的愿望、动机与行为，也可以说他们的人格变得自我、放纵。

　　病人患病后的人格变化是许多因素交互作用的结果。不仅疾病本身，诊疗过程也会引起痛苦与不适，要求病人忍受。许多疾病同不良行为或生活习惯有关，改变它们便成为这些疾病治疗方案中的一个重要组成部分。这些挑战可激发许多病人的意志力，但也会引起一些病人意志的不良变化。有些病人不能对自己的决定和行动予以合理的调节，表现盲从、被动或缺乏主见；有些病人则缺乏坚毅性，稍遇困难便动摇、妥协、失去治疗信心；还有些病人变得缺乏自制力，感情用事。配合医护人员医治疾病，力求达到复原的目标，这是对病人意志的一个考验。

　　由于疾病使自理能力下降，加之渴望得到周围人的帮助与关心，病人产生依赖心理与行为，这对于病人接受和顺应病人角色是有益的，也是正常的心理反应。然而如果病人变得过度依赖，则可能是意志变化的一种表现，应当加以干预病人的心理反应，由于病人性别、年龄、病种、文化背景、社会阅历等因素的作用，在不同的病人中可能有不同的体现，因此，对每一个病人应具体分析、区别对待。

第七章

心理护理

在新医学模式的指导下，现代护理模式的核心成为以人的健康为中心，为其提供生理—心理—社会等全方位的整体护理。其中，心理护理是整体护理的核心内容。因此，护士学习并掌握心理护理理论和方法是有效开展心理护理、实现现代护理模式总体目标的关键。

第一节 概 述

一、心理护理的概念

心理护理（psychological nursing）是指在护理实践中，护士以心理学理论知识为指导，以良好的人际关系为基础，按照一定的程序，运用各种心理学方法和技术，积极地影响病人的心理活动，帮助病人在其自身条件下获得最适宜的身心状态，促进疾病转归和康复的一种护理方法。心理护理的基本要素包括以下方面。

1. 护士需具备一定的心理学知识与技能

在护理实践中，仅通过良好的服务态度和简单的安慰、劝告是达不到心理护理的目标的。心理护理需要护士具备系统的心理护理知识和一定的心理干预技能，才能正确识别病人的心理问题，促进病人身心健康。

2. 需按护理程序有步骤、有计划地实施

护士应以护理程序作为基本方法进行心理护理，即评估、诊断、计划、实施和评价五个步骤。实施过程中，心理护理应贯穿病人护理的全过程，融入心理学技术和方法。除了以病人为主体外，还包括其家属、病友、医生、护士等人员对其心理状态的影响。

3. 需综合使用各种心理学理论和技术

心理活动和行为表现是纷繁复杂的，不同的心理学理论体系对其发生、发展机制等都有着各自不同的理论解释。护士应根据病人不同的心理状态，选择合适、有效的心理学理论与技术。

总之，心理护理的概念，强调运用心理学的理论和方法，要求实施者紧密结合临床护理实践，致力于病人心理问题的解决，为其营造良好的身心健康氛围。心理护理不同于心理治疗，不同于思想工作，不限于护患交谈。但目前仍有人对心理护理的内涵存在误解，有人将其混同于思想工作；有人将其等同于心理治疗，认为护士均需接受心理治疗与咨询等系统培训，这些理解都阻碍临床心理护理深入发展。

二、心理护理与心理治疗的关系

在我国，心理学的发展使心理治疗工作的开展早于心理护理，所以当心理护理作为一种护理方法在临床护理工作中开展时，有人认为心理护理就是护士为病人存在的心理问题进行心理治疗，其实两者之间存在一定的差异。

1. 实施对象不同

心理治疗侧重于神经症、人格障碍等精神异常病人的诊治，而心理护理则强调对心身疾病、躯体疾病而无明显精神障碍病人及健康人提供心理健康的指导和干预，侧重于精神健康人群的心理维护，心理护理绝不是心理治疗等医学心理学概念的简单外延，而是运用于护理领域、有别于心理治疗的独特概念。

2. 实施方式不同

心理护理强调护理人员与护理对象建立一种情感协调的护患关系，以解除护理对象的顾虑和负担，并通过规范化的心理护理程序来给护理对象以帮助。心理治疗因其服务对象和学术理论、施行要点不同，有很多治疗模式，如分析性心理治疗、认知性心理治疗、支持性心理治疗、行为性心理治疗、人际性心理治疗等。

3. 实施目标不同

心理护理体现在护士与病人交往的举手投足之间，心理护理的目标是帮助病人获得最适宜的身心状态，促进其向健康方向发展。心理治疗的目标是协助病人（或称当事人、案主、个案）处理心理问题，减轻主观痛苦经验，医治精神疾病，促进心理健康及个人成长等。

三、心理护理与整体护理的关系

作为一种护理方法，心理护理伴随着整体护理模式的建立而被广泛应用于临床护理实践中，且随着其在护理实践中显现出的重要作用而占据了独特的地位，它是整体护理丰富内涵的表现。

1. 促进了心理护理的纵深发展

整体护理确立了以人的健康为中心的理念，明确了护理的目的是使病人达到最佳的健康状态，在这种宗旨指导下，护士的心理护理意识、心理护理水平、心理护理效果都得到了显著提高。因此，整体护理模式的推行加强了心理护理的纵深发展。

2. 明确了心理护理的基本任务

整体护理的目标是"发现病人现存或潜在的生理、心理、社会、文化等方面的健康问题，并解决这些问题"。因此，心理护理的任务就是要通过各种途径和方法，发现病人的身心问题，控制一切不利因素，调节病人的心理，使其保持最佳的身心状态，促进康复。

3. 规范了心理护理的实施程序

整体护理以护理程序（nursing process）为工作方法，护理程序的应用使临床心理护理的实施从过去的随意化、简单化、经验化逐步走向规范化、标准化、科学化。

4. 提高了心理护理的质量标准

整体护理强调病人的满意度是评价护理质量的重要标准。作为整体护理的一个重要组成部分，心理护理的质量评价也由传统的比较主观、模糊的经验性描述发展为当今的比较明确、客观、可检验的科学化数据，提高了心理护理的质量。

5. 作为核心成分，贯穿于整体护理全过程

随着生理、心理、社会健康的观念被普遍接受，病人及健康人群均对增强健康水平、提高生活质量寄予较高期望。而心理护理的目的是为病人提供良好的心理支持或及时给予危机干预，减轻病痛折磨给病人带来的心理压力，解决病人的心理困扰，所以说心理护理是整体护理的核心成分。同时，心理护理必须与其他护理方法紧密结合，共同贯穿于整体护理的始终，才能充分发挥其促进心身康复的独特优势。

6. 心理护理不同于整体护理中的其他方法

在整体护理中，心理护理与其他护理方法缺一不可，必须相互结合才能达到满意的护理效果。但两者又有所不同，无法相互替代。如测量病人的生命体征，需血压计、体温计等工具，而对病人的心理状态及情绪特征的评价，则要求护士始终接近病人和保持热忱，使用科学的心理测评工具。因此，护士只有娴熟的专业技术是不够的，必须理解心理护理在整体护理中不可替代的作用，掌握心理学原理，发挥心理护理的独特功能。

四、心理护理的目标

心理护理的目标可分为阶段性目标和最终目标。阶段性目标是护士和病人建立良好的护患关系，实现有效沟通，使病人在认知、情感和行为等方面逐步发生有益的改变。最终目标是促进病人的发展，包括病人的自我接纳，提高自信心，完善个人水平，建立和谐人际关系，满足病人需要的能力和获得适应现实环境的个人目标。具体如下：

1. 提供良好的心理氛围

护士需热情接待病人，态度和蔼可亲，尊重病人，对病人的诉说认真倾听，以病人为中心，使病人和家属产生安全感和信任感。良好的心理氛围是做好各项护理的必要前提。

2. 满足病人的合理需要

需要是人心理活动的源泉，了解和分析病人的不同需要是心理护理的基本要求。当护士了解到病人的合理需要并帮助其满足时，病人会感到满足，从而有利于获得适宜的身心状态。

3. 接受病人角色

帮助病人认识疾病，正确对待疾病，尽快适应病人角色，积极配合治疗和护理。

4. 消除病人的不良情绪

许多研究表明，心理护理的措施开展得越早，效果越好。因此，早期识别并及早采取有效措施以减轻或消除病人的不良情绪是心理护理的关键。

5. 提高病人的适应能力

心理护理的最终目标是提高病人的适应能力，使其达到安适的状态。有效的心理护理，能够调动病人战胜疾病的主观能动性，增加其信心，促进和维护其身心健康。

五、心理护理的原则

心理护理是一项专业性和科学性很强的工作，必须在一定原则指导下进行。

1. 服务原则

心理护理同其他护理工作一样具有服务性。因此，护士应以病人及家属的满意为工作目标，积极主动投入工作，及时发现病人的不适和痛苦，为满足他们的各项合理需要提供服务。

2. 启迪性原则

在心理护理的过程中，护士应不断应用医学知识、心理学及其他相关学科知识对病人进行宣传教育，给病人启迪，消除病人对疾病的错误观念、错误认知，使病人对待疾病、治疗的态度由被动转为主动。

3. 尊重原则

被他人尊重是人的基本需求，无论病人来自哪个行业，都只有社会分工不同，无高低贵贱之分。因此，护士在提供心理护理时，不论病人的性别、年龄、职业、文化程度、经济水平、社会地位等如何，都应尊重病人，真诚热情、诚恳礼貌、措辞得当，使病人感到受尊重。

4. 自我护理原则

Orem 的自我护理理论提出，应依据病人自理需要和自理能力的不同而分别采取不同的护理体系，突出病人在疾病预防、诊治及康复过程中的主体作用，以满足病人自我实现的需要。因此，在心理护理过程中，护理人员应引导病人以平等的身份积极地参与到自身的治疗和护理活动中，这将有助于维持病人的自尊和自信。

5. 针对性原则

心理护理无统一的模式，护理人员应根据每位病人在疾病不同阶段所出现的不同心理状态，有针对性地采取各种对策。护士可在交往中通过不断观察、交谈，引导病人倾诉，必要时还可以使用心理测量等方法，以便及时了解和掌握病人的病情和心理状态。

6. 保密原则

由于心理护理过程常涉及病人的隐私，病人一般是在充分信任的基础上才会与护理人员诉说和讨论。因此，尊重病人的隐私，为病人保守秘密，既体现了对病人的尊重，又是进行有效心理护理的前提。

六、心理护理的实施形式

开展临床心理护理,可根据病人身心状态的好坏和病情的轻重缓急实施心理干预,增强心理护理的针对性及有效性,减少盲目性。临床心理护理的实施形式,可依据不同的方法进行分类。

(一)个性化与共性化心理护理

1. 个性化心理护理

个性化心理护理要求护士准确了解病人在疾病过程中表现的不良心理状态,因人而异,采取有效措施,如针对创伤后毁容的病人,迅速解除病人的严重心理问题。

2. 共性化心理护理

共性化心理护理用来解决病人共性的心理问题。例如,手术病人术前都会出现焦虑,需要对这一类共性化问题做好心理护理,共性化心理护理要求护士善于归纳和掌握同类病人心理问题的规律,对潜在的心理问题做预防性干预,防止发生严重的心理失常。

以上是根据病人心理问题的特征分类,病人心理问题的共性化和个性化具有相对性,共性化问题含有个性化特征,个性化问题又具有共性化规律。例如,手术病人术前都会出现焦虑,可是不同的个性特征、文化背景引起焦虑的原因和表现不同,心理护理的方法也会不同。而针对创伤后毁容的病人虽然最严重的心理问题可能不同,但是都会出现创伤后病人共有的心理问题,可以采取相同的心理护理。因而,心理护理既要掌握病人心理的一般规律,又要根据病人不同的文化背景、不同的社会境况及不同的个性素质,提供不同层次的个性化的心理护理。

(二)有意识与无意识心理护理

1. 有意识心理护理

护士自觉地运用心理学的理论和技术,通过设计的语言和行为,如有益的暗示、确切的保证、合理的解释、积极的鼓励等,实现对病人的心理支持、心理调控或心理健康教育的目标。这要求实施者必须具备心理护理的主动意识和接受过专业化培训。

2. 无意识心理护理

客观存在于护理程序的每一个环节中,随时可能影响病人的一切操作和言谈举止,无论护士本身是否已意识到。例如,护士良好的言谈举止,可向病人传递慰藉,使病人产生轻松愉快的情感体验,有助于病人保持适宜的身心状态。无意识心理护理是临床心理护理的基础,是更好地开展有意识心理护理的保证,是获得良好的心理护理效果的关键。

(三)针对病人的心理护理与针对健康人群的心理护理

1. 针对病人的心理护理

在综合性医院里的病人,护士要为其提供包括一般技术护理和心理护理在内的服务,重视心理与疾病的相互影响与作用；满足病人合理的心理需求，消除病人不良的心理反应，为疾病的康复创造良好的心理环境。

2. 针对健康人群的心理护理

随着护理模式的转变，护理服务的范围从医院扩展到家庭和社区群体。因此，心理护理除了可适用于综合性医院就诊的病人外，还可为社会上更多的健康人群提供干预性的心理保健，心理护理将逐渐步入家庭护理、社区护理等更广阔的领域。

第二节 心理护理的基本程序

心理护理程序是以增进或恢复病人的健康为目标，确认和解决病人的心理问题而采取的一系列有目的、有计划、有评估的步骤和行动过程。它包括五个基本步骤：评估病人的心理需求和反应，做出心理护理诊断，制定心理护理措施，心理护理的实施和心理护理效果评价。

一、心理护理评估

心理护理评估是心理护理程序的第一步，是收集资料、分析资料、发现病人现存的或潜在的心理问题，形成心理护理诊断的过程。心理评估需要采集的资料有如下几个方面。

（一）一般资料

这包括性别、年龄、职业、文化程度、民族及婚姻状况等，是否有酗酒、吸毒及药物滥用等，是否有农药等有毒物质的接触史，过往所患疾病史。

（二）生理活动中的心理问题

1. 健康状况

了解病人发病的时间、诱因，以及对疾病带来的潜在威胁的感知情况；评估个体两系三代中有关心理行为问题的情况；评估生命体征、水电解质平衡、排泄，以及这些症状或体征最早出现的时间、持续时间、出现频率、伴随症状和体征等情况。

2. 消化、泌尿功能

饮食、排便或排尿的改变，提示病人有恐惧、焦虑和抑郁等负性情绪出现。

3. 睡眠功能

由于应激导致的情绪变化，可影响睡眠质量，甚至出现睡眠障碍。因此，应了解病人的睡眠情况。

4. 活动方式

活动方式的改变显示病人总体的精神面貌，例如，当病人出现持续的活动量减少、沉默寡言、筋疲力尽和自信心不足时，应警惕抑郁的出现。

（三）心理方面资料

1. 心理功能

在良好的护患关系基础上，通过观察、访谈或测验等方法对个体的认知功能、情绪状态、意志和行为表现等方面进行评估。

（1）认知功能。认知过程包括感觉、知觉、记忆、思维、想象等，由各种原因引起的不同程度的认知功能损害，称为认知功能障碍，包括感觉障碍、知觉障碍、思维障碍、注意障碍、记忆障碍、智力障碍和定向力障碍等。主要评估障碍出现的时间、频率，与其他精神症状的关系；观察言谈的速度、量、形式和逻辑是否正常，言谈的内容是否与现实相符；根据个体的文化教育水平，评估个体在一般常识、专业知识、计算力、理解力、分析综合能力及抽象概括能力等方面的智力水平；评估个体对周围环境和自我状态的认识能力。

（2）情绪状态。情感过程包括情绪和情感。对情绪和情感的描述很多，如喜悦、悲伤、惊恐、愤怒、同情、失望等。如果情感活动的规律受到破坏，人在认识客观事物的过程中表现出的某种态度上的紊乱，称为情感障碍。常见的情感障碍可表现为心境障碍、情感异常、情感协调性异常。主要评估个体情感反应的强度、性质和持续性，确定情感的诱发是否正常，是否易于起伏波动，有无与环境不适应的情感。

（3）意志和行为表现。个体意志过程在主动性、目的性、协调性等方面的异常，称为意志障碍。意志障碍可有意志增强、意志减弱、意志缺乏的表现。行为是复杂的随意运动，如果行为动作和言语活动明显增多，则称为精神运动性兴奋；如果明显减少，则称为精神运动性抑制。

2. 人格因素

（1）人格特点。判断是否敏感、多疑、被动、退缩，是否谨小慎微、过于追求完美，是否冷酷无情，是否易激惹、易冲动，是否过于依赖、感情用事等。有无人格发展的畸形和偏离状态，如偏执型、分裂型、反社会冲动型、癔症型、强迫型和边缘型人格障碍等。

（2）应对特点。个体在面临压力或困难情境时，所运用的各种适应性技巧和策略。

（3）自知力。个体能否观察或辨别自己是否有病或精神状态正常与否，能否正确分析判断，并指出自己既往和现在的表现与体验中哪些属于不正常状态。自知力完整的个体能认识到自己存在的问题，并主动就医。

（四）社会、文化中的心理问题

1. 医院环境适应

由于病人存在不熟悉医院，失去自主性，与家人分离，缺乏信息，疾病的威胁及诊治等多方面问题，所以应了解医院环境对病人的影响，病人的适应能力及适应结果。了解病人的求医行为和住院的顾虑。

2. 社会支持情况

了解家庭及个人经济状况。通过家庭环境量表、社会支持评定量表或询问病人探访父母或兄弟姐妹的频率，是否有与其分享重要信息的亲朋好友，以及患病后能否得到亲人的支持等情况，了解病人的社会支持情况。了解病人平时待人接物的态度、工作性质、环境和同事的关系等。

3. 生活事件

发病前是否有重要的生活变故，如失去亲人、躯体重大疾病、工作调动等。

4. 价值观与宗教信仰

不同的文化使病人的价值观、信仰和习俗不同，导致行为习惯之间的差异。护理人员要评估病人某些价值观、宗教信仰和习俗对他们健康的影响。

二、心理护理诊断

心理护理诊断是对护理对象心理方面现存的或潜在的健康问题的一种临床判断，是在心理评估的基础上对所收集的心理健康资料进行分析，从而确定服务对象的心理问题及引起心理问题的原因。心理护理诊断的形成包括三个步骤：①整理、分析资料；②确认心理健康问题、危险因素和服务对象的需求；③形成心理护理诊断。此部分重点阐述心理护理诊断。

（一）常用的心理护理诊断

截止到 2002 年，北美护理诊断协会已制定了 167 项护理诊断，其中约三分之二的护理诊断描述的是心理、社会方面的健康问题。

我国学者在学习、参照北美护理诊断协会有关内容的基础上，本着对临床护理工作具有实际指导意义、适合我国的国情和易被我国广大护理工作者所理解接受的三大宗旨，筛选出目前我国临床常用的九个心理护理诊断，现对其概念、评估要点、症状和体征表现、相关因素介绍如下。

1. 焦虑（anxiety）

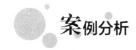 **案例分析**

焦虑

李某，因排便时出现便血，呈鲜红色就诊，便血已有 2 年之久，同时伴有肿物脱出，诊断为内痔Ⅲ期伴中度贫血，拟行"痔疮切除术"。病人术前因为害怕疼痛，担心产生排便障碍等并发症而精神紧张，身体僵硬，手臂颤抖，两臀夹得很紧，影响手术操作。

（1）概念。焦虑是指病人在面临不够明确的、模糊的或即将出现的威胁或危险时，所感受到的一种不愉快的情绪体验。

（2）评估要点。重点评估病人的言语、行为和生理反应，注意评价其焦虑的原因、程度和促成因素。

若病人的焦虑对日常生活、治疗、护理等活动无妨碍，则属于轻度焦虑，轻度焦虑有助于人的成功应对，一般无须心理护理干预。

（3）症状、体征。①反常的情绪与行为，如害怕、激动易怒、语速加快、无助感、自责等；②自述忧虑、担心、紧张，对自己过分注意；③不能集中注意力，重复无目的的动作，躲避行为等；④出现脉快、呼吸增快、血压升高、头疼、头晕、恶心、呕吐、失眠、口干、食欲下降、胃部不适、全身乏力、出汗、尿频尿急、便秘或腹泻等症状；⑤肌肉、运动功能出现异常现象，如颤抖、僵硬、坐立不安等，多表现为过度的动作。

（4）相关因素。①与预感到个体健康受到威胁有关；②与诊断不明或预后不清有关；③与未能满足陪住、特权等安全需要有关；④与自我概念受到威胁有关；⑤与缺乏信心有关，如对事件缺乏控制感；⑥与角色功能受到威胁或角色功能改变有关；⑦与和他人互动形态受到威胁或互动形态改变有关；⑧与不适应环境有关，如陌生的生活环境、人际关系、噪声、高温等；⑨与预感到不幸有关，如财产损失、丧失社会地位、面临离婚等；⑩与受到他人的焦虑情绪感染有关。

2. 恐惧（fear）

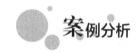
案例分析

恐惧

王某，公司业务员。在业务交往中，由于自控能力较差和朋友的怂恿，发生了高危行为。去年他的一位朋友因为艾滋病走了，随之他陷入无休止的恐惧之中，病人主诉：我失眠1年多了，每天都生活在恐惧中，只要听到有人谈到艾滋病，或是在网上、报纸上看到这个词就浑身颤抖、出虚汗、坐立不安，有时全身无力、酸痛不止。

（1）概念。恐惧是病人面临某种具体而明确的威胁或危险时所产生的一种心理体验。

（2）评估要点。临床住院病人除了会对以往特定的刺激产生恐惧之外，对医院的环境、疾病的威胁、与原有生活工作的脱节，都可能产生恐惧。恐惧多发生于危重病人或使用呼吸机、气管切开、颜面创伤等病人。护士需根据病人的主观陈述、行为表现、生理反应等多方面的资料进行综合分析，再做进一步判断，以明确病人产生恐惧的具体原因或相关因素。

（3）症状、体征。①自述有恐慌、惊惧、心神不宁，表现出束手无策、烦躁不安、失眠、多梦、记忆力减退、将注意力集中在威胁上；②表现有哭泣、逃避、警惕、挑衅性行为；③活动能力减退，冲动性行为和疑问增多；④躯体反应表现为脉快、呼吸短促、血压升高、瞳孔散大、厌食、皮肤潮红或发白、多汗、四肢酸软、疲惫无力、肌张力增高、颤抖、昏厥。

（4）相关因素。①与人身安全受到威胁有关；②与手术或有创检查有关；③与环境刺激有关，如抢救室、手术室、监护室病儿面对陌生的医护人员等；④与担心发生交叉感染有关；⑤与死亡威胁有关，如患恶性疾病病人；⑥与不同年龄所重视的威胁有关，如青春期外表丑陋、老年期被遗弃等。

3. 无效性否认（ineffective denial）

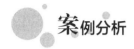

无效性否认

孙某，男，45岁。体检中B超结果显示肝脏上有占位，甲胎蛋白值高于正常，医生怀疑其有肝癌可能，建议做核磁共振进一步确诊。孙某立即拒绝，说："这不可能！我身体一直很好，从没得过肝炎，还经常参加单位的篮球赛呢，你们的检查一定是弄错了。"

（1）概念。无效性否认是指个体有意或无意地采取了一些无效的否认行为，试图减轻因健康状态改变所产生的焦虑或恐惧。

（2）评估要点。护士通过观察、交谈确定病人是否存在否认的企图或行为，了解病人否认的问题及否认背景，除因缺乏知识表现出逃避行为之外，因否认而导致健康进一步受损者，可做出诊断。

（3）症状、体征。①拖延或拒绝接受检查、治疗等保健照顾；②应用"自我治疗"来减轻疾病的症状；③有意忽视某些症状、危险；④不承认对死亡或久病虚弱的恐惧；⑤把引起症状的原因转移到其他器官；⑥拒绝谈论疾病带来的痛苦，在谈及令人痛苦的事时做出摆脱的手势或言论；⑦否认疾病对生活、工作所造成的影响；⑧表明自己不害怕所面临的疾病威胁；⑨恐惧或中度以上焦虑。

（4）相关因素。①与产生否认的特定情境或背景有关；②与感受或观察到疾病的刺激过量有关；③与认知障碍有关；④与癌症、艾滋病等恶性疾病有关。

4. 调节障碍（impaired adjustment）

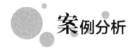

调节障碍

方某，男，46岁，某公司总经理，因为车祸失去了双腿，几年都不出门，也从不与外人接触。最近，社区成立了职业康复中心，家属动员方某去听一下讲座。方某说："我不出门。我能有什么病，我没有病，是你们有病。"

（1）概念。调节障碍是指个体无意改善和调整其生活方式或行为，以适应健康状况的改变。

（2）评估要点。见于各种疾病可能影响到日常活动的病人，主要是反映在心理层面上否认或拒绝改变日常生活形态，而非因能力及认识不足所导致的调适失败。重点评估病人能否客观面对当前的健康状况，自己是否设法争取解决问题，所期望的结果是否现实。

（3）症状、体征。①口头诉说不能接受健康状况的变化；②对健康状况的改变表现出过久的否认、怀疑、震惊或愤怒；③缺乏解决问题、面向未来的要求；④缺乏解决问题的实际行动。

（4）相关因素。①与造成生活形态改变的残疾有关，如严重关节炎、截肢、截瘫、偏瘫等与支持系统不足有关；②与认知受损有关；③与缺乏自信心有关；④与伤害自尊有关；⑤与过度悲观有关。

5. 语言沟通障碍（impaired verbal communication）

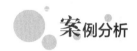
案例分析

语言沟通障碍

朱某，男，34岁。因车祸致全身多处出血、疼痛2小时入院，诊断有锁骨骨折、股骨骨折、创伤性湿肺，入住ICU。入住期间，由于进行气管插管，医护人员无法与其沟通，病人极不配合治疗，脾气暴躁，咬住气管插管，抓扯引流管道，用力扭动脖子，企图解除各种束缚，伴烦躁、焦虑不安。

（1）概念。语言沟通障碍是指个体在与人交往过程中，使用或理解语言的能力降低或丧失，即个体表现为不能与他人进行正常的语言交流。

（2）评估要点。与病人交谈时，感受到病人经受着无法与他人进行有效言语沟通的困难。

（3）症状、体征。①不会使用或不能理解通用语言；②不能正常发音、讲话，如发音困难、吐字不清、讲话受限等；③不恰当的或无反应的反馈；④听力下降或丧失；⑤思维混乱，语无伦次。

（4）相关因素。①与语言文化差异有关，如外籍、使用方言等；②与先天发育缺陷有关，如腭裂、严重口吃、声带麻痹等；③与听力障碍、脑老化有关；④与各种医治措施限制有关，如气管插管、使用呼吸机及口腔手术等；⑤与精神状态或心理因素有关，如抑郁、重度焦虑症、自闭症、意识障碍等；⑥与脑疾病有关，如颅内肿瘤、脑血管意外、脑退行性变、脑卒中后遗症等。

6. 自我形象紊乱（body image disturbance）

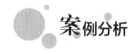
案例分析

自我形象紊乱

张某，女，48岁。初中毕业，下岗工人。病人确诊为乳腺癌，行乳癌根治术。术后对康复保健活动非常不配合，不愿看自己的身体，不愿听有关健康教育的知识。

（1）概念。自我形象紊乱是个体对自身身体结构、外观、功能的改变，在感受、认知、信念及价值观方面出现健康危机。

（2）评估要点。观察病人在经历因疾病诊治、手术、意外事故等过程中造成的身体结构、外观及功能等方面暂时或永久改变时，表现出的负向调适。重点评估病人的价值观，对躯体形象改变、身体某部分功能丧失的心理承受能力，以及生活中这些改变对感知觉的影响程度，家庭和社会支持的力度等。

（3）症状、体征。①对存在的或感知到的身体结构、外观或功能的变化有负性的反应，如羞辱感、窘迫感、厌恶感或内疚感；②病人不愿看也不愿触及身体的损伤部位；③掩饰或回避谈论有关身体改变部位的功能；④有自伤、自残的行为和自杀的企图；⑤有痛苦、郁闷、悲伤等消极情绪；⑥清洁、修饰、自我照顾水平改变；⑦逃避社交接触。

（4）相关因素。①与手术、意外事故、烧伤、冻伤、化疗副作用等因素有关；②与严重皮肤病、脑性麻痹等生物因素有关；③与来自社会环境的精神压力有关；④与周围人群对人体外观可接受程度的冲突有关；⑤与青春发育期的心理压力，如身材的过高、过矮、肥胖等因素有关；⑥与患神经症、神经性厌食等对外表的不现实感有关；⑦与个体对外观形象及活动要求的期望值有关。

7. 照顾者角色障碍（**caregiver role strain**）

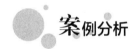
案例分析

照顾者角色障碍

黄某，女，34岁。妊娠39周，因发生子痫入院。入院后顺利产下1名女婴。产后产妇情绪低落、失眠，时常哭泣，不愿意照顾孩子，以下是产妇的自述。

我是在经过2年的准备好不容易才怀上的孩子，其间吃过中药，打过针，在快要放弃的情况下才怀了这个孩子，而我的丈夫和婆婆根本没有考虑到我的感受，经常对我说这胎要是个儿子就好了，这又不是我能控制的，我开始担心，如果生了女儿，丈夫是不是嫌弃我了。我开始失眠、头痛。在经历了这么痛苦的折磨后好不容易生下孩子，可是我看到婆婆和丈夫平淡的问候和失望的眼神，我越来越感觉沮丧、压抑，我就是想哭。我原来看到孩子哭就心烦，现在是看到孩子就心烦。

（1）概念。照顾者角色障碍是指照顾者在为被照顾者提供照顾的过程中，由于所经受的或可能经受的躯体、情感、社会和（或）经济上的沉重负担，而感到难以胜任照顾他人的角色的状态。

（2）评估要点。需要评估病人和照顾者两个方面，既要评估病人的病情、预后、对照顾的需要、经济条件及与照顾者的关系，也要评估照顾者的健康状态、家庭社会角色及其应对能力等。

（3）症状、体征。①照顾者主诉时间紧张；②照顾者感到疲惫不堪；③照顾者的健康状况出现改变，如体质下降、体重减轻、缺乏睡眠、紧张急躁等；④照顾者表现出对自己家庭、生活、社会地位影响的担心；⑤承担照顾者的角色和其他重要角色，如工作或作为父母等发生冲突；⑥对被照顾者抱怨、指责或失望；⑦对被照顾者今后的健康状况有顾虑；⑧被照顾者的需求不能得到满足；⑨诉说没有能力学会特殊的照顾技巧。

（4）相关因素。①与被照顾者认知障碍、过度依赖、预后不良和（或）照顾程度渐增有关；②与被照顾者有偏执、怪异、伤害行为或有无理要求有关；③与长时间的持续照顾，照顾者身体条件限制有关；④与以往双方关系紧张有关；⑤与缺乏照顾他人的经历有关；⑥与家庭、社会支持不足有关；⑦与经济条件不足或得不到支持有关；⑧与照顾者角色转换或适应不良有关。

8. 预感性悲哀（anticipatory grieving）

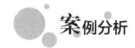
案例分析

预感性悲哀

洛某，女，未婚。因车祸导致股骨骨折入院。经及时复位固定，恢复良好，但医生说有可能造成跛行。病人了解情况后，情绪低落，时有哭泣，每天凌晨 2 点醒来辗转反侧难以入睡，饮食不佳，体重明显下降。

（1）概念。预感性悲哀是指个人或家庭在可能发生的丧失（如亲人、财物、工作、地位、理想、人际关系、身体部分等）出现之前所产生的情感、情绪及行为反应。

（2）评估要点。个体在发生重大创伤前，感受到即将失去重要而且是有价值的事物，如失去身体的某部分、某种功能、形象受到永久损害，或丧失地位、财产、亲人等，所经历的心理哀伤反应。

（3）症状、体征。①病人预感到将要丧失重要事物，并表现出对预期丧失的悲痛心情；②日常活动改变，如丧失生活兴趣、吸烟量增加、饮酒过度、退缩行为或矛盾心态；③过度异常情绪反应，如否认、自责、恐惧、抑郁、愤怒、敌视等；④生理功能改变，如食欲紊乱、睡眠障碍、性欲改变等。

（4）相关因素。①与即将丧失身体的某部分有关，如截肢、乳房切除、子宫全切等；②与即将丧失自理或生理功能有关；③与即将失去工作能力或社会地位有关；④与即将失去亲人或财产、幸福、家庭、宠物等有关；⑤与缺乏有效支持有关；⑥与缺乏应对经验有关；⑦与罹患恶性肿瘤、艾滋病、晚期肝肾功能衰竭等恶性疾病有关。

9. 精神困扰（**spiritual distress**）

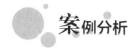

案例分析

精神困扰

　　吕某，男，46 岁。某部门经理，因为车祸失去了双腿。受伤后病人情绪低落、经常哭泣，甚至自杀。自杀失败后，吕某曾这样告诉家人："我连死的能力都没有了，人生还有什么意义。"

（1）概念。精神困扰是指个体的信仰、价值观处于一种紊乱的状态。

（2）评估要点。评估引起病人精神困扰的原因，如病人对生活意义的理解，对死亡的看法，饮食、睡眠情况，对治疗护理的配合情况，生理或心理、精神的折磨与威胁对其生命意义、个人信仰、价值观造成的干扰程度，社会支持系统对病人的关心程度等。

（3）症状、体征。①反常的行为、情绪，如哭泣、退缩、焦虑、偏见、敌对、愤怒等；②食欲、睡眠、精神面貌及生活方式发生明显的变化；③对生死的意义特别关注，有矛盾感；④表达自己没有生存下去的理由；⑤表达对自己的信仰、价值观出现怀疑，从而感到精神空虚；⑥寻求精神上的寄托与慰藉，寻求心灵上的帮助。

（4）相关因素。①与恶性疾病、恶性创伤所带来的生命威胁有关；②与重大事件的打击有关，如失去生活自理能力、丧失社会地位、失去亲人等；③与价值观及信仰受到冲击有关，如治疗对道德、伦理的影响等；④与文化休克有关，如长期出差、出国而脱离原有的文化、家庭或宗教团体等；⑤与毒品戒断有关。

（二）心理护理诊断的陈述

　　心理护理诊断陈述的是个体或群体的健康状态及导致这种健康状态的原因，它是护理诊断内容中的重要部分。完整的护理诊断的陈述包括三部分，即健康问题（problem）、病因（etiology）、症状或体征（symptoms or signs），故又称 PES 公式。例如：恐惧（P）：与身体健康受到威胁有关（E）、哭泣或逃避（S）；调节障碍（P）：与截肢有关（E）、持续否认或愤怒（S）。但目前的趋势是将护理诊断简化为两部分，即 P+E 或 S+E。精神困扰（P）：与丧失自理能力有关（E）；失眠（S）：与将失去工作能力有关（E）。无论是三部分陈述还是两部分陈述，原因的陈述（E）不可或缺，只有明确原因才能为制订护理计划指明方向。原因的陈述常用"与……有关"来连接，准确表述心理问题与原因之间的关系，有助于确定该心理护理诊断是否成立。

三、制订心理护理计划

　　心理护理计划是护理人员在对个体现存的或潜在的心理行为问题及其相关因素进行评

估和判断的基础上，进一步确定护理目标，选择适用于个体的具体心理护理技术，是护士直接对病人实施心理护理的行动指南，护士可以按照心理护理计划规定的内容有条不紊地开展心理护理工作。心理护理计划包括四方面的内容：①排列心理护理诊断的顺序；②确定预期目标；③制定护理措施；④护理计划成文。

（一）排列心理护理诊断的顺序

由于护理诊断往往有多个，在计划阶段应将所有心理护理诊断按重要性和紧迫性排出顺序。一般情况下，对服务对象生命威胁最大的问题排在前面，其他的依次排列，可分为首优、中优和次优三类。

1. 首优问题

对生命威胁最大，需要立即采取行动予以解决的问题。如情绪极其低落，有自杀的可能时，需要马上进行保护和心理干预。

2. 中优问题

虽然不直接威胁生命，但对服务对象的身心造成痛苦，严重影响服务对象健康的问题。如焦虑、恐惧引起反常情绪和行为，影响社会功能，并引发一系列的生理反应，也需要引起重视。

3. 次优问题

个人在应对发展和生活变化时所遇到的问题，如调节障碍、角色困难、精神困扰等，这些问题虽然不会带来安全威胁和严重的生理反应，同样需要给予帮助，使问题得到解决，以促进服务对象达到最佳心理状态。

首优、中优和次优的顺序在心理护理过程中不是一成不变的，随着服务对象病情的变化，首优问题得以解决后，中优或次优问题可以上升为首优问题。

（二）确定心理护理预期目标

心理护理预期目标是指服务对象通过接受护理照顾，期望达到的心理状态或行为改变，也是心理护理效果评价的标准。

1. 种类

根据实现目标所需的时间，将心理护理预期目标分为短期目标和长期目标。

（1）短期目标。在较短的时间内（几天、几小时）能够达到的目标，适合于住院时间较短、病情变化较快者。例如，"一天后，服务对象能自觉、有效地配合检查、治疗和护理""服务对象在一个小时的会谈后能说出引起焦虑的原因"等都是短期目标。

（2）长期目标。需要相对较长时间（数周、数月）才能够达到的目标。可分为两类：一类是需要护士针对一个长期存在的问题采取连续性行动才能达到的长期目标，例如，一个调节障碍的服务对象在心理层面否认或拒绝改变日常生活形态，需要护士在整个护理期间鼓励病人面对现实、建立自信，长期目标可描述为"服务对象能主动参与制订护理计划"；另一类是需要通过实现一系列短期目标才能达到的长期目标，例如，对一个焦虑自评量表（SAS）得分为 55 分的中度焦虑病人制定了"通过使用放松技术，一个月内使焦虑程度得分降至 45 分"的长期目标，最好通过一系列短期目标来实现，可以定为"每周焦虑量表得分降低 2~3 分"。短期目标的实现使人看到进步，增强实现长期目标的信心。

2. 陈述方式

护理目标必须明确、具体、可操作，有较强的可观察性、可测量性、可比较性。陈述方式为：主语+谓语+行为标准+条件状语。

（1）主语——服务对象或服务对象的一部分。服务对象充当主语时可省略。

（2）谓语——主语将要完成且能被观察到的行为。

（3）行为标准——主语完成该行为将要达到的程度，包括时间、距离、速度、次数等。

（4）条件状语——服务对象完成该行为所必须具备的条件状况，并非所有目标陈述都包括此项。

（三）制定心理护理措施

心理护理措施是指有助于实现预期目标的护理活动及具体实施方法。心理护理措施的制定必须针对心理护理诊断提出的原因，结合服务对象的具体情况，运用心理护理知识和经验做出决策。制定心理护理措施的注意事项如下。

（1）心理护理措施要具有科学的理论依据。护士应以心理护理的理论为基础，运用最佳心理护理方法，结合个人技能和临床经验，以及服务对象的实际情况，选择并制定恰当的心理护理措施。

（2）心理护理措施要具有针对性。心理护理措施要针对护理诊断提出的问题来制定，目的是达到预期的心理护理目标。

（3）心理护理措施要切实可行、因人而异。选择心理护理措施时，一要从护士的数量和业务水平、医院设施的实际情况出发；二要符合服务对象的病情、年龄、性别、体力、愿望及要求，做到个性化心理护理。

（4）心理护理措施要具体细致。心理护理措施的描述应准确、明了。一项完整的心理护理措施应包括日期、具体做什么、怎样做、执行时间和签名。

（5）鼓励服务对象参与制定护理措施。在制定心理护理措施过程中，应鼓励服务对象或家属参与，调动他们的主动性和潜力，保证心理护理措施的最佳效果。

（四）心理护理计划的书写

各个医疗机构中心理护理计划的书写格式不尽相同，一般都有护理诊断、预期目标、护理措施和评价四个栏目。

为了简化心理护理计划的书写工作，一些单位制订了"标准心理护理计划"。标准心理护理计划为相同的心理护理诊断提供预期目标、评价标准和基本护理措施，是一项较为详细和全面的护士行为指南。护士还可以此作为参照，去制订自己负责的服务对象的个性化心理护理计划，从而为服务对象提供全面的、高质量的心理护理。

四、实施心理护理

心理护理实施是指为实现心理护理目标，将心理护理计划付诸行动，解决服务对象心理问题的过程。在实施过程中应注意，尊重病人的人格，保守秘密，在建立良好的护患关系的基础上，争取家属和亲友的支持与配合，充分发挥服务对象的主观能动性，促进康复。

心理护理实施是心理护理程序中的关键步骤，在心理护理计划实施之前，需要做好充分准备，明确要做什么、由谁去做、怎么做、何时做。在实施过程中，主要的工作内容包括以下几方面。

（一）继续收集资料

实施心理护理计划的过程是继续收集资料的最好时机。护士在和服务对象沟通交流、帮助其进行行为矫正和认知重建的过程中，可以进一步了解其生理、心理反应，随时修改和补充心理护理计划的内容。

（二）实施心理护理措施

实施心理护理措施应注意根据服务对象的情况，区别轻重缓急，合理分配时间和精力，对于心理问题严重者要重点关注，以确保心理护理工作质量；指导服务对象积极参与，充分发挥他们的主观能动性；对于连续执行的心理护理措施，应做好口头或书面交接班；服务对象对某些措施有异议时，应及时商讨，达成一致。在心理护理实施过程中，应按计划采取相应措施，选择适用于个体的心理护理技术。

（三）做好心理护理记录

心理护理记录是把服务对象的生理、心理动态变化和实施心理护理措施后的效果，用心理护理的术语加以整理和记录。护士将各项心理护理活动的结果及服务对象的反应记录下来，既可反映心理护理效果，又可为下阶段工作做准备。心理护理记录内容应及时、准确。

（四）继续书写心理护理计划

在实施阶段，心理护理计划每天都要不断书写记录。护士要根据服务对象的健康进展情况，对效果不显著的心理护理措施加以修改，对部分实现或未实现的心理护理目标进行调整，并对证据不足的护理诊断重新确认，进一步完善心理护理计划，以保持其现实性和客观性。

五、心理护理效果评价

心理护理效果评价是指护士在实施心理护理计划的过程中和实施计划结束之后，对服务对象认知和行为的改变及健康状态的恢复情况进行连续、系统的鉴定和判断。通过不断地将服务对象的情况同预先制定的护理目标进行比较，来确定心理护理的实际效果，它贯穿于心理护理活动的始终。基本内容可分为五个部分：①建立评价标准；②收集资料；③评价目标是否实现；④分析问题的原因；⑤重审护理计划。

（一）建立评价标准

计划阶段所确定的预期目标可作为护理效果评价的标准。因此，要求护理目标必须明确、具体、可操作，有较强的可观察性、可测量性、可比较性。

（二）收集资料

为了评价预期目标是否达到，护士应在实施护理计划后收集服务对象的相关主客观资料，以便与评估时的情况进行比较。在此过程中应明确几点：①谁负责收集资料；②应用何种形式收集资料（护理查房、护理会诊、护理病例讨论会等）；③应用何种工具收集资料（观察、访谈、问卷调查、量表测量）；④何时收集资料。

（三）评价目标是否实现

在目标陈述所规定的期限到来后，列出实施心理护理措施后服务对象出现的反应，继而将反应与目标进行比较，以观察是否达到目标。评价的方法有主观评定法和客观评定法，如在评估时运用某个量表，则评价时可用同一量表来判断服务对象情况变化的程度。评价的内容包括形式评价、过程评价和效果评价。也可以请病人就自己心理问题是否解决，对心理护理的满意度来评价。目标实现的程度可分为目标完全实现、目标部分实现和目标未实现三种。

（四）分析问题的原因

通过对目标实现程度的评价，如果发现部分目标尚未实现，则要探讨其原因，找到问题的症结所在。护士可按照心理护理程序的顺序从以下几方面逐一进行分析：①所收集的资料是否准确、全面；②护理诊断是否正确；③目标是否合理；④护理措施设计是否得当；⑤执行是否有效；⑥服务对象是否配合。

（五）重审护理计划

护理计划不是一成不变的，需要根据服务对象情况的变化而不断地进行调整。通过重审护理计划，对已解决的问题，停止采取措施，进一步评估服务对象可能存在的其他问题，拟订下一个目标；原来认为可能存在的问题，经过分析或实践验证不存在的，则予以取消；如果问题依然存在，计划的措施适宜，则继续执行原护理计划；如通过评估证明诊断、目标或措施中有不适当的内容，则及时做出修改。

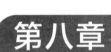

第八章

心理评估

第一节　概　述

心理评估是心理护理程序的第一步，通过收集资料、分析，发现病人现存的或潜在的心理健康问题，可以为实施心理咨询、心理治疗和心理护理提供前提和依据，同时也是护士有针对性地进行心理健康教育和评价心理护理效果的重要手段。

一、心理评估的概念

心理评估（psychological assessment）是指应用多种方法获得信息，对个体某一心理现象进行全面、系统和深入的客观描述和分析的过程，常用的方法包括观察法、访谈法、问卷法和心理测验。心理评估在心理学、医学、教育、人力资源、军事、司法等领域有着广泛的应用，用于临床时为临床心理评估；心理评估在护理领域内的应用，则为心理护理评估，是结合心理学、护理学、社会学等方面的综合评估。

二、心理评估的主要功能

心理评估对心理护理实施及质量评价等均具有重要指导意义，是心理护理过程不可缺少的环节。其主要功能体现在以下几方面。

1. 筛检心理护理对象

大多数病人都伴有不同程度的心理问题，通过心理评估，可筛检出病人心理问题的严重程度和性质，并予以主动、及时的干预，帮助其恢复心理健康。

2. 提供心理护理实施依据

通过心理评估，可把握病人心理问题的轻重缓急，进一步了解引发原因及主要影响因素，为针对性实施干预措施提供依据。

3. 评估实施效果

心理评估的另一个重要功能是评价心理护理效果，了解心理问题是否解决及恢复程度。

三、心理评估过程

心理评估的过程大致包括：评估准备、收集资料、资料解释和报告。

1. 评估准备

（1）确定评估的目的。心理评估可以用于诊断、筛查、预测、进程评价，作为心理护理程序的第一步，心理评估是为了诊断病人的心理状态。

（2）决定评估的内容。包括生理过程、认知、情绪、行为、环境的评估。

（3）明确问题。明确评估对象关心的问题，有利于共同商讨进一步处理问题的方案。

（4）选择做决策的标准。根据资料收集的方法可选用常模标准、自身参照标准、专业标准。

（5）拟订计划。设计资料收集方法、对象、时间进程、器材、场地。

2. 收集资料

（1）资料内容。包括问题描述、现病史、既往史、家族史及有无心理问题，个人成长环境和重要生活事件，人格特点和社会支持，是否需要专业的帮助。

（2）资料来源。包括评估对象、知情人、背景资料。

（3）资料收集方法。可选用观察法、访谈法、调查法、心理测验和问卷法等。在临床心理评估中，常常将心理测验与观察法、访谈法这三种方法联合使用。例如，先通过观察个体的行为来发现个体的问题或可能存在的心理问题，然后可以对其进行相应的心理测验。如果对心理测验的结果存有疑问，可以再对其进行深度访谈，从而发现真正的问题所在。

3. 资料解释和报告

（1）全面系统地整理资料、判断资料的内在含义，探索资料对诊断、分类和干预的意义。

（2）整理、分析资料发现重点和特殊问题，并做出判断得出初步结论。

（3）写出评估报告，告知病人或家属，共同商讨进一步处理问题的方案。

四、心理评估的实施原则和注意事项

（一）实施原则

1. 综合原则

心理评估时应将心理测验与其他心理评估方法、临床检查诊断结果及实际情况相结合，实施综合评定，灵活分析，才能使评估结果更加客观和准确，不能只以心理评估量表的测验结果予以定论。

2. 动态原则

病人的心理活动受病程、诊疗环境、个性特征等因素的影响，因此，心理评估应该因时而异，动态地评估病人的心理状态。

3. 中立性原则

在评估过程中，尽可能保持客观、中立的态度。分析结果时应尽可能从被评估者角度而不是从自己的角度去理解他们的行为。

（二）注意事项

（1）心理评估人员应与病人建立良好的护患关系，理解并尊重病人，尊重其知情权，为其保密，尽量满足其合理需求。

（2）评估人员应具备心理学专业知识和技能，熟悉一般疾病特别是精神疾病的症状表现和诊断要点，以便于鉴别正常与异常的心理现象。接受过心理评估、心理测量学方面的专门训练，熟悉各种评估方法、适应范围及优缺点。

（3）各种心理评估量表内容和使用方法不得随意公开或借给他人使用，只有具备资格者才能独立使用和保存。

第二节　心理评估的常用方法

心理评估的常用方法包括定量和定性两种类型。定量评估有心理测验和问卷法；定性评估有观察法、访谈法、调查法等。通常要将定性和定量评估相结合，取长补短，才能获得全面、准确的信息，做出正确的判断。

一、观察法

（一）概念

观察法是指在完全自然或接近自然的条件下，按照研究目的，系统地、有计划地观察病人的可观察行为并记录，对结果进行客观的解释，以了解病人心理和行为特征的一种方法。观察法是临床心理评估最常用的方法之一，其目的是描述病人的临床行为表现、评估其心理活动、监测其行为变化，为心理护理诊断和制订护理计划提供依据。

（二）观察法的设计

观察法的设计是确保行为观察结果的科学性、客观性、准确性的重要前提和保证，观察方案的设计有以下五个步骤：确定观察目标、选择观察情境和观察方法、确定观察指标、选择适当的记录方法、确定观察次数和时间。

1. 确定观察目标

观察目标包括仪表、身体状况、人际交往、言谈举止、个性特征、注意力、爱好、应变能力和应对行为等。在实际观察中，应根据观察目的、观察方法及观察的不同阶段选择观察目标行为，即每次观察确定其中几项观察内容，有所侧重。在确定观察目标时，首先应考虑行为的可观察性，选择易于观察的行为。有的行为容易观察，如动作、表情等，而情绪、态度等是不易观察的，有的行为涉及个人隐私，是不允许观察的。其次，对每种进行观察的目标行为给予明确的操作定义，便于准确观察和记录。

2. 选择观察情境和观察方法

（1）确定观察情境。对行为的观察可以在完全自然的环境下进行，也可以在实验室或特殊情境下进行。在自然环境（医院）中，不改变或干扰自然环境，研究者能观察到一些自然情况下发生的行为，称为自然观察法。护理人员在临床实践中一般采用自然观察法。观察时应注意：①观察护士的位置能保证观察的对象全部清晰地落在视野以内；②保证不影响被观察者的常态；③注意同一被观察者在不同情境下所表现的不同行为。例如，病人即使病得很严重，在工作单位的自然情境下仍然可以处理工作事宜，而当在家人的陪同下进入医院就有可能退行到任何事都需依赖别人。因此，评价观察结果时，应充分考虑观察情境对结果的影响。

（2）确定观察方法。根据研究目的和观察行为的特点，考虑使用连续观察法还是轮换性观察，直接观察还是隐蔽性观察等。连续性观察适宜对少数病人或单个行为的严密细致观察，轮换性观察则可用于多个病人同类问题综合归纳观察；为防止病人察觉自己被观察后出现行为掩饰，可采用隐蔽性观察等。

3. 确定观察指标

观察指标与观察目标的特点、研究目的、拟选择的记录方法等有密切关系，通常包括目标出现的时间、地点、场合，目标行为发生的频率、强度、顺序、内容、大小和方向等。观察指标可能是单一指标，也可能是多项指标或综合指标。

4. 选择适当的记录方法

（1）叙述性记录。一种常用的观察方法，又称描述性记录，即采用速记法现场连续记录，可采用做笔记、录音、录像或联合使用，这种方法除记录观察到的行为，有时还需要推理判断。也可以按照观察时间顺序编写记录，例如，记录"某病人于午餐前后分别抽烟1次，每次1支"。

（2）评定性记录。根据评定量表的要求进行观察和记录。例如，记录"抑郁等级2，焦虑等级3"。

（3）间隔性记录。又称时间间隔样本，是指在观察过程中，有规律地每隔同样长短时间便观察和记录一次，间隔和观察时间根据研究的需要和目标行为的性质而定，如每隔20分钟观察并记录5分钟内的观察结果。

（4）事件记录。记录在一次观察期间内，目标行为或事件的发生频率，这种记录方法常和时间间隔记录结合使用，又称事件样本。在自然条件下进行观察时，经常会遇到特殊的事件，如病情加重、亲人生病、情感波折等，在不同程度上干扰了目标行为的发生、发展或进程。如某女青年病人每次在男朋友来探视后均躲在被窝里抽泣，应加以记录。

5. 确定观察次数和时间

具体包括在什么时间进行观察、观察持续时间、间隔时间和观察次数。观察时间一般每次持续 10~30 分钟，这样观察者不会太疲劳，也可以根据实际需要酌情延长或缩短。观察次数可以根据实际情况来定，如果一天内进行多次观察，则应分布在不同的时间段，以便较全面地观察被观察对象在不同情境下的行为表现和规律；如果观察期跨越若干天，则每一天数次的观察时间应保持一致，每次观察安排在什么时间进行，根据影响目标行为的时间因素来确定。

（三）观察法的注意事项

为了使观察法具有良好的客观性、准确性和科学性，许多研究者提出了在行为观察时观察者应注意的几点事项。

（1）观察和记录应当尽可能客观、完整和准确，记录使用日常用语而少用术语，采用描述性记录，避免使用解释的方式记录。

（2）确定要观察的目标行为，可以是单个行为，也可以是被观察者分解的某类行为。确定并记录每天观察的次数、时间和地点。

（3）在观察和评估过程中，尽可能保持客观、中立的态度。分析结果时应尽可能从被观察者的角度而不是从自己的角度去理解他们的行为。

（4）观察要明确可能影响目标行为的各种因素，注意其他人的言语或非言语因素是如何改变被观察者的行为的，周围环境是如何影响被观察者的行为的。对观察到的行为产生的原因应结合当时的情境进行合理探索和解释。

二、访谈法

（一）概念

访谈法（interview）是访谈者（医生、护士或临床心理学家）与被访者（病人或来访者）进行有目的的会晤，是收集资料、提出诊断、制定措施和进行评价的基本沟通手段，是护患沟通的必要技能，同时还是在评估过程中建立协调关系的重要手段。"interview"有人将其译为晤谈，晤谈需面对面进行谈话，"interview"在大多数时候，都是面对面进行的，有时可以通过网络、电话等现代通信技术来进行，因此，译为访谈比较合适。

访谈是收集资料的一项重要技术，通过访谈，护士可以了解病人目前的一般情况、来访目的、可能存在的问题，建立初步的护患关系，然后确定是否需要进行其他的心理评估。访谈可以提供其他评估方法无法获得的信息，没有访谈资料，其他心理测验的结果便无法客观判断。同时，访谈也可以保证心理测验及随后的心理咨询与干预顺利地开展。

（二）访谈的类型

根据心理评估的性质、目的或对象的不同，访谈可有不同的形式。根据访谈进程的标准化程度，访谈可分为非结构式、结构式和半结构式。

1. 非结构式访谈

非结构式访谈又称为非标准化访谈、开放式访谈、自由访谈。由访谈者与被访者围绕某一主题自由交谈，交谈的气氛较轻松。非结构式访谈的优点是灵活、易建立双方的协调关系、容易获得被访者的详细情况。其缺点是话题较松散、费时，信度和效度高低不一，访谈者须接受严格训练等。

2. 结构式访谈

结构式访谈又名标准化访谈，是根据特定的目的预先设定谈话的结构、程序，并限定谈话的内容，其优点是经济、省时、省力、凝练、切题、高效等，结果方便量化，便于做统计分析。缺点是机械、被动、过于程序化，易于将相关信息遗漏、忽略，不利于了解来访者内心体验。

3. 半结构式访谈

半结构式访谈介于非结构式和结构式访谈之间，是指按照一个访谈提纲而进行的访谈。具有前两种方法的优点，而且能克服不足和缺点，是应用较多的一种访谈法。该访谈对提问的方式和顺序，被访者回答的方式，访谈记录的方式和访谈的时间、地点等没有具体的要求，由访谈者根据情况灵活处理。

（三）访谈的内容

1. 一般资料的访谈内容

（1）病人的基本情况。姓名、年龄、职业、经济状况和文化程度等。

（2）近期日常活动状况。日常活动、饮食、睡眠、精神状况等。

（3）个人生活习惯。有无特殊嗜好，如烟酒嗜好。

（4）出生成长情况。是否顺产、发育如何等。

（5）健康情况。既往和现在的健康状况，有无外伤史、遗传疾病史等。

（6）婚恋或家庭情况。婚姻状况、家庭关系、家庭成员情况等。

（7）工作情况和生活事件。从事职业、经济状况、社会压力、有无生活事件发生等。

（8）社会支持。与家人、同事、朋友之间的关系如何。

2. 心理评估资料的访谈内容

在一般资料和病史访谈后，常常要进一步对其心理状况进行检查，这是更加特殊和专业化的心理诊断性访谈。心理诊断性访谈主要围绕病史采集和精神状况检查的内容及诊断需要的资料进行。在进行心理护理前，必须先进行心理诊断，虽然不像精神科医生和临床心理学家那样详细地对来访者的精神状态进行全面细致的评价，但也有必要对其主要精神状况做粗略的检查。一般可根据实际情况设计询问。

（1）现在存在哪些主要问题？这些问题的主要内容是什么？什么时候发生的？经常发生吗？

（2）这些问题发生后经常变化吗？这些问题发生后别的方面有相继改变吗？

3. 心理治疗资料的访谈内容

心理治疗性访谈是指对病人的问题进行干预或治疗的谈话，如认知疗法等。访谈后，根据需要进行感知觉、记忆、思维、智力、定向、仪表和自知力等方面的精神状况检查。

三、问卷法

（一）概念

问卷法（questionnaire）是调查者通过事先设计好的问题来获取有关信息和资料的一种方法。调查者以书面形式给出一系列与研究目的有关的问题，让被调查者做出回答，通过对问题答案的回收、整理、分析，获取有关信息。通常一份完整的问卷，一般包括标题、前言、指导语、问题、选择答案、结束语等。

（二）问卷法的优、缺点

1. 问卷法的优点

（1）效率高。问卷调查无须调查人员逐人或逐户地收集资料，可采用团体方式进行，也可通过邮寄发出问卷，有的还直接在报刊上登出问卷，可以节省人力、物力、经费和时间，可以在很短的时间内同时调查很多人。问卷资料适于计算机处理，也节省了分析的时间与费用。

（2）结果较客观。问卷调查通常采用匿名的形式，它有利于调查对象无所顾忌地表达自己的真实情况和想法。特别是当问卷内容涉及一些较为敏感的问题和个人隐私问题时，在非匿名状态下，调查对象往往不愿意表达自己的真实情况和想法。

（3）形式统一。问卷调查对所有的被调查者都以同一种形式提问、要求以同一种形式回答，方便统计分析。

2. 问卷法的不足

（1）缺乏灵活性。问卷中大部分问题的答案由问卷设计者预先划定了有限的范围，缺乏弹性，这使得调查对象的回答受到限制，从而可能遗漏一些更为深层、细致的信息。

（2）回收率低。问卷的回收率和有效率比较低。在问卷调查中，问卷的回收率和有效率必须有一定的保证，否则会影响到调查资料的代表性和价值。邮寄发出问卷的寄回，靠调查对象的自觉和自愿，没有任何约束，所以往往回收率不高，这就对样本所要求的数量造成一定的影响。

四、心理测验

在心理评估工作中，心理测验是心理或行为变量的主要定量手段。心理测验使用经过信度、效度检验的量表，例如，人格量表、智力量表等，可以获得较高可信度的量化记录。

（一）概念

心理测验（psychological test）是指在标准情境下，依据心理学理论，使用一定的操作程序，对人的心理特点进行数量化分析和做出推论的一类科学方法。从心理测量学意义上讲，心理测验是一类对行为样本进行客观描述的标准化测量工具。

心理测验可测量个体间差异或同一个体在不同场合下的反应，可用于选拔人才、岗位安置、心理咨询、人格评价和临床诊断。但解决实际问题时，测验结果只是个参考因素，须结合其他方面的信息综合考虑。

（二）心理测验的特点

与其他心理评估方法相比，心理测验具有间接性、相对性和客观性的特点。

（三）心理测验的分类

心理测验的种类繁多，按照不同的标准，可以将其分为以下几种不同的类型。

1. 按测验的方法分类

（1）量表法。测验多采用结构式提问的方法，让被试者以"是"或"否"或在限定的几种答案中做出选择回答。这种方法测验材料完整，结果容易分析，易于统一处理，缺点是测验目的明显，在回答涉及社会评价的问题时，可能因掩饰而回答失真。

（2）作业法。这种方法测验形式是非文字的，让被试者进行实际操作，多用于测量感知和运动等操作能力。对受文化教育因素限制的被试者（如文盲、语言不通的人或有语言障碍的人等）及婴幼儿进行心理测验时，主要采用这种形式。

（3）投射法。采用一些意义不明的图像、一片模糊的人形、墨迹图或一些不完整的句子，让被试者根据自己的想象、理解或感受随意做出回答，借以诱导出被试者的感受、经验、情绪或内心冲突，以反映其内心世界。这种方法材料意义含糊，回答无限制，无严格的评分标准，其优点是测验的目的隐蔽，回答难以掩饰，结果较真实；缺点主要是测验结果分析困难，对主试者的要求相当高。多用于测量人格，如洛夏墨迹测验、主题统觉测验（TAT）等。也有用于异常思维的发现，如填词测验、自由联想测验等。

2. 按测验的目的及功能分类

（1）能力测验（ability test）。包括一般能力测验和特殊能力测验，一般能力测验测量人的一般能力，主要指从事各种活动都需要的能力，如智力测验，主要用于儿童智力发育的鉴定或作为脑器质性损害及退行性病变的参考。出生后至3岁左右婴幼儿的智力分化水平较低，智力测验无法评估其心理成熟水平，可以使用儿童心理发展量表，及早发现婴幼儿心理发育障碍，尽早干预。特殊能力测验测量从事某些活动所需要的特殊能力，主要用于特殊职业或职业选择、特殊人才选拔等。常用的工具有韦克斯勒成人和儿童智力量表、比奈—西蒙智力量表、斯坦福—比奈智力量表及瑞文智力测验等。

（2）人格测验（personality test）。这类测验测量性格、气质、兴趣、动机、信念等人格特征和病理人格特征，如艾森克人格问卷、卡特尔16项人格因素问卷和明尼苏达多项人格调查表。

（3）神经心理测验（neuropsychological test）。这类测验测量个体脑神经功能（主要是高级神经功能）状态。主要包括一些个别能力测验，如感知运动测验、记忆测验及联想思维测验等。

（4）症状评定量表（symptom rating scale）。这类量表主要评定神经和心理方面的症状程度、疗效评估等方面，在精神科、神经科和心理咨询中最常用，如焦虑评定量表、抑郁评定量表、90项症状自评量表等。

（5）其他。如生活事件评定量表、社会支持评定量表、适应行为评定量表、应对方式量表、职业咨询测验等。

3. 按测验的对象分类

（1）个别测验。一个主试者在同一时间只测验一个被试者，临床上应用较广。这种方式获得相关信息准确、施测过程容易控制，有利于仔细观察被试者情况。

（2）团体测验。一个或几个主试者同时测验多个被试者，主要用于科学研究，主试者可以在短时间内收集到大量的信息。

4. 按测验材料的性质分类

（1）文字测验。测验项目和回答问题都用文字表达。此法要求被试者要有一定的文化程度。大部分团体、个人问卷都是这一类型。

（2）非文字测验。测验项目和回答问题都用非文字形式表达。如一些作业测验，韦氏智力测验中的填图、图形排序、图形拼凑、数字符号等分测验即为非文字测验。

（四）标准化心理测验的基本特征

并非所有的心理测验都称为标准化心理测验，只有通过一套标准程序建立测验内容、制定评分标准、固定实施方法，且具备心理测量学的技术指标，并达到了国际上公认的水平，才称为标准化心理测验。标准化心理测验的主要技术指标如下。

1. 常模

常模（norm）是指一种可供比较的某种形式的标准量数，即参照标准。一个人某项测验的结果只有与这一标准比较才能确定其测验结果的实际意义。常模就是测验取样的平均值，即正常成绩或平均成绩，常模标准在心理测验中处于举足轻重的地位。获得心理测验的常模所用的代表性群体就是常模样本。为了保证常模样本的代表性，取样时通常需要全面考虑影响该测验结果的主要因素，如样本的年龄范围、性别、地区、民族、信仰、教育程度、职业等，再根据人口资料中这些因素的构成比，采用随机抽样方法来获得常模样本。如果是临床评定量表，常模样本取样还应考虑疾病诊断、病程及治疗等情况。被试者的情况在这些方面与样本相应，所测结果与样本才有可比性。如果样本是代表某一地区的，可建立区域性常模，代表全国的，则制定全国常模。

2. 信度

信度（reliability）是指一个测验工具在对同一对象的几次测量中所得结果的一致程度，它反映了测验工具的可靠性和稳定性。在同样条件下，同一被试者几次测量所得结果变化不大，说明该测验工具稳定、信度高。作为一个好的测验，它的结果必须可靠和稳定。信度用信度系数表示，其数值在-1~+1之间，绝对值越接近0，表明测验结果越不可靠，绝对值越接近1，表明测验结果越可靠。此外，信度的高低往往与测验的性质有关，通常能力测验的信度要求在 0.8 以上，人格测验的信度要求在 0.7 以上。检验信度通常有重测信度（test-retest reliability）、分半信度（split-half reliability）、复本信度、评分者信度等指标。

3. 效度

效度（validity）即测验结果的有效性，指是否测量到要测查的内容及测查的程度。效度越高则表示该测验测量的结果所能代表要测量行为的真实度越高，能达到测验目的，反之则达不到测验目的。例如，有效的智力测验可以检测到智力的特质，而不是性格或其他。效度检验方法有多种，由美国教育研究协会（AERA）、美国心理学会（APA）和美国国家教育测量学会（NCME）三个机构联合颁布的《教育与心理测验标准》将效度测量分为三类：内容关联效果、效标关联效度和结构关联效度。

（五）心理测验的实施原则

1. 标准化原则

心理测量需采用公认的标准化工具，施测方法要严格根据测验指导手册的规定执行：记分标准、解释方法、施测环境及常模均需保持一致。

2. 客观性原则

对心理测验的结果做出评价时要遵循客观性原则，要"实事求是"，对结果的解释要符合被试者的实际情况。考虑被试者的生活经历、家庭、社会环境及通过会谈、观察法等心理评估方法获得各种资料。

3. 保密原则

保密原则是心理测验的一条道德标准，应尊重被试者的利益和隐私，保护被试者的测验结果；测验的内容、答案及记分方法只有做此项工作的有关人员才能掌握，绝不允许随意扩散，更不允许在出版物上公开发表。

第三节　主要心理测验介绍

一、人格测验

人格测验，也称个性测验，测量个体行为独特性和倾向性等特征。它是心理测验中数量最多、使用最广泛的一类测验。

人格测验分为有结构的客观测验和无结构的投射测验两种形式。客观测验是一种自陈式问卷，被试者要求回答关于思想、情感和行为的一系列问题，如回答"对""错"或这个陈述对被试者的典型性程度。常使用的包括艾森克人格问卷、明尼苏达多项人格调查表、卡特尔 16 项人格因素问卷和加州心理调查表等。投射测验是指观察个体对一些模糊的或者无结构材料所做出的反应，通过卡特尔试者的想象而将其心理活动从内心深处暴露或透射出来的测验，从而使检查者得以了解卡特尔试者的人格特征和心理冲突。最常用的投射测验包括洛夏墨迹测验、主题统觉测验和语句填充测验等。这些测验在国内都有相应的修订本，近年也有国内学者编制本土化人格问卷，如王登峰编制的中国人人格问卷。

（一）艾森克人格问卷

艾森克人格问卷（Eysenck Personality Questionnaire，EPQ）是由英国伦敦大学教授艾森克（Eysenck）夫妇根据其人格三因素理论编制的，实施简便，人格维度概念清楚，容易解释，既可个别施测，也可团体施测，在国际上被广为应用，但条目少，反映的信息相对较少，对人格描述不够详细。此量表有成人问卷和青少年问卷两种。我国龚耀先教授1983年主持修订了适用于16岁以上的成人问卷，适用于7~15岁的儿童问卷，均为88项。

EPQ由3个维度4个分量表构成，用E、N、P和L四个分量表分别记分；其中E、N、P是艾森克人格理论中关于人格结构的3个维度，L是效度量表。EPQ结果采用标准分（T）表示，根据各维度高低来判断人格倾向和特征。

1. E量表（内外向维度）

21个条目，与中枢神经系统的兴奋、抑制的强度密切相关，两端是典型的内向和外向，测试人格的内倾和外倾。典型外向（得分很高）的人神经系统易兴奋，且兴奋性高，表现为喜欢刺激、爱交际、喜欢冒险、易冲动，具有积极进取精神，甚至具有攻击性，反应迅速，乐观随和等；典型内向（得分很低）的人则多表现为安静，常内省，深沉，保守，不喜社交，对一般人冷淡，喜欢阅读和思考，做事计划性强，甚至瞻前顾后、犹豫不决，工作和生活严谨、有规律等。

2. N量表（神经质或情绪稳定性维度）

24个条目，与自主神经系统的稳定性有关，测试个体的情绪稳定性。典型情绪不稳（得分很高）表现为焦虑、高度紧张、抑郁，大喜或大悲快速转换，对于各种刺激的反应往往过分。典型情绪稳定（得分很低）表现为情绪反应弱而缓慢，表现稳定。有时有情感反应缺乏的感觉，但极端的情绪不稳和超稳状态都很少，大多数人处在中间移行状态。将E维度和N维度组合，可以进一步分出外向稳定（多血质）、外向不稳定（胆汁质）、内向稳定（黏液质）、内向不稳定（抑郁质）4种气质特征。

3. P量表（精神质维度）

23个条目，是一种单向维度，测试个体潜在的精神质，与精神病发病有关。得分过高提示精神质，常表现为孤独、不关心别人、敌意、缺乏同情心、攻击行为、行为常怪异、捉弄人、很难适应新环境等。得分低者合群、适应性强。得分高的儿童，古怪、孤僻、缺乏是非感，对人和动物缺乏人类感情。

4. L量表（掩饰）

20个条目，是一个效度量表，测量被试者的掩饰性。高分说明被试者过分地掩饰，也反映其纯朴、幼稚。这样将影响该份问卷的"真实"性，说明此次测验的可靠性差。有研究表明L分高低与性别、年龄、民族等多种因素有关。

（二）明尼苏达多项人格调查表

明尼苏达多项人格调查表（Minnesota Multiphasic Personality Inventory，MMPI）是由美国明尼苏达大学的心理学家哈撒节（S. R. Hathaway）和精神科医生麦金利（J. C. Mckinley）于 20 世纪 40 年代根据精神病临床需要编制而成，最初的主要目的是鉴别精神疾病，后来发展为人格测验，是目前国外最常用的人格测验之一。MMPI 应用十分广泛，在精神医学上主要用于临床辅助诊断，在心身医学领域用于多种心身疾病，如冠心病、癌症等病人的人格特征研究，在行为医学用于行为障碍的人格特征研究，在心理咨询和心理治疗中常用来评估来访者的人格特点及心理治疗效果评价等，还可用于司法鉴定领域。MMPI 适用于 16 岁以上至少有 6 年以上教育年限者，既可以个别施测，也可团体测查。

1980 年中科院心理研究所宋维真等人将 MMPI 引进我国，在 20 世纪 80 年代中期，MMPI 进行了一次主要修订，这就是 MMPI2。MMPI2 提供了成人和青少年常模，可用于 13 岁以上青少年和成人，它在言语和内容上都有了更新，还增加了 15 个内容量表，其优点在于施测经济和轻松，也可用于心理病理诊断。

MMPI 是一种测量人格病理倾向的工具，条目内容很广泛，共有 566 个自我陈述语形式的条目，其中 16 个为重复条目，前 399 个条目与临床有关，其他条目属于研究量表。涉及各种躯体状况、精神状态、家庭、婚姻、宗教、政治、法律道德、社会等方面的态度和看法。MMPI 有 4 个效度量表和 10 个临床量表，其中 8 个临床量表是以精神疾病诊断名称命名的。各量表结果采用 T 分形式，可在 MMPI 剖析图上标出。

（三）卡特尔 16 项人格因素问卷

卡特尔 16 项人格因素问卷（16 Personality Factor Questionnaire，16PF）是美国伊利诺州立大学人格及能力测验研究所卡特尔（Catell）教授根据人格特质学说，采用因素分析方法编制而成。卡特尔认为人的根源特质是构成人格的基本要素，只要测量 16 项基本要素在个体身上的表现程度即可了解其人格特征。

16PF 普通版本有 A、B、C、D 四型，A、B 是平行版本，为全本，各有 187 项；C、D 是平行版本，为缩减本，各 105 项。普通版本适用于 16 岁以上并有小学以上文化程度者。另有 E 和 F 版本，E 和 F 也是平行版本，各 128 项，适用于阅读水平低的人。16PF 主要用于确定和测量正常人的基本人格特征，并进一步评估某些次级人格因素，可作为了解心理障碍的个性原因及心身疾病诊断的主要手段，也可以用于人才的选拔。我国已经有相关修订本及全国常模。

16PF 结果采用标准分（Z 分），通常认为小于 4 分（1~3 分）为低分，大于 7 分（8~10 分）为高分。高低分均有相应的人格特征说明 16 项人格因素的名称和得高低分所表示的人格特征。

（四）大五人格因素测定量表

近年来，研究者们在人格描述模式上形成了比较一致的共识，从现代特质理论角度，提出了人格的大五因素模式（big five factors model）。研究者通过词汇学的方法，发现大约有五种特质可以涵盖人格描述的所有方面，编制了大五人格因素测定量表（NEO-PI-R）。

1. 外倾性（extraversion）

爱娱乐对严肃，好交际对不好交际，感情丰富对含蓄，表现出热情、活跃、爱社交、喜冒险、果断、乐观等特点。

2. 神经质或情绪稳定性（neuroticism）

不安全感对安全感，烦恼对平静，自怜对自我满意，包括冲动、脆弱、焦虑、敌对、压抑、自我意识等特质。

3. 开放性（openness）

自主对顺从，富于想象对务实，寻求变化对遵守惯例，具有想象、创造、求异、智慧、审美、情感丰富等特征。

4. 随和性（agreeableness）

热心对无情，乐于助人对不合作，信赖对怀疑，包括直率、谦虚、信任、利他、移情等品质。

5. 尽责性（conscientiousness）

有序对无序，谨慎细心对粗心大意，自律对意志薄弱，包括自律、谨慎、尽职、胜任、公正、条理、成就、克制等特点。

（五）洛夏墨迹测验

洛夏墨迹测验（Rorschach Inkblot Test）由瑞士精神病学家 Hermann Rochea 在 1921 年创立，是为了临床诊断，对精神分裂症与其他精神病做出鉴别的测验，也用于研究感知觉和想象能力。1940 年，洛夏墨迹测验才被作为人格测验在临床上得到了广泛应用。1990 年龚耀先完成了该测验修订工作，现在已有我国正常人的常模。

洛夏墨迹测验的材料为 10 张墨迹图，有 5 张为黑色的，2 张是黑色和红色的，其余 3 张是彩色的，都是将墨迹放在纸上再加折叠所成的对称的浓淡不匀的墨迹图。此测验分为两期，前一个阶段为联想期，测试时每次交给被试者 1 张图片，要他说出从图中看到了什么。看完 10 张后，进入下一个阶段即询问期，与被试者确定，他看到的是全图还是图的局部，并说明为什么这些部位像他所说的内容。该测验属个别施测，施测时，主试者要记录被试者的言语、情绪和动作表现反应。将被试者所指部位和回答的原因均记录下来，然后进行结果分析和评分。美国 John Exner 于 1974 年建立了洛夏墨迹测验图例洛夏墨迹测验结果综合分析系统，目前常用于正常和病理人格的理论和临床研究。

洛夏墨迹测验是一种投射测验，测验任务和目的相对分离，被试者一般不知道测验的目的，这样可避免被试者的掩饰或伪装，从而使获得的资料更为客观。其记分和解释方法复杂，要求主试者具备丰富的人格结构、心理学和精神病学方面的知识，且需要经过长期的训练和实践才能熟练掌握。

（六）主题统觉测验

主题统觉测验（Thematic Apperception Test，TAT）由美国哈佛大学 C. D. Morgan 和 H. A. Mury 于 1935 年编制，用于哈佛心理诊所，1943 年哈佛大学出版了《主题统觉测验》一书，经多次修订后逐步推广应用。全套测验包括 30 张内容模糊的黑白图片，另加一张空白卡片。图片为人物和部分景物，有一定的主题，回答无内容限制，属人格投射测验。施测时根据被试者的性别及是儿童还是成人（以 14 岁为界），取统一规定的 19 张图片和一张空白卡片进行测试。由主试者向被试者呈现图片，要求被试者根据这张图片讲述一个故事，包括情景中的人在干什么，主人公内心想什么，故事是怎么开始、怎么结尾的。主试者评价故事的结构和内容，评价被试者描述的个体行为，试图发现被试者关心的问题、动机和人格特点。主题统觉测验还经常用来揭示个体在支配需要上的差异，诸如权力、领导和成就动机。经过几十年的研究，证明该测验还是一种测量个体成就需要的有效工具。

（七）人格测验在护理中的应用

人格测验在护理临床中主要用于对人格的评估、诊断和预测。通过测验，护士可以了解病人的个性特征，评定病人有无异常人格，为实施心理护理提供依据。对于多种心身疾病，如冠心病、癌症等病人的人格特征研究，早期发现，指导病人进行认知行为矫正疗法，矫正致病的个性、行为。此外，还可作为心理治疗效果的评价标准。护士是一特殊职业群体，其职业要求情绪类型稳定，人格取向居中。通过人格问卷进行人格评估，可以在招聘过程中判断应聘人员是否适合护理岗位。

二、智力测验

智力测验（Intelligence Test）在心理测验中产生最早，应用最广，是评估个体一般能力的方法，是根据有关智力概念和理论经标准化过程编制而成的。智力测验不仅可用于评估个体的智力水平，还可用于研究其他病理性异常现象。智力测验的结果一般用智商来表示。评估智力水平多采用智力测验和发展量表，0～3 岁多采用发展量表测量智力水平，4 岁以后多采用智力量表。常用智力测验量表有比奈智力量表和韦克斯勒智力量表等。

（一）智力测验的相关概念

1. 智力

在心理学中，智力是最具有歧义的概念。智力的定义有很多，中国心理学家对智力的定义可以归纳为四种：①智力即能力；②智力是一种先天素质，是脑神经活动的结果；③智力是认知能力；④智力是一种适应能力。

2. 智商（Intelligence Quotient，IQ）

智商是指智力商数，是个体运用知识解决实际问题的能力，是智力测验结果的量化单位，用于衡量个体智力发展水平的一种指标，智商的计算方法有两种：比率智商和离差智商。

（1）比率智商。智力年龄与实际年龄的比率。可以对不同年龄者的智力水平进行相互比较，也可以表示一个人的聪明程度，但是它的局限是，人的实龄与年俱增，而智力发展不是直线而是曲线，即智力达到了一定年龄之后会稳定不前，甚至会出现逐渐下降的趋势，而使 IQ 分数降低，不能正确地反映出实际的智力水平。因此，比率智商存在缺陷，不适用于 20 岁以上的成年人，客观上要求对智商的计算方法进行改革。目前已很少使用。

（2）离差智商。1949 年美国著名心理测验学家 Wechsler 在其编制的儿童智力量表中，提出了离差智商（deviation IQ），克服了比率智商计算受年龄限制的缺点，现已成为通用的智商计算方法。采用统计学标准分数的概念来计算智力分数，用于表示被试者的成绩偏离同年龄组平均成绩的距离（以标准差为单位），每个年龄组 IQ 均值为 100，标准差为 15。当被试者的 IQ 为 100 时，表示他的智力水平恰好处于同年龄组的平均位置；如 IQ 是 115，则高于平均智力的一个标准差，为中上智力水平；IQ 是 85，则表示低于平均智力一个标准差，为中下智力水平。Teman 曾应用智力量表进行大量的测试，发现智商为 100 左右的人约占全部测试者的 46%，130 分以上和 70 分以下的人少于 3%，其他人的研究结果与之基本相同。也就是说，人的智商虽然存在一定的差异，但总体呈常态曲线分布，与理论常态分布吻合，可以用标准分数的概念来表示被试者在整体中的位置。实际的样本虽然有一些变化，但大致上出入不大。目前智力评定主要采用 IQ 分级的方法，也是国际上通用的分级方法，最具有代表性的是韦克斯勒的智力分类。

（二）比奈智力量表

比奈智力量表包括比奈—西蒙智力量表和斯坦福—比奈智力量表及其修订本。法国心理学家 A. Binet 和 T. Simon 受法国教育部委托于 1905 年编制出 30 个题目为鉴别儿童学习能力的"比奈—西蒙智力量表"，是世界上第一个智力量表。修订后的"斯坦福—比奈智力量表"（第四版）具有测验编制依据一定的智力结构理论，采用分测验方式进行多阶段测验，抛弃智商概念，采取标准年龄计分方法等特征。最新的斯坦福—比奈测验共由 15 个分测验组成 4 个领域，即词语推理、数量推理、抽象、视觉推理及短时记忆，它对正常人群、发育迟滞和天才人群都提供了准确的 IQ 估计。

在我国第一次修订斯坦福—比奈智力量表的是陆志韦（1924），后来陆志韦和吴天敏进行了第二次修订（1936），吴天敏做了第三次修订（1982），称作"中国比奈测验"。可用于 2~18 岁被试者（每岁 3 个试题，共 51 题），最佳适用年龄是小学至初中阶段。

（三）韦克斯勒智力量表

韦克斯勒智力量表是美国心理学家 Wechsler 编制的一系列用于不同年龄人群的智力量表，是目前世界上使用最广泛的智力评估测验，于 1939 年编制。Wechsler–Bellevue 量表，简称 W–Bl，修订后成为目前使用的韦克斯勒成人智力量表。Wechsler 又先后于 1949

年和 1967 年编制了韦克斯勒儿童智力量表（WISC）和韦克斯勒学龄前儿童智力量表（WPPSI），这三个量表可以完成对一个人从幼年到老年的智力测量，同时也便于做前后比较。1981 年后，三套韦氏智力量表都产生了适用于中国文化背景的相应的修订本，分别称为中国修订韦氏成人智力量表（WAIS-RC，龚耀先，1981），中国市氏儿童智力量表（C WISC，龚耀先，1993）或韦氏儿童智力量表中国修订本（WISC-CR，林传鼎，张厚粲，1986）和中国韦氏幼儿智力量表（C-WYCSI，龚耀先，1986）。

我国修订的韦氏成人智力量表（WAIS-RO）包括言语和操作两个分量表，言语量表由 6 个分测验组成，操作量表由 5 个分测验组成。根据测验结果，按常模可换算出 3 个智商，即全量表智商（FQ）、言语智商（VIQ）和操作智商（PIQ）。言语量表的分测验包括：知识、领悟、算术、相似性、数字广度、词汇。操作量表的分测验包括：数字符号、图画填充、木块图、图片排列（PA）、图形拼凑。

本智力量表与比奈智力量表一样属个别测验，分数的评定均按手册规定的评分标准进行，采用离差智商作为智力评估指标。

韦氏智力量表被公认为是较好的智力测验，目前在临床、教育和司法鉴定等领域应用较广。在对同一被试者的不同年龄阶段进行施测时，韦氏智力量表具有特别的价值。因量表的分类较细，能较好地反映个体智力全貌和各个侧面，所以临床上对于鉴别脑器质性障碍与功能性障碍的病人也有一定作用。一些分测验（如数字广度、数字符号、木块图等）成绩随衰老而降低，可作为脑功能退化的参数。

（四）智力测验的应用

智力测验是目前应用最广泛的一类测验，可以应用于老年医学，如智力测验是阿尔茨海默病（老年痴呆症）的必测项目，可以判断脑外伤、脑血管意外病人的脑部损害程度；可以用于儿童保健和优生优育，准确评价多动症儿童的智力水平，协助诊断与鉴别诊断等。还可以用于法医学及临床心理咨询，例如，用于罪犯的智力评价，以便在量刑时作为参考；也用于对受害人的智力损伤进行客观评价；为儿童学习问题、高中毕业生的择业问题等进行鉴别诊断和咨询策略提供有效的参考依据。

三、评定量表

评定量表（rating scale）是从心理计量学中衍生出来，用于对观察结果和印象进行量化的测量工具，应用范围从心理学扩展到精神病学乃至临床医学和社会学等领域。可用于病理现象的筛选、症状程度的描述、疗效观察、辅助诊断和追踪观察等方面。这类量表种类繁多，按评定方式可分为自评量表和他评量表；按评定内容可分为诊断量表、症状量表和其他量表；按病种可分为抑郁量表、焦虑量表、躁狂量表等。目前，在临床诊疗护理中常用的有以下几种。

（一）90 项症状自评量表

90 项症状自评量表（Symptom Check List90，SCL-90）在国内外广泛用于精神卫生领域的临床研究和评估，共90个项目，测查10个因子，包括躯体化、强迫、人际敏感、抑郁、焦虑、敌对、恐怖、妄想、精神病性和附加因子。被试者根据最近一周的感觉，每一项目按照"没有、轻度、中度、偏重、严重"的等级以0~4或1~5进行5级评分（0=没有，1=轻度，2=中度，3=偏重，4=严重），计算出总分。SCL-90的统计指标中最常用的是总均分和因子分。总均分能反映症状的严重程度及其演变，因子分能反映出症状群的特点，前后几次测查以观察病情发展或评估治疗效果。总分=90个项目得分之和。阳性项目数=评分为1~4分或2~5分的项目数。因子分=组成某一因子的各项目总分/组成某一因子的项目数。10个因子含义及所包含项目如下。

（1）躯体化。包括1、4、12、27、40、42、48、49、52、53、56和58共12项，主要反映身体不适感，包括心血管、胃肠道和呼吸等的主诉不适及其他躯体表现。

（2）强迫。包括3、9、10、28、38、45、46、51、55和65共10项，主要反映强迫症状。

（3）人际敏感。包括6、21、34、36、37、41、61、69和73共9项，主要反映某些个体不自在与自卑感，特别是与其他人相比较时更加突出。

（4）抑郁。包括5、14、15、20、22、26、29、30、31、32、54、71和79共13项，主要反映生活兴趣减退、动力缺乏、自杀观念等抑郁症状。

（5）焦虑。包括2、17、23、33、39、57、72、78、80和86共10项，主要反映烦躁、坐立不安、神经过敏、紧张等焦虑症状。

（6）敌对。包括11、24、63、67、74和81共6项，主要反映敌对思想、感情及行为表现。

（7）恐怖。包括13、25、47、50、70、75和82共7项，主要反映广场、社交恐怖症状。

（8）妄想。包括8、18、43、68、76和83共6项，主要反映偏执性思维、猜疑、妄想等。

（9）精神病性。包括7、16、35、62、77、84、85、87、88和90共10项，主要反映精神病性行为和分裂症状。

（10）附加因子。包括19、44、59、60、64、66和89共7项，主要反映睡眠及饮食情况。

该量表没有分界值，按全国常模结果，以0~4分五级评分，总分超过70分，可考虑筛选阳性；1~5分五级评分，总分超过160分，或阳性项目数超过43项，或任一因子分超过2分，可考虑筛选阳性。

（二）抑郁自评量表

抑郁自评量表（Self-Rating Depression Scale，SDS）是由美国心理学家Zung于1965年编制，简单实用，使用方便。可用于流行病学调查，也可用于抑郁状态评定。共20个项目，按症状出现的频度分4级评分：1级为很少有该项症状；2级为有时有该项症状；3级为大部分时间有该项症状；4 级为绝大部分时间有该项症状。正向计分项目按 1~4 计分，但项目 2、5、6、11、12、14、16、17、18、20 为反向记分，即按照 4~1 记分，然后将所有项目得分相加得到总分。

按照中国常模，SDS 的总分均值为（33.46±8.55）分，总分超过 41 分即可能存在抑郁，需进一步检查。抑郁严重指数＝总分/80，指数范围为 0.25~1.0，指数越高，表示抑郁程度越重。此外，还可以将原始分乘以 1.25 后取整数，即转换成标准分（T）。根据中国常模，标准分界值为 53，即 T≥53 表示可能有抑郁存在，53~62 分者为轻度，63~72 分者是中度，72 分以上者是重度抑郁。

SDS 使用简便，能直观地反映病人抑郁的主观感受，使用者不需经特殊训练。目前多用于门诊病人的抑郁筛查、情绪状态评定等。需要注意的是，该量表仅仅用于抑郁症的自评提示，并不能作为诊断依据。如果读者自测分数较高，并不一定患上抑郁症，需要到专业医生处咨询。

（三）焦虑自评量表

焦虑自评量表（Self-Rating Anxiety Scale，SAS）是由美国心理学家 Zung 于 1971 年编制的，焦虑自评量表的结构和评定方法都与抑郁量表很相似。用于衡量焦虑症状的存在及其严重程度，适用于焦虑症状的成人，也可用于流行病学调查。共 20 个项目，按症状出现的频度分 4 级评分：1 级为很少有该项症状；2 级为有时有该项症状；3 级为大部分时间有该项症状；4 级为绝大部分时间有该项症状。正向计分项目按 1~4 计分，但 5 项、9 项、13 项、17 项、19 项为反向记分，即按 4~1 计分。然后将所有项目评分相加得到粗分，将粗分乘以 1.25 后换算成标准分（T）。T 越高，焦虑程度越重。标准分界值为 50，即 T≥50 表示可能有焦虑存在，50~60 分者为轻度焦虑，61~70 分者是中度焦虑，70 分以上者是重度焦虑。

（四）生活事件量表

国内外有很多生活事件量表，这里介绍由杨德森和张亚林编制的生活事件量表（Life Event Scale，LES）。适用于 16 岁上的正常人、神经症、心身疾病、各种躯体疾病病人以及自知力恢复的重性精神病病人。

LES 有 48 条我国较常见的生活事件，包括三个方面的问题：一是家庭生活方面（28 条），二是工作学习方面（13 条），三是社交及其他方面（7 条），另设有 2 条空白项目，供被试者填写已经经历而表中并未列出的某些事件。

LES 是自评量表，填写者须仔细阅读指导语，然后逐条回答。根据调查者的要求，将某时间范围内（通常为 1 年内）的事件记录下来。有些事件虽然发生在该时间范围之前，若影响深远并延续至今，可作为长期性事件记录。对于表上已列出但并未经历的事件应一一注明"未经历"，不留空白，以防遗漏。然后，由填写者根据自身的实际感受而不是按常理或伦理道德观念去判断，即那些经历过的事件对本人来说是好事或是坏事？影响程度如何？影响持续的时间多久？一过性的事件要记录发生次数，长期性事件不到半年记为 1 次，超过半年记为 2 次。影响程度分为 5 级，从毫无影响到影响极重分别记 0 分、1 分、2 分、3 分、4 分。影响持续时间分三月内、半年内、一年内、一年以上共 4 个等级，分别记 1 分、2 分、3 分、4 分。单项事件刺激量＝该事件影响程度分×该事件持续时间分×该事件发生次数；正性事件刺激量＝全部正性刺激量之和；负性事件刺激量＝全部负性刺激量之和；生活事件总刺激量＝正性事件刺激量+负性事件刺激量。生活事件刺激量越高反映个体承受的精神压力越大，95%的正常人 1 年内的 LES 总分不超过 20 分，99%的总分不超过 32 分。负性事件刺激量越高对身心健康的影响越大。正性事件刺激量的意义还有待于进一步的研究。

（五）社会支持评定量表

近 20 年来，许多研究发现人的心身健康与其所获得的社会支持之间存在相互关系。良好的社会支持能为个体在应激状态时提供保护，对维持良好的情绪体验也具有重要意义。肖水源于 1986 年编制了社会支持评定量表（Social Support Rating Scale，SSRS），并在小范围内试用，1990 年进行修订，用于测量个体的社会支持度。

该量表共 10 个条目，结构分三个维度：客观支持（3 条）、主观支持（4 条）和对社会支持的利用度（3 条）三个分量表。客观支持，指个体所得到的、客观实际的、可见的社会支持；主观支持，指个体主观体验到的社会支持，对所获支持的满意程度；对支持的利用度，指个体对社会支持的主动利用程度，包括倾诉方式、求助方式和参加活动的情况。该量表经长期使用表明设计基本合理——有效、简便、条目易于理解、无歧义，具有较好的信度和效度，适合我国人群使用。大多数为 1～4 级评分，要求被试者根据实际情况进行自我评价。第 1～4 条，8～10 条：每条只选 1 项，选择 1、2、3、4 项分别计 1、2、3、4 分；第 5 条分 A、B、C、D 4 项计总分，每项从无到全力支持分别计 1～4 分，该项总分为 4 条计分之和；第 6、7 条回答"无任何来源"则计 0 分，回答"下列来源"者，有几个来源就计几分，为该项目分数。总分：10 个条目计分之和，总得分和各分量表得分越高，说明社会支持程度越好。

客观支持分：第 2、6、7 条评分之和。

主观支持分：第 1、3、4、5 条评分之和。

对支持的利用度：第 8、9、10 条评分之和。

（六）护士用住院病人观察量表

护士用住院病人观察量表（Nurses' Observation Scale for Inpatient Evaluation，NOSIE）是由 G. Honigteld 等编制于 1965 年，是各种护士用精神科量表中最普遍的一种，它侧重于对病人行为障碍的纵向观察评定，可弥补仅根据交谈实施评定的不足。适用于住院的成年精神病人，特别是慢性精神病人，包括老年痴呆病人的生活、行为和情绪等方面状况。本量表有 30 项和 80 项两种版本，现介绍 30 项版本。

评定者最好是由病人所在病房的护士担任，应经过量表评定训练。NOSIE 中每一项为一描述性短语，如肮脏、对周围活动感兴趣、自觉一无是处等。本量表为频度量表，按具体形象或症状的出现频度分五级：0~4 分。0＝无，1＝有时是或有时有，2＝常常发生，3＝经常发生，4＝一直是如此。每名病人应由 2 名评定者（护士）观察、评分，计分时将 2 名评定者的分数相加，如果只有一名评定者，则将评分乘以 2。NOSIE 的结果有 4 项统计指标：因子分、总积极因素分、总消极因素分和病情总估计（总分）因子分，有 7 类因子，各因子的组成和计分方法不同。

社会能力＝［20-（13 项、14 项、21 项、24 项、25 项组分和）］×2。

社会兴趣＝（4 项、9 项、15 项、17 项、19 项组分和）×2。

个人整洁＝［8+（8 项、30 项组分和）-（1 项、16 项组分和）］×2。

激惹＝（2 项、6 项、10 项、11 项、12 项、29 项组分和）×2。

精神病表现＝（7 项、20 项、26 项、28 项组分和）×2。

退缩＝（5 项、22 项、27 项组分和）×2。

抑郁＝（3 项、18 项、23 项组分和）×2。

总积极因素＝社会能力分+社会兴趣分+个人整洁分。

总消极因素＝激惹分+精神病表现分+抑郁分。

病情总估计＝128+总积极因素分-总消极因素分，病情估分越高，说明病情越轻，反之越重。

常数项 128 主要是为了避免负分的出现。"×2"是为了便于只有一名评定员时的评定结果和规定的 2 名评定员的结果类比。如为 2 名评定员，在因子分计算时只需将两者的评分相加便可，不再"×2"。根据不同时间 NOSIE 评定结果所绘制的廓图，能够反映治疗中病情的演变及治疗效果。

第九章

心理护理的方法与技术

心理护理是整体护理的核心内容，对病人护理质量的高低在很大程度上取决于心理护理质量的高低。因此，护理人员学习并掌握心理护理的有关理论和应用技术是实现现代护理模式总体目标的重要前提和关键。

第一节 支持疗法

支持性心理治疗简称支持疗法（supportive psychotherapy），又称一般心理治疗，是目前心理护理中最常采用的一类心理治疗方法。该方法的核心是帮助病人发现和找到心理支持资源，如物质的、生理的、心理的和社会的资源等。主要是帮助和指导病人正确分析、认识当前所面临的问题，激发病人的潜力和自身的优势，达到有效面对各种困难或心理压力的目的。支持疗法的实施需运用普通心理学知识和原理，最常用的方法有倾听、指导、劝解、鼓励、安慰、疏导等。

一、倾听技术

倾听是心理干预过程的基本环节，是心理干预的第一步。通过倾听有利于护士了解病人的基本情况，发现病人的心理问题。同时，也有助于增进护患关系，使病人对护士产生信任感和亲切感，也便于护士及时给予病人帮助。因此，掌握倾听技术是对每一位护理人员的基本要求。

（一）倾听的定义

倾听是指在对方讲话的过程中，听者通过视觉和听觉的共同作用，接受和理解对方思想、信息及情感的过程。对于护士来说，倾听包括护士通过身体传达的专注，以及内心的专注，是一个主动引导、积极思考、建立关系、参与心理干预、表现出理解和接纳等的过程。倾听不仅仅是用耳朵去感知病人所讲的内容，更是用心去探索、去发现，以能在其语言和非语言的表达中听出潜台词、话外音。当病人自觉或不自觉地避重就轻时，护士还要从其谈话中听出主要问题所在。因此，护士必须善于倾听，且倾听时必须有语言或非语言方式的反应，鼓励并引导病人倾诉。此外，护士还必须表现出有兴趣听、愿意听，做到耐心听、全神贯注地听，必要时要对所听的内容进行重述，倾听过程中随时关注倾诉者的情感反应。

（二）倾听的方法

倾听技术包括语言和非语言方法，如非语言关注、重述、询问、情感反应等。

1. 非语言关注

在倾听过程中，护士的非语言性动作起着不可忽视的作用，如目光传递、面部表情、空间距离、身体的姿势和动作及沉默等都是传递信息的重要方式。护士在运用非语言关注时，一是要让病人感受到被关注，了解护士在注视着他的举动，在倾听他的诉说，从而鼓励他自我开放、积极表达；二是护士在听的同时也给予病人适当的非语言反应，如朝他微笑、理解时点头、细微的面部表情变化等，使其产生"护士重视我的倾诉"的感觉。

2. 重述

重述是指护士全部或部分复述病人所表达的内容。重述在倾听过程中可以起到以下作用：①帮助护士验证自己是否真正理解病人所倾诉的内容，如果理解有偏差，可以得到及时修正；如果理解正确，可使病人感受到自己被他人理解，从而有助于增进表达。②可使病人意识到护士在认真听他讲话，使其受到鼓励而继续表达。③被重述的部分多是一些关键性内容，由此可使病人后续谈话的主题方向明确，沿着被重述的内容深入交谈。④重述有时使病人杂乱无章的内容得到整理、归纳，从而帮助病人对问题进行自我审视。

正确使用重述，护士必须注意以下几点：①护士可以用自己的方式表达，对所需内容进行重述，但某些敏感词汇和重要词句，仍沿用病人用过的词句；②重述不能改变病人表达的基本思想；③重述要尽可能避免使用专业、模糊和生僻的词汇，语言表达要口语化，并尽可能清晰、简练；④重述不可频繁使用，否则会让病人产生"鹦鹉学舌"的感受。

3. 询问

询问就是我们说的提问。通常有两种方式：一种是开放式询问，另一种是封闭式询问。开放式询问主要通过"是什么""为什么""怎么样"等词向病人询问。这种询问交谈自由、信息量大，病人必须以较详细的语言来回答。询问不仅能引导病人对某些内容进行深入表达，使病人做出进一步思考，还有助于护士深入了解和掌握来访者的情况。封闭式询问则是用"对不对""是不是""有没有"等词提问，病人只需简单地做出肯定或否定回答。此种询问可以使收集的资料更准确，但信息量偏小。在实际心理护理过程中，可将两种询问方式结合起来运用。开放式询问虽然可以获得大量信息，但容易出现谈话时间长、内容松散的情况。若病人的表达偏离主题太远时，可以用封闭式询问控制过程，使交谈范围缩小，回归到主题中来。切记不能过多使用封闭式询问，使用过多会剥夺病人充分表达自己的机会。一般在心理护理过程中，开放式询问的谈话时间占70%，封闭式询问的谈话时间占 30%。

4. 情感反应

情感反应是指护士对病人表达的情感做出适当的反应。在会谈中，病人以语言或非语言方式表述问题时，往往伴随一定的情感，并通过一定的方式流露出来。护士在倾听时，了解其情感的意义十分重要，可依此获得较为全面的信息。

情感反应在倾听过程中又具有极其重要的价值，表现在以下几个方面：①有助于促进谈话双方情感的沟通与交流。护士若能恰当地对病人的情感进行反应，可使病人深切体会到被人理解的感受，促使病人更深入地表达自我。②有助于病人对情感的自我理解和对问题的深入探索。有时病人的情感流露是不经意的，或未意识到其隐含的其他意义。若护士能做出相应的反应，可使病人察觉自己的情感并未被忽视，有利于对其情感的疏理。③有助于检验护士对病人理解的准确程度。情感反应是在对病人情感理解的基础上护士所做出的反馈，理解的准确程度可由病人帮助检验，护士也可据此确认或修正自己的理解。

（三）倾听的注意事项

（1）要用心去听、去感受，不但要听懂病人通过语言、非语言所表达出来的内容，还要听出病人在交谈中所省略的和未曾表达出来的内容。

（2）倾听时还要注意参与，有适当的反馈，既可以是语言性的反应，也可以是非语言性的反应，鼓励病人继续表达。

（3）倾听更重要的是理解病人所表达的内容和情感，不排斥、不歧视，尊重病人，设身处地为病人着想，鼓励其说出自己的想法，不要轻视病人存在的问题。

（4）不要干扰病人的叙述，也不要随意转移话题。不能打断病人的叙述而转移话题，否则容易使病人无所适从，甚至终止叙述。

二、共情技术

共情是一个复杂的过程，包括认知分析和情感反应。在护理方面，共情是指用设计好的护士行为，进行有效的护理干预，不仅能满足病人的心理需求，还能使病人的负性情绪尽可能地得到宣泄，从而帮助病人自我感悟、自我认知和自我分析，也有利于病人情绪的稳定、压力的缓解和适应能力的提高。

（一）共情的定义

按照 Rogers 的观点，共情是指体验他人的内心世界，并把自己的情感传达给对方。对于护士来说，共情的具体含义包括：①通过病人的言行举止，深入对方内心去体验他的思维与情感；②借助自身的知识和经验，把握病人的体验经历与其个体人格之间的联系，更深刻地理解病人的心理和具体问题的实质；③运用适当的技巧，把自己的情感共鸣传达给对方，表达出自己对他内心世界的体验和所面临的问题能够理解。实施共情的目的在于干预时建立良好的护患关系；鼓励并促进病人进行深入的自我认知、自我探索和自我表达；促进双方彼此的理解和更深入的交流，达到助人的效果。

（二）共情的方法

1. 设身处地

（1）护士需要站在对方的角度去思考，尽可能理解病人的人生观、价值观、生活方式、生活态度等，尽可能宽容地接纳病人的认知能力、个人习惯、人格特征等。护士只有站在病人的角度上看待问题，以相同的情感模式进行交流，才能理解并真正体验到他的内心世界。为此，护士应该不断提醒自己、审视自己，是否站在了病人的角度看问题、是否设身处地地理解病人、是否真正做到了共情。

（2）在表达共情时，要善于把握护士与病人间的角色转换。护士应该做到角色转换自如，恰到好处。共情在角色转换时要求护士体验病人的内心如同体验自己的内心，但必须把握永远不要把自己变成病人的共情原则。

（3）护士共情的基础不是要求必须具有和病人相似或相同的经历，而是要求站在病人的角度去看待病人及他们的问题。

2. 通情达理

护士共情就是为了深入、准确地理解病人及其目前存在的问题。但病人是各种各样的，也会表现出不同的现象与问题，因此，护士对不同病人、不同心理阶段的干预时表达共情应因人、因时而异。尤其是心理干预中那些迫切希望得到理解、迫切需要抒发自己内心感受的病人更需要共情。

3. 神入

除通过语言表达外，还应学会运用非语言表达共情，如适当的目光交流、面部表情、身体姿势和动作等，这就是神入。护士关注病人时的目光、前倾的身体姿势、理解时点头的动作，以及细微的面部表情变化等，都能表达出对病人的共情。有时使用非语言表达比语言表达更简便、有效，护士应善于把两者结合起来，恰到好处地灵活应用。

共情的实施非常重要，只有当病人感觉自己被护士理解了，才能信任护士，才能敞开自己的心扉。其实，在生活中随时有机会可以练习我们的共情能力，与人相处时尝试着站在对方的角度去理解问题。所有好的文学作品，必定是引起人类某种情感上的深度共鸣，才能打动读者。我们每个人的生活体验和人生阅历毕竟有限，学着从文学作品中去体验人生和人性，当我们对人类共同的情感有所了解，并去面对病人时，就能更好地运用共情。

（三）共情的注意事项

（1）护士需要转变视角，务必要从病人的角度去看待病人及其存在的问题。

（2）共情的基础不是要有与病人相似的经历和感受，而是要设身处地地理解病人及其面临的问题。

（3）表达共情不能一视同仁，应因人、因事、因时而异。

（4）拿捏共情实施的尺度，应该适度才能恰到好处。

（5）表达共情要灵活转换护士与病人之间的角色。

（6）要善于使用躯体语言，注重目光、姿势、语音、语调等表达。

（7）充分考虑病人的年龄、性别、知识背景、文化习俗、人格特征等个体化因素。

（8）护士应随时验证是否共情，得到反馈后及时修正。

三、安慰与开导技术

安慰与开导是一种常识性的心理干预手段，运用安慰与开导可以使病人充分发挥其主观能动性及治愈疾病的潜在能力，增强其克服困难及治疗疾病的信心。

（一）安慰与开导的定义

安慰与开导是指个体通过语言和非语言技术向持有消极心理的个体传达理解、支持和鼓励，引导其积极向上的过程。对于护士来说，恰当的安慰与开导能较快地消除病人的消极情绪，取得病人配合，从而实现理想的治疗效果。

（二）安慰与开导的方法

1. 亲近微笑法

病人在接受各种治疗后会或多或少感到恐惧、悲观，并希望得到更多的关心和指导。这时护士应用与医疗无关的话题和病人开始聊天，同时护士应与病人近距离接触，可坐在病人床旁握着病人的手，来减轻病人的恐惧心理。微笑着用眼神观察病人的心理变化。在病人同意的情况下可以变换谈话的环境，如在工娱室或病区绿荫亭等地方，这有利于病人转换情绪，放松心境。

2. 宣泄鼓励法

性格内向、较难交往的病人，常常会陷入消极低沉、萎靡不振甚至悲观绝望的不良状态。护士应引导他们正确对待疾病，并为其制造宣泄情感的机会。发泄之后，病人情绪上舒缓平静，精力上全然释放，心灵上得到了净化，摆脱了精神压力。随着护士的支持和鼓励，他们与疾病斗争的信心和决心不断加强，并有意识地进行自我心理调整。这时护士应当不失时机地鼓励病人正确认识疾病，勇敢面对现实，摆脱精神压力，坚定与病魔斗争，积极配合治疗，帮助他们走向康复之路。

3. 开导指导法

在整个医学治疗过程中，病人往往会产生各种复杂的心态。加之每个人的人生观、价值观、心理素质及性格、修养也不相同，所以患病后所产生的心理变化也不尽一样。护士要从病人的语言、行为特点去发现其内心活动，并给予必要的关怀，使病人做好自我调节，在正确指导下，了解疾病的基础知识及发展趋势，争取尽快康复。

（三）安慰与开导的注意事项

1. 良好的护患关系是基础

安慰与开导也是在与病人建立良好护患关系的基础上实现的，只有当病人感觉自己被护士理解，才能打开心扉、信任护士。护士可通过权威性的解释和评价来实现安慰与开导。例如，"通过我们的交谈，我相信你是有能力处理好这件事情的""只要你遵照医生的要求去做，一定会取得最后的胜利"等。

2. 因时因地安慰与开导

安慰与开导必须根据病人的情况合理应用，必须与其治疗阶段结合起来，而不是泛泛地进行，只有这样才能使病人克服自卑情绪，增强自尊、自信、自主，逐渐消除不良的行为习惯。安慰与开导也可以非语言的形式表现出来，如眼神、手势、态度等，且当病人有所进步时，应及时给予语言强化，以增强病人战胜疾病的信心和勇气。

3. 安慰与开导是科学

安慰与开导要求护士有丰富的医学、社会学、心理学、伦理学、哲学等知识和广泛的协调能力。同时它又是一门艺术，需要恰当地运用说的技巧。总之，医务工作中的安慰与开导是护士综合素质和职业操守的表现，是责任和义务的表露。

四、解释、建议和指导技术

在临床实践中护士在实施各项护理操作前后都应向病人和家属耐心解释、建议和指导。合理的解释、建议和指导技术不仅可以使病人和家属了解医护人员实施救治的目的，解除思想顾虑，配合治疗护理，避免护患纠纷，更能提高治疗、护理效果，提高病人对医护工作的满意度。

（一）解释、建议和指导的定义

解释、建议和指导是依据一定的理论、科学知识或个人经验对病人的问题、困扰、疑虑做出说明，从而使病人从一个新的、更全面的角度来审视自己和自己的问题，并借助新的观念和思想加深对自身的行为、思想和情感的了解，产生领悟，促进改变。

（二）解释、建议和指导的方法

1. 知识宣教

此过程应该安排在病人入院后，由护士为其介绍医院及所在科室的环境、主治医生、责任护士及规章制度等。同时护士还要详细询问病史，对病人进行全面护理评估并收集资料。另外，住院期间护士还要对病人进行基本健康知识宣教。在宣教中一定要向病人讲清原因、具体建议，指导应具有可操作性。

2. 操作说明

病人入院后会接触多种不同的治疗操作，虽然有些简单的操作病人以前接触过，但未必完全理解。在临床护理操作中，护士应在护理操作前向病人及家属做相应的解释、说明和建议、指导，如本次操作的目的、方法及怎样配合、注意事项等。例如，输液滴速控制，病人往往不理解而自行调快滴速，导致不良反应发生；病人在做 B 超、CT、核磁共振等检查时，护士要提前告知病人检查的时间、饮食、注意事项、检查前的准备、检查中的配合和检查后可能出现的不适等。

3. 通俗比喻

解释、建议和指导时，应多采用比喻，使病人容易理解。应该根据病人的文化程度和认知水平，运用病人能理解的语言，予以恰当的解释，少用专业术语。如给药时护士用通俗易懂的语言向病人解释药物作用、口服药的服用方法，这样才能减少不良反应的发生。

（三）解释、建议和指导的注意事项

（1）根据病人的实际情况，从专业角度给予系统的分析和科学的解释、建议和指导，要有说服力，切忌表面化、格式化。

（2）在病人有足够心理准备后，再循序渐进地给予解释、建议和指导，而不能将病人不易理解或接受的解释强加给病人。

（3）解释、建议和指导要对病人有积极影响，不要让病人因接受解释而背上更沉重的心理负担。

五、积极的语言技术

临床护理语言有积极和消极之分，积极的语言能够解除病人的后顾之忧，提高病人战胜疾病的信心，促进康复，提高治愈率和生存率；消极的语言能扰乱病人的心理、生理功能，使病情恶化。

（一）积极语言的定义

积极语言是指赞美、信任和期待的话语。它能使个体感觉获得社会支持，增强自我价值，变得自信、自尊，获得一种积极向上的动力，从而积极、主动地参与活动。俗话说"良言一句三冬暖"。一般来说，护士使用积极的语言有五种方法：亲切问候法、解释开导法、关心体贴法、准确合理法和鼓励暗示法。在护理工作中，护士要恰当地运用这些不同的积极语言方法。

（二）积极语言的方法

1. 亲切问候法

亲切问候法是以亲切、关心的问候做开场白，以尊重为基础，主动介绍情况，消除病人紧张、焦虑、恐惧等情绪，以缩小护患感情差距，使病人增加安全感。使用这种语言时护士应当体现为对病人人生观、价值观、人格和权益的接纳、关注和爱护。如多说"请""谢谢""对不起"等，拒绝说"不知道""我忙着呢""等一会儿再说"等。

2. 解释开导法

病人在医院接受治疗期间，应经常询问，表达关切，注意倾听病人的感受，特别强调要耐心和不厌其烦。病人担心自己的身体健康状况，而对疾病知识的了解相对匮乏，容易产生恐惧和疑惑。但需注意不能超越自己的职责，尤其是对诊断告知应谨言慎语，防止"祸从口出"，要以维护病人利益为前提，积极做好健康教育工作，尽量满足病人提出的每一个问题。

3. 关心体贴法

要求护士主动关爱病人，嘘寒问暖。病人生病后其心理与生理均发生变化，由于精神和肉体的双重折磨，感情和意志都变得很脆弱，言行缺乏自制力，甚至会将疾病痛苦所造成的怨恨迁怒于医护人员。护士应有宽容、理解与忍让的美德，无论遇到怎样的境况，都不能与病人发生正面冲突，激化矛盾。护士的体贴、诚挚的关心、美好的语言，可使病人感到温暖，增加战胜疾病的信心和力量，产生药物不能达到的作用。

4. 准确合理法

护士对疾病的诊断、检查、治疗及预后要用准确的语言进行表达，既不扩大，也不缩小，更不能含糊其词、模棱两可。护士除执行医嘱外，还要主动到病人身边，为病人进行健康指导、心理护理等多个层面的工作，同时要不断学习、丰富自己的知识，以求圆满回答病人提出的问题，更好地为病人服务。

5. 鼓励暗示法

鼓励病人树立战胜疾病的信心。如"你今天看起来气色好多了""你的康复训练已经有很大进步了"等。

六、暗示

暗示疗法（suggestion therapy）是一种古老的训练方法，主要利用语言或非语言的手段，引导被治疗者顺从、被动地接受医生的某种观点、意见和指令，以解除其心理上的压力和负担，从而实现消除疾病症状和加强治疗效果。

（一）暗示的定义

暗示分为积极暗示和消极暗示。在护理工作中，有意识地使用积极肯定的心理暗示，能对病人的心理、行为、情绪产生一定的积极影响和作用，使病人的情绪保持良好的状态；反之，当护士采用消极的负面的心理暗示时，病人可能在内心产生激烈的矛盾冲突和自卑感，造成情绪失调，影响疾病的治疗护理，甚至影响病人的日常生活。因此，合理地运用积极的心理暗示，能有效提升病人的生活和生命的质量。

（二）暗示的方法

1. 语言暗示

通过语言的形式，将暗示的信息传达给病人，从而对病人产生影响作用。如在临床治疗工作中讲"这个药是专门治疗这种病的""针刺的止痛效果特别好"等。如在治疗癔症性失明时，轻压病人的双眼球同时用语言暗示"如感到酸胀，就证明视功能正常；看到金色闪点，就说明视力已恢复"，并让病人充分感受，常常发现失明症状会瞬时消失。

2. 操作暗示

通过某些对病人的操作，如躯体检查、仪器检查或虚拟的简单手术而引起心理、行为改变的过程。如利用电针仪等治疗癔症性失音症，效果非常好。实施前，先介绍仪器的作用、可能的反应，告之通过使用该仪器，疾病可以痊愈。当病人点头表示明白后，开始治疗。经过一段时间，护士看到病人反应不错，令其尝试发出"啊"，结果真的发出了声音。

3. 药物暗示

给病人使用某些药物，利用药物的作用进行暗示。例如，静脉注射 10% 葡萄糖酸钙溶液，在病人感到身体发热的同时，结合语言暗示治疗癔症性失语或癔症性瘫痪等疾病。安慰剂治疗也是一种药物暗示，据有关报道，对心前区疼痛的病人应用安慰剂，有超过 80% 的病人症状得到改善。

4. 其他方法

在应用暗示治疗方法时还可以采用"环境暗示""笔谈暗示""自我暗示"等多种方法，均可取得一定的疗效。

第二节 行为疗法

行为疗法（behavior therapy）始于 20 世纪 50—60 年代，是建立在行为学习理论基础上的心理治疗方法，其主导思想是人的行为是后天学习获得的，人的问题行为或症状是由错误学习所导致的，也可以通过学习来消除。该类疗法的理论基础包括巴甫洛夫的经典条件反射理论、斯金纳的操作性条件反射理论和班杜拉的社会学习理论。

行为疗法着眼于病人当前的问题行为或症状，分析导致问题行为出现的环境因素，制定治疗目标和干预措施。行为疗法因为操作技术具体、简单易行、适用范围广泛而受到欢迎，并得到广泛使用。

行为疗法也有很明显的缺陷，传统的行为疗法很少去研究和分析导致病人问题行为和症状的内在动机和心理根源，只重点关注外显行为及引起这些行为的外部刺激，导致行为疗法所带来的改变很可能是表面的，因为内在的致病动机和原因并没有消除，症状有可能复发或发生转移。当前，行为疗法越来越重视病人认知因素在致病和治疗过程中的作用，开始借鉴和引入有关认知疗法的技术，更多地将认知改变和行为疗法结合起来，这种行为疗法被称为认知行为疗法（cognitive behavior therapy）。

一、系统脱敏疗法

系统脱敏疗法（systematic desensitization）由 Joseph Wolpe 所创立，他将 Jacobson 的肌肉放松技术和想象暴露法相结合，创立出一套程序化的治疗方案，用于治疗焦虑症和恐惧症病人。系统脱敏疗法是第一个可供临床使用并具有详细逻辑程序的行为疗法，它为以后出现的许多行为疗法奠定了理论和实践基础。

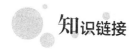知识链接

关于 Joseph Wolpe 与系统脱敏疗法

Joseph Wolpe（1915—1997），美国行为治疗心理学家。他的实验研究表明，动物神经性症状的产生和治疗都是习得的。因此，他认为治疗人类神经症的方法也可由此发展而来，于是提出了交互抑制理论以减少神经症行为，并从该理论出发，发展了系统脱敏疗法。

（一）系统脱敏疗法的基本思想和原理

系统脱敏疗法的基本思想是让病人有计划、有步骤地暴露在引起焦虑、恐惧的客体或特定的情境中，同时进行想象、放松，使焦虑反应逐渐减弱直至消失。可以认为，系统脱敏是一个去条件化的过程。系统脱敏疗法的治疗原理是交互抑制作用，即个体在全身肌肉放松的状态下，各种生理生化反应指标，如呼吸、心率、血压、肌电、皮电等，都会表现出同焦虑状态下完全相反的变化。根据这一原理，先让病人掌握一种放松技术，能快速有效地使自己达到放松状态，然后从引起较低程度的焦虑或恐惧反应的刺激物开始进行治疗。一旦某个刺激不再引起病人明显的焦虑和恐怖反应时，便可向病人呈现另一个比前一刺激略强一等级的刺激。经过多次反复的呈现，他便不再会对该刺激感到焦虑和恐怖，治疗目标也就达到了。临床上许多病人由于对疾病的过分担忧、对大手术的恐惧而经常出现焦虑这一心理现象，这就需要护士对系统脱敏疗法加以掌握。

（二）系统脱敏疗法的操作

1. 学会肌肉放松

教会病人渐进式放松法，并带动其进行治疗。一般需要 6~10 次练习，每次练习历时半小时，每天 1~2 次，以全身肌肉能够迅速进入松弛状态为合格。

2. 建立恐怖或焦虑的等级量表

首先，与病人一起探讨使其感到恐怖或焦虑的事件，使其报告出对每一事件恐怖或焦虑的主观程度，该程度可用主观感觉尺度来度量。一般为 0~10 级。然后，将病人报告出的恐怖或焦虑事件按等级程度以由小到大的顺序排列。

3. 实施脱敏

要求病人在放松的情况下，生动逼真地想象自己身临等级量表上的每一个场合，从而

完成对接触每一组情境的去条件化。这一过程分为两个步骤进行：首先是放松，其次是想象脱敏治疗。由护士做口头描述，并要求病人闭上双眼，集中注意力，清楚地想象自己身处此情境中。然后，让病人保持这一想象中的场景 30 秒左右。想象治疗一般在安静的环境中进行，想象要求生动逼真，像演员一样进入角色，不允许有回避、停止行为产生。一般忍耐 1 小时左右视为有效。实在无法忍耐而出现严重恐惧时，采用放松疗法对抗，直到达到最高级的恐怖事件的情境也不出现惊恐反应或反应轻微而能忍耐的状态为止。

（三）系统脱敏疗法在护理工作中的应用

1. 降低病人的情境性焦虑

病人在住院过程中均存在不同程度的紧张、焦虑心理。其主要原因之一是对住院环境感到陌生，对自身病情存在恐惧心理，担心自己还要承受痛苦的治疗过程。针对住院病人，系统脱敏可在运用情境导入的教育模式基础上，配合放松治疗，使病人的情境性焦虑情绪在与引起这种情绪的条件刺激分步接触中逐渐消退（脱敏），最终使此焦虑情绪得以矫正。

2. 帮助病人适应角色转变

住院本身对病人及其家属来说都是较为重大的生活事件。病人入院后要快速地转变社会角色，进入病人角色，适应住院环境和配合治疗。角色的快速转换会给病人带来巨大的心理压力。尤其是以前没有住院经历的病人就更加缺乏应对这突如其来的角色转变的能力，有效的放松治疗可以增强病人的适应能力。

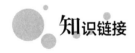

知识链接

运用满灌疗法对污物恐惧症病人进行心理护理

满灌疗法（flooding therapy）的原理是让病人直接接触或通过想象间接体验引起最大等级恐惧的事件或情境，多次反复后，使病人减轻恐惧。满灌疗法的具体步骤如下。

（1）熟悉病史，给病人进行详细体检和心理评估，排除器质性疾病和严重精神障碍。

（2）讲解满灌疗法的原理和步骤，取得病人的配合。

（3）指导病人进行放松训练，直到能快速、有效放松身体为止。

（4）让病人直接接触污物，感觉恐惧和焦虑时，立刻进行放松练习，直到情绪平稳为止。

（5）多次反复练习，直到病人不再害怕接触污物。

二、厌恶疗法

厌恶疗法（aversion therapy）是在 1990 年由 Cautela 和 Kearney 依据操作条件反射中的

惩罚原理创建的，常用于治疗酒精依赖、肥胖症、性变态行为和强迫观念等。

（一）厌恶疗法的定义

厌恶疗法是一种通过适度的惩罚来消除问题行为的治疗方法。当某种问题行为即将出现或正在出现时，当即给予适度的痛苦刺激，例如，电击、针刺、催吐、疼痛、恶臭、巨响或其他享受的剥夺、言语责备、想象极端厌恶或无法接受的情境等，经过反复实验后，使病人的问题行为与痛苦体验形成条件联结，使病人逐渐产生对问题行为的厌恶体验，从而促使病人自动阻止和消除问题行为。

（二）厌恶疗法的操作

1. 确认靶行为

厌恶疗法具有极强的针对性，必须明确要改正的目标行为，每次只能选择一个最主要的行为作为治疗的靶行为。

2. 选择合适的厌恶刺激

厌恶刺激的选择十分关键，它必须是强烈和无害的，厌恶刺激的选定要注意如下问题：①厌恶刺激应与病人共同选定；②厌恶刺激应具有足够的强度，能使病人感到痛苦或不适，但处于能忍受的范围内，要避免厌恶刺激导致严重的生理反应甚至生命危险，或者使病人留下心理阴影或后遗症，如有露阴癖病人经电击治疗后而遗下阳痿。厌恶可以是实际的生理刺激，如电击、催吐等，也可以是想象令人难堪的后果或情境。

3. 实施厌恶刺激

实施厌恶刺激时应注意如下问题：①厌恶刺激必须每次在问题行为即将出现或刚刚出现时马上给予，才能使问题行为与痛苦体验尽快形成条件反射，产生对问题行为的厌恶体验；②厌恶刺激必须持续多次出现，直到问题行为变小为止，否则容易引起问题行为复发。

对酒精依赖的病人可使用催吐剂，如阿扑吗啡进行治疗。阿扑吗啡注射后数分钟就能引起较强烈的恶心、呕吐。先给酒精依赖病人注射阿扑吗啡，几分钟后让病人饮酒，几乎在饮酒的同时病人就会恶心、呕吐。多次反复，直到病人的饮酒行为与恶心、呕吐形成条件联系，病人对饮酒行为产生排斥，直至饮酒行为消除。

对于病理性偷窃的病人，可以指导病人每当出现偷窃冲动时，想象自己行窃被捉当众出丑的情境，使病人产生恐惧、羞愧和内疚等痛苦体验，多次反复直到病人的偷窃冲动与内心的恐惧、羞愧等形成条件联系，病人的偷窃冲动逐渐减弱，直至消除。

（三）厌恶疗法在护理工作中的应用

1. 厌恶疗法的护理准备

详细了解病人问题行为的表现及可能的原因，熟悉病人的既往健康状况，排除有严重的躯体疾病和精神疾病的病人。护士应积极了解病人的心理状态，与之建立良好的护患关系，给病人和家属讲解厌恶治疗的原理和步骤，打消病人和其家属的疑虑，使病人能积极配合治疗，并向其介绍成功的病例，增强其治疗的信心和主动性。

将病人安置于单间病房，设专人护理，准备好抢救物品。治疗过程中应配合暗示疗法，及时鼓励病人。有些依赖精神活性物质的病人在治疗期间可能会出现戒断综合征，如震颤、出汗、恶心、呕吐、焦虑等。医护人员要及时处理，消除病人及家属的紧张、恐惧心理，同时密切观察病人的意识、血压、心率变化及戒断症状，并做好相应的治疗和护理。

2. 厌恶疗法的心理护理

厌恶疗法在实施过程中，大部分病人在产生厌恶感的同时会伴发敌对、焦虑、恐惧、抑郁等不良情绪。护士应对病人的不良情绪有洞察力并及时予以处理。如耐心倾听病人的担忧和恐惧，并给予耐心的解释；对病人的进步给予表扬，强化病人的主观能动性；鼓励病人参加感兴趣的娱乐活动，转移病人的注意力；取得病人家属的配合和支持。出院时做好病人及其家属的健康教育工作，出院后做好随访工作，协助解决病人的心理问题，巩固疗效，减少复发率。

三、正强化技术

正强化技术来源于正性强化法。正性强化法（positive reinforcement procedures）或称阳性强化法，强调行为的改变是依据行为后果而定的，其目的在于矫正不良行为，训练与建立某种良好行为习惯。其利用的是操作性条件反射原理，每当病人出现所期望的目标行为时，对其采取肯定或奖励办法，以增强此种行为出现的频率，故又称奖励强化法。在临床护理中，正强化技术有利于调动病人配合治疗的积极性，增强他们治愈疾病的自信心，有利于融洽护患关系，提高护理质量和工作效率。

（一）正强化技术的定义

在操作性条件反射理论体系中，强化是指任何有助于个体行为概率增加的事件。强化可分为正强化和负强化。使行为概率增加的事件称为正强化（positive reinforcement），当环境中某种刺激增加而行为反应出现的概率也增加时，这种刺激就是正强化，如参加康复训练得到护士的表扬和鼓励后，病人康复训练的积极性提高，这里护士的表扬和鼓励充当了正强化的角色。凡消除某种不利的影响并使行为概率增加的事件称为负强化。当环境中某种刺激减少而行为反应出现的概率增加时，此种刺激就是负强化，如康复训练后疼痛减轻，病人康复训练的积极性提高，这里疼痛减轻充当了负强化的角色。当病人出现不被期望的行为时，惩罚也可以使该行为减少或消除。强化理论认为，人们会重复那些受到强化的行为，但如果积极的行为得不到强化或者受到忽视，那么这些行为会出现自然消退的现象。

（二）正强化技术的操作

1. 选择和确定目标行为

目标行为是需要增强或消除的靶行为。被选出的目标行为应该是能被客观控制的，可观察与评价其程度，而且能够反复进行强化的行为。护士应首先确定病人的目标行为，哪些行为有利于疾病的治疗和康复，哪些行为不利于疾病的治疗和康复，前者是需要正强化的行为，后者是需要消除的目标行为；其次，要确定目标行为出现的条件、频次等，分析导致该行为出现的内外环境因素；最后，要明确目标行为，作为强化治疗的效果评价指标。

2. 选择强化物

按强化物的内容可将其分为：①物质强化物（物质奖励），如食物、金钱等；②社会性强化物（社会性奖励），如微笑、拥抱、口头表扬、抚摸、鼓掌等；③活动性强化物（活动奖励），如自由活动、外出旅游、看动画片等；④代币也是常用的强化物，代币可以换取病人自由选择的其他奖励。强化物的选用要注意个体差异，以达到最佳目标。

3. 强化治疗

一旦病人出现适应行为或要塑造和巩固的行为，必须立即给予正强化或负强化，直至这一行为巩固为止。

（三）强化技术在护理工作中的应用

1. 矫正某些慢性病病人的社会退缩行为

某些慢性病病人由于长期处于治疗康复阶段，逐渐与正常社会生活脱节，导致意志减退，行为退缩。当病人出现主动收拾病房，帮助其他病友，积极参与病区活动等适应性行为时，应及时给予病人强化，提高病人的主动性和社会适应能力。

2. 提高康复治疗病人的信心和主动性

如利用强化技术对脑卒中或骨折后的病人进行行走康复治疗，可先由易到难确定目标行为，如站立、扶物跨步、独自跨一步、独自跨三步等；再选用强化物，成人更多使用社会性强化物，包括赞美、激励、对未来生活的遐想等；当目标行为出现时就给予强化，当较为容易的目标行为巩固时，就向高一级迈进，直至能独自行走。

3. 矫正儿童病人的不良行为

儿童病人由于心智不成熟，说理、解释往往达不到较好的效果，而惩罚往往激起患儿的敌对和逆反心理，因此，正强化是比较合理的一种手段。护士可以和儿童及其家长一起协商奖励措施，当儿童表现出被期待的行为，如积极配合治疗、不大声哭闹时，儿童就能得到他所希望得到的强化物。

四、示范法

示范法（modeling therapy）由美国心理学家班杜拉所创立，他认为，儿童的许多行为并非通过直接实践或受到强化形成的，而是通过对榜样的观察、学习和模仿所习得。因此，模仿与强化一样，是学习的一种基本形式。所谓言传身教，就是示范法的体现。

（一）示范法的定义

示范法是指提供特定行为的模型，即榜样，进行行为示范。观察者（病人）则通过对榜样的观察进行模仿和学习。

（二）示范法的类型

示范法有以下三种常见类型。

1. 现场示范法

如治疗恐狗症的患儿，先让患儿在现实环境中，观看其他儿童如何与狗玩耍、相处，再慢慢尝试与狗接触。据报道，该法有效率达 50%～67%。选择合适的示范榜样（模型）能起到最佳的示范效应。榜样与病人在年龄、性别、文化、身份、所患疾病、病程等方面的相似性越高，模仿学习的效果往往越好。在临床护理中常常借助情绪稳定、配合治疗、治疗效果好的病人为新入院病人进行现场示范。利用现场示范法对病人进行健康指导，改变了以往护士单纯的口头宣教与病人被动接受的模式，形式变得更具体、形象、直观、有针对性且通俗易懂，使病人更能理解和接受，提高了健康教育的有效性。

2. 参与示范法

如对于恐狗症的患儿，让患儿观摩示范儿童与狗玩耍，还让患儿在指导下逐步参与和狗的玩耍活动。据报道，该法有效率高达 80%～92%。又如膝关节手术恢复期的病人在病友的示范下参加康复训练。

3. 电影、电视或录像示范法

如对于恐狗症的患儿，让患儿观看示范者与狗相处的有关电影、电视或录像，使之逐渐模仿示范者的行为举止，消除对狗的恐惧。据报道，该法有效率为 20%～30%。又如利用录像示范，来减轻病人对胃镜检查的焦虑及恐惧情绪。

在运用示范法时，应当根据病人的接受程度来确定具体的示范方式，循序渐进地进行，否则会引起病人的反感甚至敌对情绪。在示范过程中可以综合运用暗示、鼓励、奖励、动画视频及教育手段等。

（三）示范法在护理工作中的应用

示范法在临床医疗护理中使用较为广泛，只要选取合适的示范榜样，一般都能获得理想的效果。示范法可用于不良行为的矫正、社会技能的治疗，以及消除临床病人所表现的焦虑，诸如手术前焦虑、临床各项检查焦虑等，对焦虑源越敏感的病人，示范的效果越好。

1. 改善情绪，建立自信

有些病人表现出对于手术、检查或治疗的过分担心，出现明显的焦虑情绪；有些病人因为病程长、病情重陷入悲观绝望之中。护士可以用示范法来改善病人的消极情绪，如选择情绪积极乐观的病人、手术成功的病人，或者已经顺利进行了某种检查的病人作为榜样来现身说法，往往能起到很好的示范效应，减轻病人的焦虑、抑郁和恐惧情绪。

尤其对于癌症病人，当看到与自己患同样疾病的病人恢复健康，重新开始新的生活，往往能迸发出极大的信心、强烈的求治欲望和高度的遵医行为。我国很多医院都组织了各种病友会，让患同类疾病的病友们定期聚会和交流。还有医院成立抗癌俱乐部，每年都评选抗癌明星，并让抗癌明星在年度表彰大会上介绍抗癌体会，对其他癌症病人起到了很好的示范作用。

2. 塑造适应性行为

护理工作人员也可以用现场示范法和录像示范法等，帮助新病人观察和模仿其他病人的良好行为，来帮助病人克服对住院、手术的恐惧，并形成良好的遵医行为，如配合检查、按时服药等。

五、生物反馈疗法

生物反馈（biofeedback）是借助电子仪器将体内一般不能被人感知的生理活动变化信息，如肌电、皮电、皮肤温度、血管容积、心率、血压等加以记录，放大并转换成为能被人们所理解的听觉或视觉信号，并通过对这些信号的认识和体验，学会在一定程度上有意识地控制自身生理活动的过程。

（一）生物反馈疗法的定义

生物反馈疗法（biofeedback therapy）是指个体运用生物反馈技术，控制和调节不正常的生理反应，以达到调节机体功能和防病治病目的的心理疗法。生物反馈疗法是一种通过内脏活动学习来改变自己不当生理反应的行为疗法。由于此疗法训练目的明确、直观有效、指标精确，而且求治者无任何痛苦和副作用，深受广大病人欢迎。

（二）生物反馈的方法

生物反馈的种类主要有脑电反馈、肌电反馈、皮电反馈、皮温反馈、心率反馈和血压反馈等。脑电反馈可帮助失眠病人产生睡眠脑电波，如 α 波（Alfa waves）和 Q 波（Theta waves）。肌电反馈既可以提高肌紧张度，使瘫痪肌肉恢复功能，也可降低肌紧张度，使人解除紧张和疲劳。心率反馈可用于应激条件下，使病人保持或者恢复心率正常。血压反馈则可以使高血压病人觉察和控制自己的血压，血压反馈也可以辅以肌电或皮温反馈。皮电反馈和皮温反馈多用于治疗焦虑、偏头痛和雷诺病（Raynaud disease）等。下面以肌电反馈为例介绍生物反馈的步骤。

1. 安放电极并记录肌电信息

可取卧位、半卧位或坐位，保证身体放松和舒适。安放电极部位因人、因病而异，肌电记录可选择额肌或前臂肌肉。电极安放前要用酒精棉球擦拭清洁皮肤，并涂上导电膏。

2. 在指导语的引导下进行治疗

在病人放松状态下首先测量肌电的基线值，并做好记录，再选定反馈形式，如声反馈或光反馈，以病人喜欢的反馈显示方式为准。设定预设值，即训练目标，预设值一般比基线值低 $0.3 \sim 2 \ mV$。引导病人进行放松，当病人肌肉放松到达一定水平时，反馈仪发出声或光的反馈信号，表示肌电下降到了预设值。让病人保持并体会肌电下降到预设值后的身体放松状态。重复训练，直到病人能快速地放松身体达到预设值。再下调预设值，设定下一个训练目标。放松目标应循序渐进，目标不宜过高，并让病人回忆放松的体会和总结经验，靠自我体验继续主动引导肌肉进入深度放松状态。重要的是，病人要把在诊室中学会的放松体验，每天在家中独自重复练习（2~3次，每次20分钟），学会在脱离了仪器和特定治疗环境的条件下也能够放松，最终取代生物反馈仪。

3. 治疗时间

生物反馈放松治疗一个疗程一般需要4~8周，每周2次，每次20~30分钟。

六、松弛疗法

松弛疗法（relaxation therapy）是通过一定程序的训练学会精神上及躯体上特别是骨骼肌放松的一种行为治疗方法。利用放松来强身健体、治疗疾病，例如我国的气功、道教，印度、日本的坐禅等，都包含有放松训练的成分。实践证明，松弛疗法不仅对一般精神紧张、焦虑等症状有显著疗效，而且对与心理应激密切相关的各科疾病同样有效。松弛疗法通常不是单一使用，而是在一系列的治疗措施中起着特殊的作用。

（一）松弛疗法的原理

松弛疗法的原理就是所谓的交互抑制现象，人在骨骼肌放松的状态下，情绪会自然地变得放松，也就是说，降低肌肉的紧张度可以消除焦虑。研究表明，交感神经活动过度是导致某些疾病，如高血压、冠心病、溃疡病等发展和恶化的重要因素，而松弛疗法可降低交感神经活动的兴奋性，对抗紧张的反应。人在深度放松时，大脑皮质的唤醒水平下降，交感神经系统及其有关功能下降，此时机体的能量和氧消耗量减少，血氧饱和度增加，血红蛋白含量及携带氧的能力提高，唾液分泌增多，唾液溶菌酶增加。有些研究还表明，放松可以提高学习能力，改善短时和长时记忆，增加感觉—运动操作能力，缩短反应时间，提高智力和稳定情绪，长期做放松训练还可改变人的个性特征。

在进行放松训练时，除有头脑清醒、心情愉快和全身舒适的感觉外，有的人还感觉肢体有刺痛、麻木感、瘙痒感，甚至还会伴随肢体的不随意运动或出现眩晕、幻觉等异常感觉。这是种由内稳态重新组合所引起的交感神经调控转向副交感神经调控的表现，也是中枢神经系统异常积蓄能量的一种释放，可以看作是大脑机能的自我调整过程。

（二）松弛疗法的方法

1. 渐进性松弛疗法

渐进性松弛疗法（progression relaxation）由美国心理学家 E. Jacobson 创建，是最常用的一种放松疗法。它通过对肌肉进行反复的"收缩—放松"循环对照训练，使被试者觉察到什么是紧张，从而更好地体会什么是放松的感觉。现在广泛使用的松弛疗法涉及16个肌群。

实施时要选择安静、舒适、光线柔和的房间作为治疗室。病人以舒适的姿势在座椅、躺椅或软垫上进行肌肉松弛治疗。做三次深呼吸，每次呼吸持续5~7秒，然后按指导语及规定的程序进行肌肉的"收缩—放松"对照训练，每次肌肉收缩5~10秒，然后放松30~

40 秒。指导语可采用如下方式："紧握你的左手，慢慢地从 1 数到 5，然后很快地放松右手，特别要注意放松时的感觉。再重复一次，注意放松后的温暖感觉。"某一肌群放松后，再转换到另一块肌群，其顺序为左手、双臂、头颈部、肩部、胸部、背部、腹部、大腿、小腿和脚部。

每次治疗需要 20~30 分钟。经过反复训练，使病人能做到在回忆放松感觉后就能自动放松全身时为止。该训练可以逐步进行。一般需要 12 个小时以上的学习（包括家庭作业）才能达到效果，以后，病人可以凭借对放松感觉的把握，反射性地使自己放松。

2. 自主治疗

自主治疗（autonomic training）是由德国精神医生舒尔茨等人从催眠疗法发展而来，应用自我暗示来达到松弛的一种方法。

自主治疗要求在安静的房间进行。练习时取静坐姿势。病人闭上眼睛，静听或默诵带有暗示性的指导语。缓慢而逐个部位地体验肢体沉重感训练、温暖感训练、呼吸训练、心脏训练、腹部温暖感训练及前额清凉感训练六种训练带来的放松效果。

治疗要在指导语的暗示下缓慢进行。首先从"我处于非常平静的状态"的指导语开始，到"我感到生命和力量流遍了全身，使我感到从没有过的轻松和充满活力"结束。治疗者发出指令口号"右上肢特别沉重"，以后则由病人自己默诵指导语。治疗先从松弛一侧上肢开始，接着是松弛另一侧上肢、松弛双侧上肢、松弛双侧下肢及同时松弛双侧上肢和双侧下肢。每次治疗持续约 4 分钟。最后，以肌肉短暂收缩再伸展而结束。

每一种治疗都有其特定的指导语，如：心脏治疗的指导语"心跳相当平稳和有节奏感"；呼吸治疗的指导语"我的呼吸很慢、很深"；"前额令人舒适的凉爽"的额部治疗。经过有效的练习之后，可将指导语缩减为"平静、沉重、温暖、心跳呼吸平稳、腹部温暖、额部凉爽"。

一般来说，接受松弛疗法的次数越多，疗效越明显，但有些人并不适合松弛疗法。年龄较小或太大、注意力集中欠佳的病人可能效果不好，还有一些躯体疾病如呼吸道疾病、神经系统疾病也不适宜采用松弛疗法，例如，由肌肉松弛所致的呼吸缓慢会加重呼吸衰竭。

3. 在护理工作中的应用

松弛疗法在临床护理工作中得到了广泛应用。一些心身疾病如高血压、糖尿病、支气管哮喘的病人，经过放松治疗后，有效减少了高血压病人降压药用量、降低了糖尿病病人的血糖和减少了血糖波动范围、降低了支气管哮喘的复发率。松弛疗法也可使用于如括约肌和骨骼肌的功能训练，以促进功能的恢复。

松弛疗法能够使病人的交感神经活动功能降低，这有助于改善病人的焦虑、抑郁等负性情绪，在临床应用中有助于缩短产程、减轻手术和化疗病人的心理和生理反应，此外，对于失眠症和慢性疼痛病人均具有较满意的治疗效果。

第三节　认知疗法

认知疗法（cognitive therapy）是 20 世纪 70 年代所发展起来的一种心理治疗技术。它是根据认知过程影响情感和行为的理论假设，通过认知和行为技术来改变病人不良认知的一类心理治疗方法的总称。

所谓不良认知，是指歪曲的、不合理的、消极的信念或思想，它们往往是导致情绪障碍和非适应性行为的根源，而认知疗法的目的就在于矫正这些不合理的认知，从而使病人的情感和行为得到相应的改变。

认知疗法中，具有代表性的是 A. Elil 的合理情绪疗法（Rational Emotive Therapy，RET），A. T. Beck 和 V. C. Raimy 的认知疗法及 Donald Meichen Baum 的认知行为疗法（Cognitive Behavior Therapy，CBT）。

一、埃利斯的合理情绪疗法

合理情绪疗法也称为"理性情绪疗法"，是通过理性分析和逻辑思辨的途径，改变造成病人情绪困扰的非理性观念，以帮助他解决情绪和行为问题的一种心理治疗方法。由美国著名心理学家埃利斯于 20 世纪 50 年代创立。

（一）合理情绪疗法的定义

合理情绪疗法理论认为引起人们情绪困扰的并不是外界发生的事件（A），而是人们对事件的态度、看法、评价等认知内容（B），因此，要改变情绪困扰（C）不是致力于改变外界事件，而是应该改变认知，通过改变认知，进而改变情绪。该理论认为外界事件为 A，人们的认知为 B，情绪和行为反应为 C，因此，合理情绪疗法又称为 ABC 理论。

Elil 后来又将该理论进一步发展，增加了 D、E、F 三个部分，D（Disputing）是指对非理性信念的干预和抵制，E（Effective）是指有效的理性信念或恰当的情感行为替代非理性信念异常的情感和行为，F（New Feeling）是指治疗后的新感觉，D、E 和 F 是影响 A、B、C 的重要因素，对异常行为的转归起着很重要的影响作用，是对 ABC 理论的重要补充。

Elil 认为，常见的非理性信念有：①人应该得到生活中所有重要他人的喜爱和赞许；②一个人必须能力十足，在各方面都有成就才是有价值的；③任何事情都应该按自己的意愿发展，否则就会很糟糕；④一个人应该担心随时可能发生的灾祸；⑤情绪是由外界控制的，自己无能为力；⑥已经定下的事是无法改变的；⑦一个人遇到的种种问题，总应该有正确的、圆满的答案；⑧对犯错或作恶的人，应该给予严厉的惩罚或制裁；⑨逃避困难、挑战与责任要比正视它们容易得多；⑩要有一个比自己强的人做靠山或后盾才行。

不合理信念一般具有三个特点：①绝对化要求：它常与"必须""应该"这样的词连在一起，如"我必须做得最好""他必须那样做才对"等。②过分概括化：它是一种以偏概全的不合理信念。过分概括化的人在看问题时容易走极端，往往导致对自身或他人的不合理评价。如一遇失败便认为自己"没用""非常笨""不可救药"，或别人稍有过失就认为这个人无一可取，全面否定。③糟糕透顶：这种不合理的信念认为某一事情发生了，必定会非常可怕、非常糟糕、非常不幸。个体一旦具有这种信念，就会产生焦虑、悲观、抑郁等不良情绪体验。如认为考试失败一定会导致非常可怕的结果，不能参加同学的生日聚会会招致所有人的嘲笑指责。

Elil 认为，非理性信念的形成与人们童年时期习得的不现实和非逻辑的准则、价值观及生活中的创伤事件形成的不合理经验等有关，在现实事件的诱发下，造成人们的情绪反应。理性情绪疗法以不合理信念为线索，帮助病人寻找并识别关键问题，对其质疑，与其辩论，使病人最终放弃不合理信念，建立合理的、现实的信念体系和人生哲学，从而达到改善情绪和行为的目的。

（二）合理情绪疗法的操作

1. 心理诊断（psychodiagnosis）

这一阶段的任务首先是建立良好的护患关系，良好的关系对于认知疗法非常重要，它是治疗赖以持续下去的基础。在这个过程中，护士主要扮演诊断者和教育者的双重角色，需要对病人的问题及其背后的认知过程有较全面的认识，对其存在的问题进行诊断，还要引导病人对其问题及其认知过程有一定的思考和认识，并安排特定的学习过程来帮助病人改变其不适应的认知方式。在相互平等信任的护患关系建立以后，向病人详细介绍 ABC 理论，使其接受这种理论并认识到 A、B、C 之间的关系，并能结合自己当前问题予以初步分析。进一步找出病人情绪困扰和行为不适的具体表现（C），以及与这些反应相对应的激发事件（A），并对两者之间不合理信念（B）进行初步分析。

2. 领悟（insight）

通过解释和证明使病人在更深的层次上领悟到他的情绪和行为问题是由自己的不合理信念造成的。因此，应该对自己的问题负责。

一般来说，要帮助病人实现这三种领悟：①是信念引起了情绪和行为后果，而不是诱发事件本身所导致的；②不合理的信念引起情绪和行为问题，自己应对自己的情绪和行为问题负有责任，应进行细致的自我审查和反省；③只有改变不合理的信念，才能减轻或消除他们目前存在的症状。可以对照 Elil 提出的十种常见的非理性信念来对病人的错误信念进行分析。

3. 修通（working through）

这一阶段是合理情绪疗法中最重要的阶段。护士的主要任务是采用各种方法与技术，使病人修正和放弃原有的非理性观念并代之以合理的信念，从而使症状得以减轻或消除。下面介绍几种常用的矫正认知、情绪和行为的方法。

（1）与不合理信念辩论。质疑和辩论是指护士积极主动地、不断地向病人发问，对其不合理信念提出挑战和质疑的技术。它源于古希腊哲学家苏格拉底的辩证法，即所谓"产婆术式"的辩论技术。基本思路：从病人的信念出发进行推论，在推论过程中会因不合理信念而出现谬论，病人必然要进行修改，经过多次修改后，病人将以合理信念代替不合理信念。

"产婆术式"的辩论有其基本形式，一般从"按你所说……"，推论"因此……"，再推论到"因此……"，即所谓的"三段式"推论，直至产生谬误，形成矛盾。护士将利用矛盾进行面质，使病人不得不承认其中的矛盾，迫使病人改变不合理信念，最终建立合理信念。

（2）认知家庭作业。让病人与自己的非理性信念进行辩论，它是正式会谈后的继续。其目的是探查病人是否存在其他的不合理信念，强化其合理的思维方式，使合理的思维方式成为习惯。

认知家庭作业主要有合理情绪自助表与自我分析报告两种形式。让病人填写合理情绪自助表，在找出 A 和 C 后，继续找 B。自助表中列出十几种常见的不合理信念，让病人从中找到与自己情况相符的 B 或单独列出。护士进而对其不合理信念进行诘难（D），最后自己评价诘难的效果（E），这实际上就是病人自己进行 A、B、C、D、E 分析的过程。除认知作业外，还有情绪或行为方面的家庭作业。病人对自己每天的情绪和行为表现加以记录，对积极的、适应性行为和情绪给予自我奖励。

（3）其他方法。理性情绪疗法还采用一些行为技术，来根除不合理信念。例如，瓦解羞愧练习，即让病人公开做一些他认为是可耻、愚蠢的和荒谬的事情，同时让自己不要感到羞愧，来瓦解病人的羞愧心理。还可以采用角色扮演，即护患互换角色或护士扮演病人的重要他人，来进行对话和互动，目的是让病人发现自己的认知歪曲和审视自己的情感。此外，理性情绪疗法的行为技术还包括采用自我管理程序的自我强化、放松治疗、系统脱敏等。

4. 再教育（reeducation）

这一阶段主要任务是巩固治疗所取得的效果，帮助病人进一步摆脱不合理观念及思维方式，使新观念和逻辑思维方式得以强化并重新建立新的反应模式，以减少以后生活中出现的情绪困扰和不良行为。

二、贝克认知疗法

贝克认知疗法（Cognitive Therapy，CT）是指帮助病人去修正歪曲的信念、假设和自动化思维并且去对抗它，进而采取合理的想法和行动来平衡情绪的一种心理治疗方法。由美国著名心理学家贝克于 20 世纪 70 年代创立。

（一）贝克认知疗法的定义

贝克认知疗法认为人们的行为、感情由对事物的认知所影响和决定，而人们的认知建立在自己以往经验的态度和假设基础之上。心理障碍的产生并不是激发事件或不良刺激的直接后果，而是在歪曲或错误的思维影响下造成的。因此，认知疗法的重点在于矫正病人的思维歪曲。

（二）贝克认知疗法的操作

贝克提出的认知疗法基本技术包括以下 5 种。

1. 识别自动性想法（identifying automatic thoughts）

自动性想法是事件发生后，病人自动出现在脑中的想法，这些想法不受理性支配，往往消极、偏执或极端，但大多数病人并不能意识到在不愉快情绪之前会存在着这些想法，并已经构成他们思考方式的一部分。病人在认知过程中首先要学会识别自动性想法，尤其是识别那些在愤怒、悲观和焦虑等情绪之前出现的特殊想法。护士可以采用提问、指导病人想象或角色扮演来发掘和识别自动性想法。

2. 识别认知错误（identifying cognitive errors）

认知错误是自动性想法表现出来的逻辑错误，基本的认知错误有任意推断、选择性概括、过度引申、夸大或缩小、全或无思维。大多数病人一般比较容易学会识别自动性想法，但要他们识别认知错误却相当困难，因为有些认知错误相当难评价。因此，为了识别认知错误，护士应该听取和记下病人诉说的自动性想法及不同的情境和问题，然后要求病人归纳出一般规律，找出其共性。

3. 真实性检验（reality testing）

在病人认识到认知错误后，要接着同病人一起设计严格的真实性检验，即检验并诘难错误信念。这是认知疗法的核心，只有经历这个过程才能改变病人的认知。在治疗中鼓励病人将其自动性想法做假设看待，并设计一种方法调查、检验这种假设，结果病人可能发现，95%以上的调查实践里，其消极认知和信念是不符合实际的。

4. 去注意（decentering）

大多数抑郁和焦虑病人感到自己是人们注意的中心，自身的言行举止都受到他人"评头论足"，因此，他们总表现出担心、害怕和烦躁。如某一病人认为自己的发型稍有改变，就会引起周围每一个人的注意和评论，治疗计划则要求他换个发型去工作或沿街散步、跑步，然后记录下遭受议论和注意的次数，结果会发现几乎很少有人会注意他的外形。

5. 监察苦闷或焦虑水平（monitoring distress or anxiety level）

焦虑有一个开始、高峰和消退过程，但许多慢性甚至急性焦虑病人往往认为他们的焦虑会一直高水平地存在下去，如果能认识到焦虑情绪会自然消退的话，病人就能够比较容易地控制焦虑情绪。因此，鼓励病人对自己的焦虑水平进行自我检测，促使病人认识焦虑情绪波动性的特点，增强抵抗焦虑的信心，是认知疗法的一项常用手段。

三、认知疗法在护理中的应用

认知疗法在临床护理工作中是应用较多的心理干预方法，它对于许多病人的心理问题的治疗都有良好的效果。下面是一例对初诊 2 型糖尿病病人实施合理情绪疗法的案例记录：王某，女，58 岁。退休工人，丧偶。既往身体健康，此次因初诊 2 型糖尿病入院治疗。入院后病人情绪不稳，时常长吁短叹，有时表现烦躁，对亲友发脾气，对治疗和护理不愿配合。

护士掌握该病人的病史情况后，主动关心病人，倾听病人的想法和困惑，解答关于糖尿病的疾病知识，与病人建立良好的护患关系。通过与病人交谈，找出导致其不良情绪和行为的不合理信念，并帮助病人领悟到是不合理信念引起了不良情绪及行为的后果，自己要对此负有责任，也只有改变了不合理信念，才能减轻或消除焦虑，做到科学的防病治病，促进疾病的康复和远离并发症。进一步采用合理的自我分析技术，让病人列出患病后产生的不合理信念，并针对不合理信念进行分析，接着护士针对病人的不合理信念，提出质疑和辩论，使病人认识到她的信念是不合理的，并找出可以代替不合理信念的合理信念。给病人布置家庭作业，让病人进一步摆脱原有的不合理信念及思维方式，使新的观念不断强化，从而帮助病人能积极、正确地面对疾病，能更好地适应患病后的生活。在最后的巩固阶段，还可以教会病人进行自信治疗和放松治疗，以提高病人应付焦虑情绪反应的能力。过程如下：

事件（A）：被诊断出患有 2 型糖尿病。

情绪（B）：担心、害怕、委屈、抑郁。

信念（C）：①我得了糖尿病真倒霉！②实在是不公平，凭什么我就会得糖尿病！③这下全完了，什么好东西都不可以吃了！④得了糖尿病，要花很多的钱，我就成了累赘，成了废人！⑤反正糖尿病是永远不能治愈的，大不了就是一死，我就随心所欲、听之任之了。

质疑和辩论（D）：①你觉得什么样的人应该得糖尿病？②你觉得全完了，是个什么样的状态？那意味着什么？③你认为得病是全完了的话，我可以举出比这还要糟糕十倍的疾病种类，你若遇到了，你又会怎样？④废人和累赘的含义到底是什么？

效果（E）：①每个人都有可能患上糖尿病；②只要配合医嘱进行治疗，还是可以吃自己喜欢吃的东西的；③糖尿病已经有很成熟的治疗技术和手段，并不用花费很多的钱；④只要配合治疗，安排好自己的饮食，糖尿病是可以控制的；⑤很多人患上了比我严重的疾病，一样生活得很好；⑥糖尿病是会给我的生活增添一些麻烦，但只要配合治疗，一定能恢复到原来的生活状态。

新感觉（F）：情绪稳定，恢复信心，决定积极配合治疗。

在这个案例中，病人在获知自己患上糖尿病的消息后，感到震惊、沮丧和焦虑，这与病人对糖尿病的不了解有关，也与突然的打击有关。护士通过对病人不正确的疾病知识和观念的纠正，使病人能明确糖尿病是可以控制和治疗的，帮助病人树立积极治疗的信心和勇气。护士提供支持、解释和鼓励，使病人的情绪稳定下来并积极接受治疗。

第四节　森田疗法

森田疗法是由日本学者森田（1874—1938）所创立的一种心理治疗方法。自 1919 年以来，一直应用于临床，受到国际上的高度评价。森田疗法主要适用于神经症的心理治疗，但随着时代变迁，森田疗法在不断继承和发展，治疗适应证已从神经症扩大到精神病、人格障碍、酒精药物依赖等，还扩大到正常人的心理调适和保健中。

一、森田疗法的理论基础和实践

（一）森田疗法的理论基础

1. 神经质的概念

森田在表达神经症时不用神经症这一概念，而采用神经质，森田认为，任何人都有神经质的倾向，此种倾向强烈者即为神经质。森田提出，这种神经质包括普通神经质（神经衰弱）、强迫观念（恐惧症）和发作性神经症（焦虑症）等。

2. 疑病性素质

森田认为，神经症的发病基础是疑病性素质，如内向、内省、理智、敏感、易担心和追求完美、好强、不安于现状、执着、固执等。他认为具有这种素质的人对自己的健康过度注意，对自己的心身过分担心，且持有难以消除的偏见，在某种情况下，把任何人常有的感受、情绪、想法过分地认为是病态，并对之苦恼、倾注，尽管实际上什么病都没有，却在主观上渐渐构成疾病。疑病性素质是一种先天性的素质，并非一成不变，能随着环境的变化而变化。

3. 生的欲望和死的恐惧

森田认为，神经质的人"生的欲望"过于强烈。所谓"生的欲望"不仅包括自我保存、食欲等本能的欲望，还包括想获得他人认可、向上发展的社会心理欲望。"死的恐惧"是指作为生命有机体对疾病及死亡的恐惧，以及作为某一社会角色的个体在追求欲望的过程中担心失败、唯恐失去具有心理价值的东西等。这种恐惧也可称为焦虑。

4. 精神交互作用

森田认为，疑病性素质对神经质的发生具有决定性的作用，精神交互作用对症状的发展具有决定性重要作用。所谓精神交互作用是指注意集中于某个感觉，此感觉变得过敏，这种感觉的过敏，更使之注意固定于此感觉，此感觉和注意进一步互相作用，使感觉越来越过敏的精神过程。

此恶性循环反复的过程中，病人会产生不安、恐怖，引起自主神经系统的失调，即产生所谓的精神身体症状，精神交互作用又常常导致症状的固定，久而久之便形成一种固定的行为模式。

（二）森田疗法的治疗原理和方法

1. 治疗原理

"顺其自然，为所当为"是森田疗法的治疗原理。其基本思想是对疑病性素质施加陶冶锻炼，使病人摆脱疑病观念，针对精神交互作用这一症状发展的机制，转移病人的注意力到现实生活中，顺应注意力和情感的变化，逐渐做到顺从自然。

森田认为，所谓"顺其自然"，并非随心所欲。情绪不是可由自己的力量能左右的，想哭的时候想要变得愉快，也是勉强。反之，极度愉快时，想努力变得悲伤也不可能。对不能被自己的力量左右的情绪，并不逃避，顺其自然地接受，以行动去做应该做的事，这就是顺其自然。另外，即使想哭，但如果参加朋友的婚礼，则无论如何也要表现出笑脸，这也是顺其自然。

森田认为应该把烦恼等当作一种自然的感情来顺其自然地接受和接纳它，而不要将其视为异物去拼命地想排除它，否则，就会由于"求不可得"而引发思想矛盾和精神交互作用，导致内心世界的激烈冲突。如果能够顺其自然地接纳所有的躯体症状、不安、烦恼等，默默承受和忍受它们带来的痛苦，就可从被束缚的机制中解脱出来，达到"消除或者避免神经质性格消极面的影响，而充分发挥其正面性的积极作用"的目的。森田疗法强调不能简单地把消除症状作为治疗的目标，而应该把自己从反复想消除症状的泥潭中解放出来，然后重新调整生活。不要指望也不可能立即消除自己的症状，而是要学会带着症状去生活。

2. 治疗方法

森田疗法不提倡追溯过去，而是要重视当前的现实生活，是通过现实生活去获得体验性认识。像健康人一样去生活，在生活中获得体验性的认识、启发，顺应情绪的自然变化，努力按照目标去行动。

（1）住院式森田疗法。

第一阶段：绝对卧床期。把病人隔离起来，禁止病人与他人会面、谈话、读书、吸烟及参加其他消遣的活动。除进食、大小便外几乎绝对卧床。大约1周。

第二阶段：轻作业期。禁止交际、谈话、外出，卧床时间限制在7小时或8小时，白天一定到户外接触新鲜空气和阳光，晚上写日记，晨起及入睡前朗读森田治疗指南等读物。时间3~7天。

第三阶段：一般作业期。病人可随意选择田间劳动、打扫卫生、手工操作等。但禁止交际、游戏、共同作业、无目的散步、体操等，只是自己做事或读书。时间1~2周。

第四阶段：生活训练准备期。进行适应外界变化的训练，为各自回到实际的日常生活中做准备。病人要书写以行动为准则的日记，并交给指导者批阅。

（2）门诊森田疗法。根据"如果有健康人的举止，心理自然健康起来"的治疗原则，可通过阅读森田的科普书籍或日记进行指导。

（3）生活发现会（可认为是一种集体森田疗法）。这是病人间在以互相帮助、相互启发为基本特征的基础上开展活动的一种组织，又分为地区性集体座谈会和学习会。

二、森田疗法在临床护理中的应用

森田疗法在临床护理中有着广泛的应用。对于一些焦虑症、神经衰弱和强迫症病人，一些躯体疾病伴有明显的焦虑、抑郁的病人都能运用森田疗法进行干预，尤其是对于内向性格、内省多、对自己身心不适比较敏感的人群，森田疗法有着很好的疗效。

护士在运用森田疗法对病人进行心理干预时，要帮助病人理解森田疗法的治疗原理"顺其自然，为所当为"的内涵，打断病人过分关注疾病症状的精神交互作用，使病人的注意力转移到现实生活中，转移到应当做的事情上，而不去为对抗症状做无谓的努力。

如护士可运用森田疗法来对失眠症病人进行心理护理。先指导病人停止一切争取睡眠的努力，如数数、喝牛奶等方法，让病人逐渐认识到失眠的原因与过分关注失眠有关。如果病人在停服安眠药物的过程中出现戒断症状，指导病人不必为此惊慌，要采取顺其自然的态度，只要过一段时间症状会自然消失。

晚上如果睡不着也不要在床上翻来覆去，并尽量减少上厕所，最好的办法是闭上眼睛保持平卧的姿势，静静地躺着，这样可以达到与睡眠同样的效果。让病人白天活跃起来，白天注意一些日常生活中有意义的事，和其他病友交流、看书、听音乐等，把注意力放在现实生活和自己所做的事上。当病人从担心、猜测晚上是否失眠的泥潭中走出来，安心安排好白天的生活和工作时，失眠的症状就会逐渐减轻甚至消除。

第五节　集体心理干预

集体心理干预是指为解决某些具有共同特征的心理问题，而将多个人集中起来加以干预的一种方法。通过集体心理干预的实施，不但省时、省力，而且可以使集体中的病人相互影响，起到积极的干预作用，这一点是任何干预手段都无法比拟的。

一、集体心理干预的原理与方法

（一）集体心理干预的原理

集体心理干预是以集体心理动力学理论为依据，促使个体活动出现"遵从行为"，即"其他人都这样活动，我也这样活动"，这是集体的力量所形成的团队精神，集体心理干预就是利用这种集体心理动力和团队精神来改变个体不利的心理定式和行为倾向。由此可见，强调集体内的人际交互作用，是集体动力进行个体间互动发挥治疗作用的关键。

（二）集体心理干预的方法

集体心理干预的方法大致可以分为两大类，一类是在集体心理治疗中着重于个体作用，另一类是在治疗中着重于团体作用。

1. 小组技术

小组最主要的作用是帮助病人明白他们自己做决定的过程。目的是在共同学习的环境中、相互影响的作用下，提高受训者对感情和情绪及相互影响关系的敏感性，进而改变行为，达到提高工作效率和满足个人需求的目标。如将十几名受训者置于离家或单位较远的地方，由心理干预者来主持训练，成员间可以相互提问、交流、讨论。然后，要求受训小组对他们的体验、受训中遇到的问题和决定的过程等内容进行讨论。

2. 相遇技术

相遇技术是一种很好的增加病人自我意识的干预方法，如"信任之旅"活动，两人一组，一人眼睛被蒙住，要求病人用手和胳膊搀扶他的同伴，引导他以一种知觉探索的方式行走，并注意保护同伴。"信任背摔"也是一种很好的相遇技术，适合多人合作，一人由上至下实施背摔，另外至少 10 人在下方接住并保护安全。此两种方法均可在干预过程中相互调换角色，然后讨论他们的感受。

3. 心理剧技术

心理剧是通过多种多样的角色扮演技术，帮助病人把他们的问题通过戏剧表演的方式表现出来，以利于增加对自我冲突的理解。这种干预技术须具备导演、主角、舞台、替身、辅角与观众六要素。例如，可以用角色扮演来表现出对病人来说存在困难的社交场景。角色扮演甚至可以由指定的工作人员在某个小组场景中加以使用，达到帮助病人更好地去透视自己和其他人的目的。

4. 格式塔小组

格式塔小组干预方法用来强化和澄清小组成员的意识体验，可以通过引出语言与人格两者之间关系的练习来实现。例如，告诉参与者使用"第一人称的陈述"称为个体化语言。护士可指导病人先使用个体化语言来否认他们在能力、强健和责任方面所具备的实力，再使用"但是"这个词，改变之前所陈述语言的程度。为了增加病人对语言力量的意识，要求病人用"不能、我需要、我选"分别替代"不会、我想要、我必须"，让他们体验在语言模式改变时感受到的各种差异。

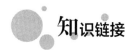

知识链接

心理剧技术之空椅子技术

空椅子技术是格式塔流派常用的一种技术，是使来访者的内射外显的方式之一。此技术运用两张椅子，要求来访者坐在其中一张椅子上，扮演内心冲突情境的一方，然后换坐到另一张椅子上，扮演内心冲突情境的另一方，而让来访者所扮演的两方持续进行对话，以逐步达到自我的整合或者自我与环境的整合。空椅子技术本质就是一种角色扮演，让来访者去扮演所有的部分。通过这种方法，可使内射表面化，使来访者充分地体验冲突，而由于来访者角色扮演中能接纳和整合内心的"胜利者"与"失败者"，因此，冲突可得到解决。同时，此技术会协助来访者去接触他们潜藏深处的情感，以及连他们自己都可能否定的一面，借此他们将情感外显化，并充分去体验它，而非仅止于讨论。并且，还可以帮助来访者去了解此种情感是他们真正自我的一部分。通过自我内心两个分裂部分的对话，使人们内在的对立与冲突获得较高层次的整合，即学习去接纳这种对立的存在并使之并存，而不是要去消除一个人的某些人格特质。

二、集体心理干预在临床护理中的应用

集体心理干预在临床护理中的应用十分广泛，在提高病人对疾病的认识、建立康复的信心、治愈后躯体和社会功能恢复等方面效果明显。目前，针对住院病人、儿童及家长、青少年、老年人、烟瘾和酗酒者、躯体疾病病人等具有某类共同问题的特殊群体可以开展不同种类的集体心理干预。另外，部分躯体疾病病人也可以接受集体心理干预，如支气管哮喘儿童及其家长，溃疡病、糖尿病、心血管疾病病人及其配偶，癌症病人，妇产科病人或孕产妇等。

（一）集体心理干预在直肠癌病人治疗期中的应用

集体心理干预可分组进行，制订相应的干预计划，每组由 1~2 名护士和 4~6 名病人组成，每周干预 1 次，每次 90 分钟，共进行 5 周。还可利用心理健康教育、认知行为治疗、放松治疗、团体心理学等理论，针对直肠癌病人制定综合的集体心理干预方案。

1. 调整疾病认知

病人在得知癌症诊断后普遍会表现出强烈的求知欲，在诊断初期常常进行自我归因，甚至想通过各种途径获得疾病治疗康复知识。因此，给他们一个合理且能够接受的解释十分重要。如请肿瘤专家围绕直肠癌知识进行介绍，包括直肠癌发生的相关因素、主要治疗措施、直肠造瘘的影响与注意事项、康复期间饮食指导、支持疗法及可能出现的不良反应等。

2. 与康复者座谈

邀请一名直肠癌术后康复病人与正在接受集体心理干预的小组成员进行座谈。康复者通过自己的坚持和努力已成功走过多年的抗癌之路，他们不仅要面对直肠癌的死亡挑战，还要承担人工肛门带来的心理和身体上的强大压力，这种现身说法所带来的心理支持，能够使接受干预的癌症病人获得巨大的精神力量，并由此积极面对，采取有效应对策略，学习造口护理的知识，调整好心态，适应造口后的排泄方式，提高自身的生活质量。

3. 冥想放松治疗

干预者提前制作出冥想音乐，并在冥想音乐中配一段放松指导语，长约 25 分钟。在干预小组中，研究者先对冥想放松的机制原理和优势进行讲解，然后播放该段音乐，让组员亲身体会并学习冥想放松治疗，重复播放两遍。小组干预结束后，研究人员将音乐拷贝发放给每位病人，督促病人回家后反复练习。

4. 癌症康复

指导由康复理疗师为病人讲解有关直肠癌术后康复护理的知识，如康复期的饮食指导、造口后的生理变化、造口的护理要点等。让病人全面、准确地了解直肠癌康复过程中可能遇到的问题和相应的解决方案，学会如何适应癌症后的生活。

5. 自我情感调整

病人在研究者的引导下自由讨论，分享各自的癌症故事经历。讨论中研究者起到促进和指导的作用，尽量使每位病人都有机会表达自己的想法和情绪，小组成员提供相互的支持。无论是初发还是复发病人，都要激发出强烈的生存欲望，使他们感悟到生命的意义，最终能像常人一样以坚强、开朗、自信的心态面对工作和生活。

（二）集体心理干预在抑郁症病人治疗中的应用

在抑郁症病人中应用集体心理干预可分 2 个阶段进行，共进行 5 周。

第 1 阶段（1~3 周）：集体健康教育。

主要内容为：①介绍疾病的基本知识，重点了解抑郁症的病因及临床表现；②抗抑郁药物的正确应用，学会如何识别药物不良反应及坚持服药的重要性；③疾病复发的前驱症状及预防措施；④婚恋、生育、积极生存与康复等。目的是提高病人对疾病的认识能力，与病人建立良好的护患关系。

第2阶段（4~5周）：在情感介入的同时进行重点干预。

对生活能力差、社交及兴趣等缺乏者，多采用阳性强化法、工娱疗法，对病人进行生活自理能力、良好行为、社会交往能力、兴趣等方面的培训，鼓励病人之间相互认识、交谈及积极参与康复治疗等，对做得好的病人给予物质奖励；对自卑、缺乏信心、紧张焦虑等情绪障碍者，应给予心理支持、认知行为疗法，以森田疗法的基本原则（即"顺其自然，为所当为"）为指导思想，用启示、诱导、说服、解释、安慰等方法，让病人面对现实，正确看待"挫折"，善于利用各种"资源"，学会使用合理的思维方式去认识和评价客观事物，正确理解和对待各种社会心理矛盾，正确对待疾病和自己。对初发病人，应重点干预其对疾病的认识及如何积极配合治疗等；对复发病人，应重点干预如何巩固病情，防止复发（包括定期复查、按时服药、遇到不开心或有复发预兆时应持的态度和处理技巧）。每次集体授课后分组讨论，联系自己的实际情况写体会，护士多予以点评鼓励，使病人在讨论中受到启发和自我教育。

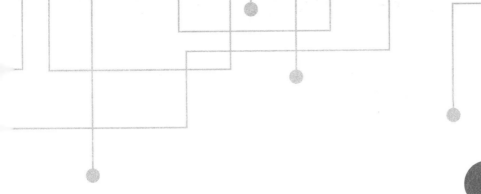

第十章

心身疾病的心理护理

随着人类生活方式的改变、生活节奏的加快和应激源的增加，疾病谱的主要病因正由原来的感染逐渐转变为心理社会因素，心身疾病在各种疾病中的比重越来越大。国内调查显示，门诊与住院病人中 1/3 患有心身疾病，发病率也有逐年增高的趋势。因此，心身疾病已成为现代医学研究的焦点。

本章将重点介绍心身疾病的界定、分类，心身疾病的发病机制和致病因素，常见心身疾病病人的心理特点及心理护理措施。

第一节　心身疾病概述

一、心身疾病的定义

心身疾病（psychosomatic diseases）又称心理生理疾病（psychophysiological diseases）或心身障碍（psychosomatic disorders），是介于躯体疾病与神经症之间的一类病症。狭义的心身疾病概念是指心理、社会因素在发病、发展过程中起重要作用的躯体器质性疾病，如冠心病、原发性高血压、支气管哮喘、糖尿病等。广义的心身疾病是指心理、社会因素在疾病发生发展和转归过程中起重要作用的躯体器质性疾病和躯体功能性障碍。

二、心身疾病的范围

心身疾病的分类有多种方法，由于受到世界各国学者的学术观点及跨学科领域等相关因素影响，目前国际上尚未形成统一的心身疾病分类方法。世界卫生组织国际疾病分类法、美国精神病学会分类法和日本精神身体医学会分类法是心身疾病较有代表性的 3 种分类方法。随着从狭义的心身疾病扩大到广义的心身疾病，心身疾病范围得到了扩展，几乎包括了人类所有的疾病。

三、心身疾病的流行特征

由于人们对心身疾病的认识尚存差异，各国对其界定的范围也不尽相同，这导致心身疾病的流行病学调查结果并不相同，甚至差异迥然。国外调查的人群中患病率为10%~60%，而我国报道显示，门诊与住院病人约为1/3患有心身疾病。心身疾病的流行病学特征如下。

（一）性别差异

患有心身疾病的人总体上女性高于男性，两者比例为3∶2，仅个别病种男性稍高于女性，如冠心病、溃疡病、支气管哮喘等。

（二）年龄差异

15岁以下或65岁以上人群的患病率最低；从青年到中年阶段，可能因承受的压力较大，患病率呈明显上升趋势，至更年期或老年前期可达到患病顶峰。

（三）社会环境差异

心身疾病的患病率可因社会环境的差异而不同。以冠心病为例，患病率最高的前三个国家分别为美国、芬兰和南斯拉夫（现已解体），患病率最低的为尼日利亚。有学者认为，这主要与种族差异、全人口的年龄构成、风俗习惯、饮食习惯、劳动方式等社会环境因素有关。就我国而言，心身疾病的患病率总体上呈现以下特点：城市高于农村；经济文化与工业化水平越高其患病率越高；脑力劳动者高于体力劳动者。

（四）人格特征

某些心身疾病与特定的人格类型密切相关，如在患冠心病及高血压的人群中，A型人格（Type A Behavior Pattern，TABP）所占比例最高，而癌症病人的典型人格特征则是C型人格（Type C Behavior Pattern，TCBP），其患病率可能高达非C型人格的3倍。

第二节　心身疾病的发病机制及致病因素

目前已经明确心身疾病是多因素共同作用的结果，生理因素和心理因素可相互影响，互为结果，也是反应出现的重要中介，当社会因素通过该两种途径对机体产生作用时，则导致心身疾病的发生。

一、心身疾病的发病机制

心身疾病的发病机制比较复杂，尚不能用某一种理论对所有疾病进行解释，较有影响力的理论主要有以下三种。但随着研究的深入，心身疾病的发病机制已经不再拘泥于某一学派的理论，而是各种理论互相补充，形成了综合的心身疾病发病机制。

（一）心理动力学理论

这一理论始终重视潜意识心理冲突在各种心身疾病发生中的作用。代表者 Alexander 认为未解决的潜意识的冲突是导致心身疾病的主要原因。目前认为，潜意识心理冲突是通过自主神经系统功能活动的变化，作用在相应的特殊器官和具有易患素质的病人而致病的。例如，哮喘的喘息发作和咳嗽症状被认为是"被压抑的哭喊"，目的在于得到他人的帮助，因而主张对心身疾病的治疗，需要查明并解决所谓致病的情绪因素和心理矛盾。

心理动力学理论发病机制的阐述虽然有一定的道理，但其不足之处是片面夸大了潜意识的作用，把躯体疾病的许多症状都解释为潜意识中情绪反应的象征，影响了对疾病其他病因的研究和全面治疗。

（二）心理生物学理论

这一理论着重强调发病机制，以 Cannon 的情绪生理学和巴甫洛夫高级神经活动类型学说为基础。采用量化研究方法来研究有意识的心理因素，如情绪，与可测量到的生理、生化变化之间的关系。他们认为，情绪对一些躯体疾病的影响很大，对自主神经系统支配的某一器官和某一系影响更为明显。此外，他们还探索了心理社会刺激引起的情绪是通过什么途径引起生理生化变化而致病的。在研究过程中，他们不仅重视对心理生理障碍的发生发展机制的研究，而且把心理因素扩大为心理社会因素对人体健康和疾病的影响，强调了人们对环境刺激的心理生理反应，即强调了心理社会的紧张刺激对人体的影响及机体对疾病的易感性、适应性和对抗性等概念在疾病过程中的作用。

（三）行为学习理论

学习理论，包括条件反射学习、社会学习理论中的观察学习及模仿。学习理论的主要代表人物有 Miller，他提出了关于"内脏学习"的理论并进行了一系列实验研究，结论是人类的某些生理机能（例如血糖增高或降低、腺体分泌能力的增强或减弱、肌肉的舒张与收缩等）可以通过学习而获得。某些社会环境刺激可引发个体习得性心理和生理反应，如情绪紧张、呼吸加快、血糖升高等。由于个体素质上的问题或特殊环境因素的强化作用，这些习得性心理和生理反应可被固定下来而演变成为症状和疾病，如紧张性头痛、过度换气综合征、高血压等心身疾病症状的形成。行为学习理论对心身疾病产生机制提供了一种新解释，且为这类疾病的治疗开创了新途径。目前基于 Miller 的理论而提出的生物反馈疗法和其他行为技术已被广泛地应用于心身疾病治疗中，且取得了较好的效果。

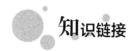

知识链接

习得性无助实验

"习得性无助"是美国宾夕法尼亚大学心理学教授 Seligman 1967 年在研究动物时提出的，他用狗做了一项经典实验。西里格曼把狗关在一个上了锁的笼子里，并且在笼子边上安装了一个扩音器。只要扩音器一响，笼子的铁丝网就会通上电流，电流的强度足以让狗感到痛苦，但不会伤害它的身体。刚开始，在扩音器响的时候，被电到的狗会在笼子里四处乱窜，试图找到逃脱的出口。可是在试过几次都没有成功之后，狗就绝望了，放弃了挣扎。虽然扩音器响了，还是有电流通过，但狗只是躺在那里默默地忍受痛苦，而不再极力逃脱了。

于是 Seligman 把狗挪到了另一个更大的笼子里，笼子的中间用隔板隔开，一边通电，一边没有通电，但隔板的高度是狗可以轻易跳过去的。Seligman 把另一条从来没有经过实验的对照组狗和先前的那条实验狗一起关进了通电的一边，当扩音器响起，笼子通电时，对照组狗在受到短暂的惊吓之后，立刻奋起一跳，逃到了安全的那一边。可是那条可怜的实验狗，却眼睁睁地看着伙伴轻易地跳到笼子的另一边，自己却卧倒在笼子里，再也不肯尝试了。

二、心身疾病的致病因素

（一）生理性致病因素

近年来对心身疾病的生理性致病因素研究主要集中在生理始基和生理中介两个方面。生理始基是指某些心身疾病病人发病前的生理特点，它决定个体对疾病及种类的易感性。即使当遭遇相同事件或受到同样刺激的时候，个体的表现及患病形式也不相同，其原因除个体的人格特征不同之外，还取决于病人原有生理特点的差异。生理中介对心身疾病的影响具体内容已在心理应激部分详述，在此不做赘述。

（二）心理性致病因素

1. 应激和情绪反应

精神应激可以导致或加重高血压、冠心病、消化性溃疡、皮肤病等心身疾病。应激事件之所以能致病，实际上是以情绪反应作为中介来实现的。情绪分为正性情绪（即愉快的、积极的情绪）和负性情绪（即痛苦的、消极的情绪）。正性情绪有利于发挥机体潜能、适应环境、提高免疫力，从而促进身心健康。负性情绪一方面是个体适应环境的一种必然反应，对机体有保护作用；另一方面如果强度过大或持续时间过久，则可能导致机体功能失调、内分泌紊乱、免疫力降低，而导致心身疾病。例如，通过对在校的护理学专业学生期末考试复习期间的观察，护生的恐惧和焦虑情绪能提高胃酸的分泌而引起溃疡，能导致一系列神经症的出现。因此，情绪反应是心身疾病的重要中介过程。

2. 人格特征与行为

人类的性格特点与躯体疾病的关系，在医学发展史上已经有很多研究。人格特征的致病因素主要表现在特异性和非特异性作用两个方面。非特异性作用即共同因素，对所有心身疾病的发生都有一定的致病性，作为中介变量影响人体的认知评价、应对方式、防御机制和社会支持等。特异性因素是指某种人格特征容易引发相应的心身疾病。诸如，A 型行为模式特征是一方面雄心壮志、不知疲倦、争强好胜，另一方面表现暴躁、易激怒、缺乏耐心、充满敌意，患冠心病及激发心肌梗死的可能性较大。B 型行为模式的特征是没有很大的抱负、容易满足、随遇而安，此类性格的人则无 A 型行为模式的人的特点。C 型则自我克制，不善于宣泄情绪，长期处于孤独、忧郁、失望的状态。

除人格特征决定着个体的情绪反应、认知过程外，行为模式也在其中起着特殊的作用，尤其是某些不良行为方式的致病作用越来越受到现代医学的重视。例如，吸烟是肺癌、支气管炎、肺气肿、冠心病、脑血管病变等心身疾病的高危因素。有研究结果显示，吸烟者的死亡率比非吸烟者高 70%，吸烟者患消化性溃疡的概率比非吸烟者高 2~3 倍；酗酒易引起肝硬化和各种癌症；多食行为引起的肥胖与糖尿病、胆囊炎和高血压有关；孤僻少言、消极离群的性格与自杀、恶性肿瘤发病有关；而吸毒行为不仅能造成机体免疫系统、神经系统、内分泌系统等的严重损害，甚至可导致人格异常、精神障碍、交叉感染和性传播疾病等。

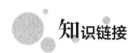

知识链接

A 型行为

A 型行为类型并不是一种单一的心理素质和行为表现方式，而是包含了以人格为基础的行为、性格和情感元素的一个复合因素群或行为群。它是不同的人格由相应的竞争和挑战性环境塑造的一整套的外显行为，是介于典型的 A 型行为到典型的非 A 型行为之间的行为连续体。当前把行为类型分为五型：A 型、mA 型、M 型、mB 型、B 型。A 型是 A 型行为人的极端型，有强烈的进取心和竞争欲，有时间紧迫感，人际关系不协调，有敌意倾向。mA 型是一种不那么明朗和极端的 A 型行为人。B 型是 B 型行为人中的极端型，是与 A 型行为相反的一种类型，缺乏竞争性，喜欢不紧张的工作，喜欢过松散的生活，无时间紧迫感，有耐心，无主动的敌意。mB 型不像 B 型表现得那么明朗和极端。M 型是介于 A 型和 B 型之间的一种混合型。

（三）社会性致病因素

心身疾病的发生、发展不仅与自然环境有关，还受社会环境的制约与影响。如前所述，生活事件、社会文化、职业特征、政治经济制度等社会因素的变动，均可通过人的心理活动影响身心健康。

1. 生活事件

人们在社会生活实践中逐渐形成了应对方式、心理防御机制、社会支持等系列抵御与缓冲系统，当重大事件的刺激超过防御和缓冲系统的承受负荷时，即可导致心身疾病。任何类型的生活事件发生变动，包括搬迁、升学、职务变动、婚姻变化等，都可以使器质性疾病处于易感状态，尤其是负性生活事件所带来的应激情绪。住院的大部分病人中都有失落感的诉述，并在疾病的症状出现以前，就已感到失去希望和支持。有配偶死亡后，存活方的死亡率和冠心病患病率都有增高。以上都可以说明应激性生活事件对心身疾病的发生具有不可忽视的影响。

2. 职业因素

在现代社会生活中，社会专业分工日趋细化，人的身体和心理功能片面发展，许多职业的特殊要求也逐渐成为导致心身疾病的重要因素。高强度的脑力劳动者、需要高度集中注意力的职业、人际关系复杂的职业等，如医生、护士、教师、警察、记者、律师等人群，原发性高血压、冠心病、消化性溃疡、神经症的患病率均较高。长期的职业应激甚至能产生职业耗竭，即个体因职业应激导致心身极度消耗，难以发挥有效个体功能的状态。

第三节　心身疾病的诊断与防治原则

一、心身疾病的诊断

（一）诊断原则

（1）疾病的发生包括明确不良的心理社会因素，而且要明确其与躯体症状的时间关系。

（2）存在已知的病理生理学变化，或躯体疾病有明确的器质性病理改变，且该症状必须相对固定而局限。

（3）有特定的人格特征或心理缺陷等易患因素。

（4）排除神经症或精神病。

（二）诊断程序

1. 采集病史

全面了解心身疾病的病史，尤其是病人起病前的心理状态，如心理应激的来源、性质和程度，病人对应激事件的认知和反应，以及病人的个性特点、生活史、家庭环境和亲子关系等。

2. 体格检查

详细的体格检查和必要的实验室检查，与其他各种临床疾病相同，以排除其他器质性疾病，还需注意与心身疾病相关联的症状，为明确诊断提供客观有力依据。

3. 心理检查

临床上常采用会谈法、观察法、心理测验等来确定心理社会因素的性质、内容及与疾病之间的关系。要全面了解病人的人格特点，评估心理社会因素及其影响，有必要选择一些标准化的心理测量工具对病人进行评估。常用的有90项症状自评量表（SCL90）、生活事件量表（LES）、康奈尔医学指数（Cornell Medical Index）、A型行为问卷、明尼苏达多项人格调查表（MMPI）、应激问卷等。为了确定病人在发病前是否存在心理社会因素，以及此类生活事件对病人产生影响的严重程度，通常可采用 Holmes-Rach 的社会再适应量表以及 Brown 的生活事件和自觉困难调查表（LEPS）。另外，还可通过心理生理检查给病人以情境性心理刺激，然后用生理学方法检测血压、心率、呼吸及脑电等，了解心身之间的联系，有助于诊断。

二、心身疾病的防治原则与方法

（一）心身疾病的预防原则与方法

心身疾病是心理因素和生物因素综合作用的结果，因而心身疾病的预防也应同时兼顾心、身两方面，和其他躯体疾病一样，防止发病，预防复发。

1. 个体预防

个体预防是心身疾病预防的首要环节。需要个人培养健全的性格；保持良好的情绪，建立有效的心理防御机制；锻炼应对能力；形成良好的人际关系，增强自我保健意识，具有良好的求医行为。

2. 社会预防

社会预防主要涉及家庭、学校和医院。家庭预防方面，应以积极的态度去适应和解决问题，家人之间要宽以待人、避免矛盾激化；学校预防，注重培养学生正确的世界观，塑造良好的个性和素质，使学生身心健康地完成学业，并得以顺利发展、成熟；社会预防方面，创造良好的工作环境，形成健康的社会风气，个体间相互关照，如医护工作者除了承担诊疗活动外，还要与社会、病人及其家庭等相互合作，以降低各种社会应激对心身的损害，以良好的情感氛围确保每个人的身心健康。

3. 心理咨询

目前许多医院、学校都设有心理咨询的场所，可对某些个体易患者提供有针对性的指导。如个体经历严重创伤，长期内心冲突，加之个体自身因素，如不进行专业的心理干预，很难取得良好的效果。

（二）心身疾病的治疗原则与方法

心身疾病的治疗应强调综合性治疗原则，即在原发病躯体治疗的同时兼顾心理、行为等方面的治疗，即"躯体治疗为基础，心理治疗为主导，综合护理为平台"，常常可以获得更为全面的疗效。心身疾病的治疗方式包括药物治疗、心理治疗和其他治疗。

1. 药物治疗

（1）西医治疗。除了对各种具体患病器官的对症治疗外，大部分心身疾病的病人是适用抗焦虑及抗抑郁药物治疗的，以控制病人的不良情绪为主要目的。对于难治的病例也可以在使用抗抑郁药的基础上，合用小剂量抗精神病药。

（2）中医治疗。祖国医学对于情志致病的理论研究已十分久远，对心身疾病的治疗，历来强调"先治其心，而后医其身"。临床资料表明，小柴胡汤、龙骨牡蛎汤、半夏厚朴汤、承气汤、甘麦大枣汤、逍遥散、建宁汤等常用方剂，根据中医辨证施治的原则，有针对性地使用，对精神因素引起的躯体病理反应者有良好效果。

2. 心理治疗

在心身疾病的治疗中，心理治疗应作为一种主要的疗法贯穿始终。可以帮助病人从客观上消除或减少导致疾病的心理社会因素，帮助病人调整对疾病不正确的认知评价及使用积极的应对策略，寻求并充分调动一切可利用的社会资源，并联合相关支持共同配合治疗等。

3. 其他治疗

除上述治疗方法外，还有推拿法、气功、太极拳、五音疗法、药膳和药浴治疗方法等，对心身疾病的恢复均有一定功效。

第四节　常见心身疾病及其心理护理

一、冠心病

冠心病即冠状动脉粥样硬化性心脏病，是冠状动脉血管发生动脉粥样硬化病变而引起血管腔狭窄或阻塞，造成心肌缺血、缺氧或坏死而导致的心脏病，是最常见的心身疾病，在我国其导致的死亡率已经上升到第一位。冠心病的危险因素包括可改变的危险因素和不可改变的危险因素，不仅与遗传因素有关，还与应激及其中介调节机制密切相关，了解并干预致病因素有助于冠心病的防治。

（一）人格特征

A 型行为或冠心病易患行为是由弗里德曼和罗森曼于 1959 年首先提出的。A 型行为者具有这些人格特征：持续的进攻性、进取心和经常的紧迫感、好急躁、专心致志追求事业目标，并且始终保持着警觉、易冲动、精力充沛等。在行动上常表现出迅速、性急、果断而不沉着等特点。A 型行为模式于 1977 年在国际心脏和血液病学术会议上被确认为是冠心病的一个独立的危险因素。流行病学调查表明，冠心病病人多数具有 A 型行为类型，其比率明显高于其他行为类型，A 型行为类型者不仅易患冠心病，而且其临床表现和并发症也比较严重。1983—1984 年有人用 Herman 与 Friedman 等标准随机对各种职业的 3 661 人进行人格类型与冠心病相关性调查，结果发现冠心病 239 例，总患病率为 7.1%。其中 A 型与 B 型人格（以性情温和、言语与动作节奏较慢，缺少竞争行为为特征）的冠心病患病率分别为 9.36% 与 3.7%，A 型人格为 B 型人格的 2 倍以上。Buell 指出 A 型人格的人遇不良情绪应激，尤其是压抑、愤怒时，就构成 A 型行为，表现出恼火、激动、发怒和急躁。A 型行为类型与冠心病的发生有明显的关系。

（二）心理特点

1. 紧张恐惧

恐惧是冠心病病人最普遍、最主要的心理状态，也是促使疾病进一步恶化的原因之一。病人常常因突然发病并且来势凶猛，心理承受能力差，对环境、检查和治疗及护理人员的反应敏感。有的病人表面看似平静，实则内心的恐惧却非常强烈。

2. 忧虑

抑郁病人往往会因为突然发病而导致家庭、生活、工作等一系列事物发生改变并受其影响，可表现出身心负担沉重，整天闷闷不乐、少言寡语、唉声叹气、抑郁悲伤等。

（三）心理护理

1. 矫正 A 型行为

主要在于矫正不利于健康的 A 型行为特征，如罗斯曼为此制定的 A 型行为的自我训练措施，包括每日记录自己匆忙行为的事例，寻找匆忙的原因，逐渐克服；学会倾听他人的讲话，不随意打断，不强迫自己过分思考问题等。

2. 纠正不合理认知

受冠心病的发病率和死亡率逐年上升的影响，人们对冠心病恐惧的程度越来越严重，但对疾病的本身了解并不深入。因此，必须帮助病人及其家属了解疾病的诱发因素，使病人建立正确的认知。另外，还要协助病人掌握相应的用药常识，避免产生药物依赖的心理。

3. 保持情绪稳定

紧张、愤怒等负性情绪或某一情绪的程度持续过高时，就会增加冠心病发病的概率。因此，必须要指导人们学会自我控制情绪的表达，保持积极、稳定的情绪状态。

4. 其他疗法

还可尝试使用个体化疗法，如音乐疗法、生物反馈法、气功法和瑜伽锻炼法等。

二、原发性高血压

原发性高血压是一种以循环动脉血压升高为主要表现，以全身细小动脉硬化为基本病变的一种被最早确认的心身疾病。一般认为，原发性高血压是一种多因素导致的疾病，除与高钠膳食、遗传缺陷等原因有关外，心理、社会因素在本病的始动机制中起到主要作用。在恶劣的社会环境中生活，或责任过重、工作压力过大，或应激性不良生活事件过重过多的人群中，患高血压增多。

（一）人格特征

原发性高血压是否对应某种典型的人格特征尚存争议。一般认为好激动、具有冲动性、好求全责备、主观刻板的人容易患高血压。尤其具有压抑的敌意、焦虑、愤怒等负性情绪的病人占多数。人格特征异常是高血压致病的重要原因之一。有资料表明，A 型行为类型者的发病率较其他行为类型者高。洪炜等采用对照研究方法对 124 例住院高血压病人进行有关心理、社会方面的调查评估，结果显示药物治疗疗效不佳的病人具有较明显的 A 型行为特征。吕跃等通过临床研究表明，高血压病人的人格具有较明显的精神质倾向，性格较为内向，常常行为孤独、内心焦虑、忧心忡忡，对外界刺激易产生强烈的情绪反应，控制情绪的能力差，难以适应外界环境的变化。由于处于此种心理状态下，容易导致紧张情绪的发生，进而产生一系列的生理反应，最终导致血压的恒定性升高。近代心身医学研究证明中枢神经系统、内分泌系统和免疫系统三者互相影响，使心理因素转变为生理因素。

（二）心理特点

1. 紧张焦虑

高血压疾病具有病程长、变化不确定的特点，有些病人对疾病过程的认识一知半解，对自身健康的状况十分担忧，担心有更多的并发症出现，极易导致焦虑、紧张情绪的产生。

2. 猜疑恐惧

高血压病人的病情多是久病不愈或病情反复，病人常常缺乏内心的安全感，敏感多疑，关注周围人的言行却不相信他人的观点，担心医生、护士乃至家属对其隐瞒病情，对疾病的预后十分恐惧。

3. 压抑情绪

高血压病人都有典型的压抑、敌意和愤怒情绪，却不善表达而难以获得宣泄。当情绪愤怒被压抑时，就会造成心理冲突，经常处于此种状态可能会增加血管内壁损伤和动脉粥样硬化物质的积累，最终导致血压升高。

（三）心理护理

1. 疏导不良情绪

心理疏导可以帮助病人正确认识疾病，采用积极的应对策略，实现从消极到积极的情绪反应，从逃避到面对现实，释放压力，缓解心理冲突，减轻身心损害，保持心理处于最舒适的状态。

2. 转变认知、矫正行为

采用认知疗法和行为疗法改变病人的心理结构，矫治与疾病诱发因素相关的不良行为，尤其是对 A 型行为进行针对性干预。同时，护士要做好疾病认知的健康教育，使病人及家属有充分的思想准备。

3. 自我调节、缓解心理应激

生活事件、社会环境及心理状态等均可诱发或加重高血压，而病情加重又会导致病人心理反应更为剧烈，再次反作用于疾病。因此。必须打破"应激源血压升高—负性情绪—血压更高"的恶性循环模式。学会用各种方式进行放松缓解、控制情绪、转移注意力，有利于血压的下降和保持平稳。

三、消化性溃疡

消化性溃疡包括胃、十二指肠溃疡，导致溃疡发生的直接因素是胃酸和胃蛋白酶在胃黏膜的屏障防御机能下降时产生的自身组织消化。胃肠道同样对内外刺激十分敏感，情绪变化很容易引起胃液分泌及胃肠运动功能变异，临床上常可发现许多溃疡病人的起病往往有一段难忘的痛楚经历，而病情的加重与复发也往往与负性情绪的体验有关，因此，消化性溃疡一直被列为常见的心身疾病之一。

（一）人格特征

消化性溃疡病人多具有内向性格、神经质、容易激怒，但又常常压抑愤怒而得不到发泄。具有以上人格特征的个体，对应激事件往往产生过度的反应，导致中枢神经功能紊乱，从而引发消化性溃疡。大量临床心理测试也说明，消化性溃疡病人一般不善交际、古板、被动、顺从、依赖性强，缺乏创造性、进取性和竞争意识。张蔚琴等采用卡特尔16项人格因素问卷，并与正常人常模对照分析，发现男性溃疡组人格趋向于顺从、理智、随和、保守的特点。

（二）心理特点

1. 焦虑恐惧

消化性溃疡病人的主要临床表现为慢性、周期性、节律性上腹部疼痛，胃溃疡病人表现为进食疼痛—自我缓解，十二指肠溃疡病人表现为疼痛—进食后缓解。由于疼痛时病人难以忍受，影响正常的工作和休息，担心疾病复发，担心疾病加重等，情绪极不稳定。尤其是腹痛发作时，病人害怕因大出血而死亡显得极度紧张、恐惧。

2. 抑郁

心理疾病久治不愈或反复发作时，病人可因拖累家人、给家庭带来经济负担而自责、唉声叹气，也可因不能正常工作、生活而自卑或闷闷不乐。

（三）心理护理

1. 合理认知疾病

病人对疾病缺乏正确的认知容易导致焦虑、恐惧和抑郁的情绪出现。护士可协助医生向病人解释其存在的误区，使其了解消化性溃疡的病因、发病特点和控制方法等。

2. 提供心理支持

护士应关心和体贴病人，善于与病人沟通，鼓励他们说出心中的压力和烦恼，适当宣泄自己的情绪。在交流中注意引导病人积极消除负性情绪，指导病人学会自我掌控情绪，防止疾病的复发。告知病人保持平和心态，避免精神紧张对疾病康复的重要性，以此合理安排工作与生活，降低疾病的诱发概率。

四、支气管哮喘

支气管哮喘很早就被公认为是呼吸系统中典型的心身疾病，其病因主要有过敏反应、感染和心理社会因素，不过不同的病人对这三大主因的敏感性不同。有些学者认为，心理因素与生理因素几乎各占一半，也有学者对 487 例支气管哮喘病人的研究表明：过敏因素为主者占 29%，感染占 40%，而心理因素为主者占 30%。

（一）人格特征

哮喘病人多易焦虑、激动，情绪不稳定，甚至时有癔症样发作、较幼稚、易受暗示、性格内向、依赖性强。从 20 世纪 20 年代起，心理学工作者对哮喘病人的人格特征做了大量的研究工作。Greer 等研究指出，哮喘病病人常常具有依赖、敏感、过于波动的人格特征，有的病人有神经质倾向。国内曾有人用明尼苏达多项人格调查表（MMPI）、艾森克人格问卷（EPQ）、卡特尔 16 项人格因素问卷（卡特尔 16PF）测试哮喘病病人的人格特征，发现男女两性均表现顺从、随和及工作有恒心、负责，其相应心理防御机制不成熟的一面形成被动、敏感、懦弱的人格特征。王大川等用徐振雷修订的行为特征问卷调查发现，自我克制、情绪压抑、内涵性强的人，即所谓 C 型行为特征者易患哮喘，还发现其不善于发泄情绪、愤怒内泄等，可使机体免疫功能发生变化，压抑自己情绪的人比情绪释放的人更易患支气管哮喘。

（二）心理特点

1. 紧张焦虑

哮喘初次发作，病人感到极度呼吸困难，甚至影响病人的日常生活，患病者本人因担心疾病再次发作，往往产生紧张、焦虑的情绪。

2. 烦躁恐惧

哮喘多在夜间发作，病人感觉十分痛苦，持续发作时，可因药物无效而无法缓解，甚至出现濒死感。继而对各项医疗护理项目缺乏耐心和信心，担心疾病预后，可表现出不同程度的焦虑和恐惧。

（三）心理护理

1. 降低暗示性和顺从性

哮喘病人多具有较高的暗示性，可采用暗示疗法和催眠疗法进行缓解，鼓励病人增强自主性和主动性。护士可为病人提供充分的心理支持，耐心、细致地解释与安慰，多使用支持性语言，多做安抚性动作，使其鼓足战胜疾病的勇气。

2. 创造和谐家庭氛围

哮喘发作的诱发因素与应激事件密切相关，而应激事件尤以家庭生活事件最为常见，可见哮喘发作与家庭习惯和父母行为有关。进行家庭治疗就必须改善家庭人际关系，调整父母和家庭的行为习惯。

3. 合理认知并积极应对

告知哮喘病人疾病可能的诱发因素，尽量自我了解，学会控制哮喘的发作。同时，也教会病人正确、积极地应对哮喘发作，当有发作征兆时保持镇静，迅速转移注意力。学会记录疾病的相关信息，便于找出疾病的诱发原因，适当采取措施避免疾病复发。

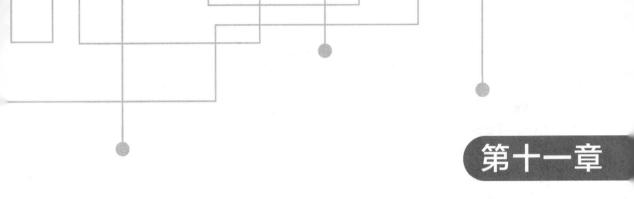

不同年龄阶段病人的心理护理

不同年龄阶段的病人表现出不同的生理和心理特点，护士应了解不同年龄阶段病人的心理行为特征和需求，为实施个性化的心理护理，加快病人的康复打下良好的基础。

第一节　儿童病人的心理特点及心理护理

儿童期一般指从出生至 14 岁的阶段。在临床工作中，按照年龄可具体区分为新生儿期（出生至生后 28 天）、婴儿期（1 月龄 ~ 1 岁）、幼儿期（1 ~ 3 岁）、学龄前期（3 ~ 6 岁）、学龄期（7 ~ 14 岁）。儿童阶段是人生长发育最快、智力发展最迅猛、个性发展最关键的时期。儿童病人（又称患儿）往往病情变化快，加上儿童病人表达能力有限、情绪不稳定，大多数儿童病人就医过程中有明显的消极心理反应。同时，儿童是家庭的中心，在儿童患病后，整个家庭都要裹挟其中。因此，在儿童病人的心理护理中，要充分考虑到不同年龄阶段儿童的心理特征，以及家属的心理需求、家庭关系等因素，要以促进家庭功能的发挥为前提，为患儿提供安全、稳定的治疗环境，共同促进患儿的康复。

一、儿童病人的心理特点

（一）儿童的一般心理特征

1. 新生儿期（出生至生后 28 天）

新生儿视、听、嗅、味、触 5 大本体感觉基本完善，其中听觉、味觉和触觉已经十分敏锐，视觉发展相对迟缓。新生儿的大脑发育还很不完善，大脑皮质经常处于保护性抑制状态，导致每天的睡眠长达 20 ~ 22 小时。一般情况下，新生儿只要生理需要得到满足，且没有疼痛、瘙痒等不适体验，都会有愉快的情绪反应，并很少有哭吵现象。

2. 婴幼儿期（1 月龄 ~ 3 岁）

婴幼儿正值哺乳时期，母亲（或照顾者）的爱抚对婴幼儿生理心理健康发展至关重要，有人就把母爱称为儿童三大营养素之一（物质营养、信息刺激和母爱）。Bowlby 的研究指出，从出生至 3 岁被剥夺了母爱，或缺乏照顾者稳定的情感和躯体联结的婴幼儿，其生理和心理发育均比正常对照组要迟缓。母亲（或主要照顾者）对婴儿的爱抚和照顾使婴儿和母亲（或主要照顾者）之间建立深厚的情感联结，当母亲要离开婴儿时，婴儿会哭闹、害怕甚至拉着母亲不放，这种亲子之间特殊的相互信任和依赖的关系称为依恋关系。发展心理学家认为，亲子之间的依恋关系建立与否对婴幼儿将来社会性发展及情绪发展有直接的关系。许多在孤儿院长大的孩子，成年后表现出冷漠、孤僻的性格特征，可能与幼年缺少这种依恋关系有关。依恋关系建立后，当婴儿离开所依恋的人时，会感到紧张不安，尤其是 8~12 个月时更明显，由于强烈的依恋关系，当母亲离开时，婴儿就会出现哭泣、吵闹、烦躁等表现，称为"分离焦虑"。

人类和所有的热血动物都有一种特殊的需求，即所谓的"皮肤饥饿"现象，即对相互接触和皮肤抚摸的需要，尤其在婴幼儿阶段，照顾者的拥抱、亲吻、抚摸对满足婴幼儿心理需求、促进婴幼儿生理和智力发展非常关键。生病住院的患儿，由于特殊的住院环境，"皮肤饥饿"的需求得不到满足，容易出现哭闹、食欲不振等现象。

有些婴儿喜欢一些柔软的毛绒玩具、毯子，平时经常搂抱玩耍，当母亲离开不在身边时，婴儿会将这些柔软的毛绒玩具、毯子等抱在身边抚摸玩耍，起到代替母亲的作用，因此，有心理学家称之为"安全物"。在生病住院时，家长将患儿平时喜欢的毛绒玩具、毯子等带到医院让患儿玩耍，可以起到让患儿稳定情绪的作用。

婴幼儿期也是一生中心身发展最快的时期，神经系统发育指数呈直线上升。婴儿开始学会爬、翻身、站立和走路等，语言能力也飞速发展。到 2~3 岁时，大部分幼儿都能用简单的语言和人沟通交流，表达自己的愿望。在这个阶段，游戏对幼儿来说是一件很重要的事情，游戏是幼儿运用感官来认知世界、锻炼语言和运动技能、了解社会规则的开始，同时也是幼儿在陌生的环境中消除紧张和忧虑，释放内心冲突和消极情绪的途径和方法。

3. 学龄前期（3~6 岁）

3 岁左右的幼儿脑重已达成人的 3/4，神经纤维髓鞘已基本形成，神经兴奋性逐渐增高，条件反射比较稳定，睡眠时间相对减少，语言能力进一步发展，词汇量增多，大脑对生理心理的调节和控制机能逐渐发展。在此时期，儿童的智能发育进入高速阶段，能有意识地进行感知和观察，但不持久，容易分心，无意想象主题多变，以形象思维为主，对外界的事物有浓厚的探索兴趣。情感丰富、多变，意志行为也有进一步的发展，活动的目的性、独立性逐渐增强，喜欢探究事物的真相，喜欢群体游戏，能服从集体活动，但自觉性、自制性仍较差。此阶段儿童个性初步形成，自我意识发展，从 3 岁左右开始，自主行为逐渐增强，进入"第一反抗期"，希望独立自主来处理事情，喜欢坚持自己的意见，有时和父母对抗，因为情绪的不稳定，容易受外界事物的影响，容易出现哭吵等现象。

4. 学龄期（7~14 岁）

此期儿童大脑的发育已趋成熟，大脑皮层兴奋和抑制过程都在发展，行为自控管理能力增强。由于其活动量大，神经的抑制过程相对兴奋过程较弱，儿童常不能控制自己的行为，需要加以引导及训练，此阶段为小学阶段，儿童开始学习文化知识和各种技能，由原来以游戏为主的活动转变为以学习为主的活动。此阶段也是儿童成长过程中智力发展最快的时期，感知敏锐性提高，注意稳定性增长，语言能力迅速发展，形象思维逐渐向抽象逻辑思维过渡，情绪直接、容易外露，好奇心强，但辨别能力差。自我意识进一步发展，个性品质及道德观念开始形成。

（二）儿童病人的心理特点

一般而言，6个月至4周岁的幼儿对住院的心理反应最为强烈，1岁半时反应达到最高峰，以后缓慢减弱。儿童病人的心理还容易受到自身气质类型、家庭关系、父母态度等因素的明显影响。

1. 儿童病人心理影响因素

（1）对疾病的认知。不同年龄阶段的儿童对疾病的认知能力存在很大差异。幼儿期与学龄前期的患儿仅仅是觉得身体感到不舒适，但不清楚身体不舒适的原因，常将疼痛不适等感觉与惩罚相联系，对疾病的发展与预后缺乏认识。学龄期患儿抽象思维能力增强，对疾病病因、发生和治疗有一定的认识，能认识到疾病与身体器官功能不良有关，能用语言表达身体的不适，自我控制能力加强，但往往对疾病后果考虑过多，甚至产生死亡联想而影响情绪。

（2）气质类型。气质是儿童出生后最早表现出来的一种较为明显而稳定的人格特征，是不依活动目的和内容为转移的典型、稳定的心理活动的动力特征。多血质的患儿活泼、适应性强；黏液质的患儿安静稳重，也比较配合治疗；胆汁质的患儿性情急躁，情绪易爆发、易冲动；抑郁质的患儿敏感怯弱，容易陷入孤独无助的情绪之中。

（3）父母养育方式及对疾病的态度。家庭环境是影响儿童病人心理的重要因素。父母对儿童民主平等的态度，以及良好融洽的亲子关系，家庭气氛和睦，父母关系深厚，家人相互体贴关心，则儿童病人更能表现出稳定的情绪，配合医护人员的治疗和护理。如果家庭氛围冷漠，或者父母家人之间矛盾重重，互相敌视，观点分歧严重，甚至经常当着儿童病人的面就治疗方式等争吵不休，则容易导致儿童病人紧张、恐惧、抑郁等心理反应。同时，家长对疾病的态度也能影响儿童病人对病痛的心理体验。如有的父母对儿童受伤或生病表现出过度的紧张、大惊小怪、反复强调，则儿童对疼痛的耐受性会降低，生病后也容易恐惧和害怕。

（4）心理应激。对儿童病人来说，身体疼痛不适、住院后行为受约束、与家人分离、接受检查和治疗等都会使其产生压力，甚至恐惧和紧张，导致其产生应激反应，影响其情绪和行为。

2. 儿童病人的心理特点

（1）分离焦虑。一般来说，小于6个月大的婴儿患病住院，如能满足其生理需要，一般哭闹少，比较平静。6个月后，由于婴儿和母亲已建立依恋关系，患病住院后可能是害怕陌生的住院环境和医护人员，对母亲的依恋变得更加强烈，要求母亲总是陪伴在自己身边。

如果因为要隔离的原因，母亲不能照顾婴儿，婴儿会出现明显的"分离焦虑"现象，表现为哭闹不止、寻找母亲、回避和拒绝陌生人。如住院时间长，则患儿表现出沉默、退缩、食欲不振、对周围事物不感兴趣等表现。

（2）恐惧。儿童患病住院时，突然离开熟悉的家庭环境来到陌生的住院病房，加上还存在种种生活制度及条件的约束，患儿往往产生恐惧的心理体验。导致住院患儿产生恐惧感的常见原因：其一，父母等亲人不能陪伴，所见到的都是陌生的医护人员。医护人员整天忙碌，面容紧张而严肃，病房的环境刻板而单调，时有紧张忙乱的抢救场景，这些都会使儿童惶恐不安，产生恐惧感。其二，各种被迫进行的注射操作、各种令人不快的检查等带来的疼痛刺激，常使儿童产生恐惧和不安，导致患儿看到护士就哭，看到针就逃，形成了条件反射。其三，疾病本身导致的不适或疼痛，也使儿童身心疲惫，内心痛楚万分。年幼患儿感到焦虑和恐惧时，可能出现尿床、尿裤子、拒食、撒娇、睡前哭闹、吸奶嘴、过度依赖等行为。学龄前患儿表现为哭闹不休、挣扎、逃跑等，学龄期患儿的恐惧不安更多表现为沉默、违拗、不合作、与医护人员对抗等。

（3）孤独。父母是儿童心灵的依靠，住院患儿如果没有得到父母的照顾和安慰，会感到孤独、无依无靠、失落感和强烈的担心，有的幼儿担心父母消失不见了，有的幼儿担心自己做了坏事或不够好被父母遗弃。学龄期儿童患病住院，远离了熟悉的校园生活和同学，经常担心落下功课，担心会落后于同学。在陌生的病房里，没有同龄人交流和一起玩乐，患儿想念老师和同学，感到孤独和害怕。

（4）抑郁和自卑。患慢性疾病的患儿可能因疾病迁延不愈和长期遭受病痛折磨，丧失治愈的信心。学龄期的患儿已能从家长和医护人员的态度中猜测到疾病的严重后果，并会为此忧虑不安。当某些疾病引起脱发、肥胖等外形改变，或长期住院导致学习跟不上学校进度时，患儿会产生自卑的心理，具体表现为沉默，唉声叹气，拒绝继续治疗，偷偷哭泣等，更严重者出现拒食、自杀的念头，还有的患儿怕自己外貌的改变被人看见，拒绝同学、朋友来探视。

二、儿童病人的心理护理

（一）儿童病人的心理评估

1. 对儿童病人的心理评估

护士可通过对患儿的直接观察和间接观察、与患儿沟通交流、调查、进行心理测验等评估手段对患儿的心理进行评估。评估的内容如下。

（1）对儿童病人主要应激源的评估。对其应激源的评估主要考虑以下方面：患病前已存在的应激事件，如与父母长期分离、和父母关系冷淡、学习成绩差等；患病后的应激事件，如疾病本身及各种治疗所带来的生理痛苦、身体形象改变、创伤及对日常活动的限制；陌生的环境和生疏的医护人员；药物和各种治疗仪器、设备等不良刺激；学业的中断；家长表现出的不良情绪等。

（2）对儿童病人疾病认知、情感、意志行为的评估。对儿童病人疾病的认知进行评估，包括：疾病是什么原因导致的，对自己有什么影响和后果，打针吃药的目的是什么等；对患儿的情绪情感，可以通过主观询问与客观观察两个方面来评估。客观表现可根据患儿的面部表情、姿态、动作、讲话语气、是否哭吵、自主神经反应（如呼吸、脉搏、出汗等）来判定。主观的体验可以通过交谈，设法了解患儿的内心世界，可根据情感反应的强度、持续性和性质，确定占优势的情感是什么，如果发现患儿存在抑郁情绪，一定要观察和询问是否有自杀观念，以便进行紧急风险干预。对患儿的意志行为进行评估，如日常活动情况，对治疗是否配合，是否主动进行社会交往，与医护人员、家属等的互动情况等。

（3）对儿童气质和发展水平的评估。可通过观察、访谈、调查或采用气质量表来评估患儿的气质类型。可采用贝利婴幼儿发展量表、丹佛发育筛查测验、儿童适应行为评定量表等来评估患儿的心理和社会性发展水平。

2. 家属亲子行为的评估

家属亲子行为评估的内容主要有两方面。

（1）家属一般情况。包括家属的年龄、种族、文化程度、理解能力、对相关治疗和护理的配合程度、工作性质、家庭状况、陪伴时间和安排等。

（2）父母教养方式。主要评估父母教养方式的类型，以及父母教养方式对儿童病人诊断、治疗、住院生活的影响等。

（二）儿童病人的心理护理

儿童病人因心智发育不成熟，往往对疾病缺乏深刻的认识，情绪不稳定，疾病变化快。儿科护士肩负着治疗者、母亲、教师、监护人等多重角色，应熟悉儿童各年龄阶段的心理与行为特征，按不同年龄阶段特征采取相应的教育与训练方法，来减轻患儿的消极情绪反应，促进患儿的康复。

1. 儿童病人护理的基本原则

（1）关系原则。儿童生病后，往往整个家庭都要参与其中。护士要与患儿及其家长建立良好的关系。护士只有取得家长的理解和配合，才能很好地开展患儿的护理工作。护士对患儿态度热情，关爱有加，取得患儿的信任，才能引导患儿适应新的环境，减轻或消除患儿的心理反应。

（2）启发原则。患病儿童语言表达能力差，自我控制和分辨能力较低，护士应通过简单易懂的语言、生动幽默的语气来对患儿进行启发式教育，循循善诱，消除患儿对疾病的恐惧感，形成对疾病的正确认识，才能使患儿安心配合治疗。

（3）个体性原则。护士应尊重患儿的个体差异，根据每个患儿的气质特点、思维方式和年龄特征，采取个性化的沟通方式和护理对策。

2. 儿童病人心理护理措施

（1）采用恰当的沟通方式。护士要重视和患儿的沟通和交流。可根据病情的轻重缓急，选择合适的时间进行。从沟通技巧来看，要将非语言沟通和语言沟通有机结合，注意运用微笑、抚摸、注视、语气和语调等非语言沟通手段，要注意首因效应和近期效应的影响。护士和蔼可亲的态度、得体的着装可以使患儿的情绪放松，减少恐惧心理。语言沟通方面要考虑患儿的理解能力，语言要形象生动、浅显易懂。护士在对儿童病人进行心理护理时要注意以下沟通技巧：①语气温柔亲切，避免简单粗暴。②语言简单明了，避免使用医学术语。如对要进行腹部手术的患儿这样解释："你的肚子里长了个小虫虫，医生伯伯帮你做手术取出来，你睡一觉虫虫就取出来了。"③使用积极语言，少用消极语言，如"这个药效果很好，只给听话懂事的孩子使用"。④使用鼓励性语言，避免打击性语言，如"你今天真乖，真勇敢"。⑤使用暗示性语言，如"小明是我们科室最勇敢的孩子"。

（2）病房环境设置符合儿童心理需求。要根据儿童心理特点设计和布置环境，病房墙壁可以粉刷成粉红色或浅蓝色，并以卡通人物、花草等图案装饰墙壁，床及床旁桌椅要同时考虑舒适性与趣味性，儿科护士的着装可选用粉色系、小碎花或卡通的图案，使患儿感到亲切，放松紧张情绪。

（3）满足患儿的心理需求。应尽量鼓励父母陪伴患儿，为父母陪护患儿提供方便，使患儿产生安全感。允许患儿携带自己喜爱的物品或玩具住院，以得到心理上的安慰。护士可根据患儿年龄配些彩纸、画笔等，空闲时教患儿折纸、画画。在病房组织患儿进行讲故事、做手工等活动，使患儿得到集体归属感。鼓励患儿与其他患儿交朋友，以减少患儿的孤独感和对疾病惶恐不安的心理。尽量安排同一位护士固定地照顾患儿。在输液、检查等操作中，护士应先与患儿沟通，取得患儿的合作，尽量减少身体上的约束，动作轻柔、娴熟，减少患儿身体的损伤和疼痛。有些患儿对打针形成了恐惧反射，护士更应耐心，循序渐进，予以系统脱敏治疗，消除患儿对治疗的恐惧。

3. 不同年龄阶段儿童病人的心理护理

（1）婴幼儿。婴幼儿对母亲有强烈的依赖感。如果与母亲分离，会产生强烈的"分离焦虑"。如果母亲不能陪伴患儿，护士应更多地给予患儿精神抚爱和关怀。护士在喂奶、喂药时应尽量将婴儿抱在怀里，与婴儿对视，温存地对他讲话，对着婴儿微笑，以满足婴儿对爱的需求。经常抚摸婴儿的头、四肢和后背，接触指趾端，以满足婴儿"皮肤饥饿"的需要。护士可以经常搂抱患儿，轻柔地拍打患儿四肢，逗患儿发笑，带领患儿跳舞，给患儿讲故事，来调节患儿大脑的兴奋和抑制过程，增强患儿对护士的熟悉和喜爱。同时，护士应有意识为孩子提供适量视觉、听觉、触觉和语言刺激，促进儿童感觉器官、智能的发育和语言能力的发展，如在病房里播放轻柔的音乐或活泼有趣的动画片，提供色彩鲜艳的玩具等。

（2）学龄前期患儿。此期患儿的语言能力和行动能力逐渐提高，喜欢游戏、玩耍、模仿和探索外界事物，对表扬和鼓励有积极反应。护理此阶段患儿，护士应对患儿有益的探索行为加以表扬，耐心地解释其提出的问题，鼓励他们主动、勇敢地接受治疗，以取得合作。必要时让患儿观看其他患儿配合治疗的行为，鼓励患儿进行模仿。

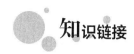

霍桑效应在儿科护理中的作用

霍桑效应或称"宣泄效应",起源于 1924 年至 1933 年间的一系列旨在提高工人工作效率的系列实验研究。该研究发现,在工人感觉到被关注、不满情绪得到宣泄时,他们的工作效率得到提高。大多数儿童在就医过程中表现出明显的焦虑、恐惧等消极心理,甚至出现哭闹、踢打等行为。护士要对患儿的消极情绪有足够的重视,如果置之不理,会导致患儿抗拒治疗和护理,消极情绪也会影响机体的免疫能力,延缓康复过程。护士关心、爱护患儿,使患儿感到被关注。护士积极与患儿交流沟通,耐心引导他们倾吐出心中所思所虑、容忍他们的哭喊等发泄行为,通过这些途径帮助患儿宣泄不良情绪,达到安心治病的目的。

（3）学龄期患儿。护理此阶段患儿时,护士要注意观察患儿的情绪反应,多与患儿沟通,了解患儿的所思所想。有的患儿担心落下功课,护士应尽量帮助患儿在住院期间继续完成学习任务;有的患儿担心疾病会导致残疾或死亡,护士可以和患儿及家属讨论所患疾病的病因和预后,消除患儿的担忧;鼓励患儿阅读书籍、听音乐、做集体游戏,帮助儿童适应医院的环境。对年龄大又有活动能力的患儿,护士可组织他们做些力所能及的工作,如整理自己的床铺,生活能够自理,协助照料患儿,使患儿体会到自身能力的实现,增强自尊、自信。

（三）儿童病人的心理健康教育

1. 对儿童病人的心理健康教育

对儿童病人的健康教育必须考虑到他们所处的年龄阶段和认知能力。尽量采用通俗易懂、幽默生动的语言进行教育。可采用图片、实物、模拟人或玩具等进行启发式教育,结合游戏、示范、提问、练习等方式进行。

2. 对家长的心理健康教育

护士要首先评估家属对患儿所患疾病的态度、知识、技能和感受,根据家属的理解水平,进行恰当的健康教育。护士运用倾听技巧帮助家属宣泄情感,缓解紧张、焦虑情绪;提供关于疾病病因、治疗、预后和家庭护理的相关知识;和家属一起探讨帮助患儿减轻住院心理反应的方式方法,必要时协助家属寻求家庭以外的支持,如亲友和社会团体等。

第二节　青少年与青年病人的心理特点与心理护理

目前,国内外学者对于青年的年龄阶段的划分仍然存在争议。青少年期一般是指 12 ～

18 岁，青年期是指 18~35 岁。青少年期和青年期是介于儿童与成年人之间的成长时期，是个体从不成熟走向成熟的过渡阶段。在这一阶段个体在生理和心理上要经历很大的变化。在生理方面，身高、体重快速改变，在内分泌激素的作用下，第二性征相继出现，性功能开始发育成熟。同时脑和神经系统发育日趋成熟，第二信号系统作用显著提高。

一、青少年与青年病人的心理特点

（一）青少年和青年一般心理特征

从青少年期开始，个体的抽象逻辑思维开始占主导，思维的独立性、批判性增强，同时自我意识开始提高，不喜欢老师、家长过多管束，进入心理发展上的"第二反抗期"，思维活跃，情绪波动明显。生理逐渐发育成熟，第二性征相继出现，性意识也开始觉醒，产生了对自身性生理变化的羞涩与困惑，对异性的好奇和关注也开始增强。

在 22 岁左右，个体生长发育已经成熟，各种生理功能进入人生的最佳状态。体能强健，脑重量达最重时期，脑功能发达，高级神经系统活跃，记忆力达到高峰，理解力不断加深，观察力、注意力等心理机能达到高峰。性机能成熟，第二性征逐渐成熟，而性心理发展尚未成熟，因此，常存在此方面的困惑和矛盾。

在青年期，个体独立意识进一步增强，人格逐渐成熟，初步形成自己的人生观、道德观和价值观，对社会现象开始形成自己独特的系统的看法。由于自我的觉醒和自我意识的增强，青年期表现出孤独、独立和反抗等特征，意志性格处于定型的过程之中，自制和冲动同存，主动和退缩交替，容易对榜样产生认同和模仿。情绪情感方面，外露性与封闭性同在，激情和冷淡并存，表现为激烈且起伏波动的动荡性特征。这一时期，青年情绪不稳定，易于激动、烦躁和不安，对外界容易产生怀疑，也常表现出过度自尊和自卑。在亲情、友情和爱情的多重体验下，在完成学业、职业发展、建立家庭的艰辛历程中，青年人面临人生的多重选择，期盼多，机遇多，同时困惑也多。在此期间，青年人价值取向多以自我的价值判断为主，处在个人与社会、利我与利他的两难选择之中，青年人经常体现出内心的动荡不安和情绪的波动。

（二）青少年和青年病人的心理特点

青少年期和青年期是一个过渡时期，个体心身发展处于迅速走向成熟但尚未成熟的阶段，心理活动丰富多变，情绪不稳，易受到家庭和社会等多方面因素的影响，容易出现心理问题，患病后，青年人的心理特征如下。

1. 震惊与否认

青年人一方面身体机能处于人生高峰阶段；另一方面对人生抱有理想主义色彩，对患病没有任何心理准备，一旦突然患病，往往感到震惊和不可接受，不相信医生的诊断，即使感到身体不适也否认患病事实，对看病、吃药和住院治疗表现出抗拒和抵触。也有的青年病人正面临着考试、升学、就业、结婚和出国等重要人生关口，患病会影响事态进展，导致病人潜意识不愿面对和接受。

2. 独立自主与质疑

青少年期独立自主心理增强，容易以自我为中心，不愿受纪律约束，经常有冲动行为出现，有些青少年还出现和家长对抗、撒谎、网瘾、逃学等行为。青年病人也常表现出对疾病无所谓的态度，尤其是一些疗程短，恢复快的急性病病人，他们往往认为医院制度太死板，不愿意遵守医院的制度，表现为有时不请假即外出，违反医嘱随意进食等。同时，青年人独立思维能力、判断力逐渐增强，开始质疑和挑战权威，有些青年病人害怕被误诊误治，经常在网络上搜索疾病相关信息，对医护人员的诊治喜欢寻根究底，不安心配合治疗。

3. 情绪极端化与偏执

青年病人的情绪强烈而不稳定，时而兴高采烈，时而悲观失望，时而闷闷不乐，时而欣喜若狂，情绪变化快速且容易极端化。青年病人在认知上也体现出简单、偏执、片面的一面。往往对自己抱有过高的期望值，加上人生阅历少，当他们面临生病等挫折时，往往不能客观冷静对待，易产生急于了解病情、急于治愈、急于出院的心情，容易产生明显的焦虑、紧张和忐忑不安，担心疾病后果严重，担心被误诊误治等，尤其是患上慢性病、疾病毁损容貌或有致残后果的青年病人，考虑到疾病对工作、前途、恋爱、婚姻等的影响，容易产生"一切都完了""我的人生没希望了"等偏执想法，导致严重抑郁、绝望的心理，甚至产生自杀的念头。当治疗取得进展时，又会盲目乐观，认为病情马上就会痊愈，对后续治疗掉以轻心，往往不再认真执行医疗护理计划，不按时吃药。

4. 羞涩与不安

青年病人性生理发育完善，但性心理尚不成熟，往往对性存在好奇、羞涩等心理。因为羞涩心理，有些青年病人隐瞒某些病情或发病原因，给诊断、治疗和护理安全带来隐患；有些青年病人尚无恋爱婚育经历，当患病必须接受导尿、备皮、灌肠或妇科检查等操作时，青少年病人和青年病人往往感到紧张和羞涩不安，尤其是在异性医务人员面前，有时甚至会拒绝接受检查和治疗，护士应表示理解并耐心和病人沟通，直到取得病人的配合。

5. 闭锁与孤独

青年病人初入社会，急于以独立"成人"的姿态示人，但遇到生病等困难和新问题后，往往产生迷茫和不知所措的心态，为了保护自我，青年病人常常表现出一种闭锁的心理状态，把自己幽禁在内心世界，不愿轻易向人开放，他们宁愿在网络上同陌生人交谈，或是偶尔与熟识的同龄人交心。他们把自己与家人、老师、医护人员等成年人隔开，成年人很难走进他们的内心，了解他们的真实内心活动，这就给医护人员了解青年病人真正的心理冲突，给予针对性的帮助带来一定的困难。

二、青少年与青年病人的心理护理

（一）青少年与青年病人的心理评估

护士通过交谈、观察、调查、身体检查、查阅病人的有关记录及实验室检查报告等方式，对青少年与青年病人目前生理健康状况进行评估，同时，还需要对病人心理社会方面进行评估，内容包括：病人对疾病的病因、诊断和治疗等相关问题的看法；近期主要的情绪情感体验等；发病前主要的生活经历、受教育情况、职业和生活方式等；家庭经济状况；是否有药物或酒精滥用史和精神疾病史。病前性格特点，如优势心境、平时的兴趣爱好、是否有知心朋友、是喜欢热闹还是独处等；家庭关系，尤其是与同龄好友、配偶（或恋人）、长辈和子女的关系；是否存在应激事件；是否存在长期的心理矛盾或冲突等；病人的家庭成员对病人疾病的认识和态度、对病人的人文关怀等；病人的其他社会支持来源和水平等。

（二）青少年与青年病人心理护理措施

护士应充分了解青年病人的生理、心理发展规律，采取个性化的护理措施。

1. 尊重病人独立意识

青少年与青年病人独立意识和自尊心强，遇事喜欢自己独立思考，也希望得到他人的尊重和认可。青年病人好奇心和探究心重，生病后感知觉变得敏锐，总是有不适体验，加重其对病情的担忧，总喜欢事事询问——为什么吃这种药？为什么要做手术？有无后遗症？他们还担心疾病耽误自己的学习和工作，对自己的前途有不利的影响，也有的青年病人害怕自己的病情被人所知，给自己的求职、升学等带来不利影响，因此，护士应主动热情介绍病情、治疗和护理措施，并耐心地回答病人所提出的每一个问题，消除他们的顾虑。给青年病人做任何操作前，护士首先应做说明和解释，征求他们的意见，取得他们的配合，不要生硬强求，以免造成护患心理隔阂。另外，青年人一般较重视自我评价，自尊心强，批评、指责和埋怨往往会激起他们强烈的反感和敌意，但如果能及时给予委婉的劝说和恰当的鼓励，调动他们的个人积极性，则对他们克服困难、提高与疾病做斗争的勇气是有促进作用的。

2. 稳定病人的情绪

青少年与青年病人情绪容易波动，很容易受到外界不良信息、他人言行等因素的影响，产生悲观、焦虑、烦躁等感受。护士应特别注意青年人的情绪变化，主动询问或从侧面弄清导致青年病人情绪波动的原因，针对性地进行解释和澄清；帮助青年病人解决实际问题，给其住院生活提供方便；多给病人提供有关病情的信息（如疗效、用药、预后等），防止病人受到一些不正确的网络信息的影响；利用青年对榜样的认同效应，适时地宣传一些名人、明星防病治病的良好榜样，或者安排一些性格活泼外向、乐观开朗的同龄病友与青年病人同住，产生示范效应，帮助其安心休养。

3. 合理安排，适当娱乐

青少年与青年病人多喜欢自由，不喜欢拘束，他们往往把遵守医院的各种规章制度、医嘱要求等视为约束，尤其是对限制外出、按时治疗、与陌生中老年人同住等不易习惯。因此，根据青年病人向群性的特点，在病情和病房条件允许的情况下，可适当调整病房，把青年人安排在同一病室，并鼓励他们积极沟通交流。青年病人较注重友谊，同住一间病房可激发生活的乐趣，并消除孤独感。同时，护士要做好病人亲友的探视工作，使病人感受亲友的关爱，减轻心理压力。另外，护士应鼓励他们适当参加室内或病区内的各种娱乐活动，以分散其对自身疾病的注意力，保持乐观情绪。

（三）青少年与青年病人的心理健康教育

护士要充分了解青少年与青年病人的心理状态、个性和需求，针对性地进行心理护理及健康教育。有的病人对疾病认识不足持无所谓的态度，并且抱侥幸心理，觉得年轻，正是身强力壮、精力充沛的时候，不会有严重后果。对于这类病人护士要耐心地讲清楚疾病的病因和发生机制，使病人认识疾病的危害，能积极配合治疗；有些青年病人对疾病持盲目悲观的态度，护士可以介绍有代表性的恢复良好的病例，帮助病人树立战胜疾病的信心，使其很好地配合治疗和护理。急性期多关心病人，缩短护患之间的距离，给病人增加安全感。慢性期帮助病人合理安排住院生活，调节情绪，安心休养。

第三节　中年病人的心理特点及心理护理

中年期是指 35~60 岁这个年龄阶段，该阶段人在生理、智能方面发展完善，经历了巅峰状态后，在 45~50 岁时则步入更年期。中年人既是家庭的中坚力量，又是社会的中流砥柱，拥有最多的社会角色和社会责任，同时也承受着最大的精神压力。

一、中年病人的心理特点

（一）中年人一般心理特征

进入中年期以后，人体的各个系统、器官和组织的生理功能逐步从巅峰走向衰退，出现内分泌系统功能下降，卵巢和睾丸激素分泌减少，表现出月经紊乱、性功能下降、性欲减退、记忆力下降、感知觉迟钝、肌肉萎缩和动作缓慢等。同时，内分泌功能的紊乱也导致焦虑、烦躁、情绪不稳和抑郁等心理改变。更年期出现的症状和变化，轻重程度不同，严重者称为"更年期综合征"，对个体工作、生活和人际交往都产生明显的影响。

中年期个体智力发展到最佳状态，记忆力开始缓慢减退，流体智力略有下降，而晶体智力有提高，知识的积累和思维能力达到较高的水平，理解力强，并能做有效的运用，能更客观实际地看待事件及问题。中年人情绪趋于稳定，更善于控制自己的情绪，较少冲动，有能力延迟对刺激的反应，情绪情感趋于深沉，不轻易外露。意志坚定，同时也能理智地调整目标并选择实现目标的途径。中年人更加关注"社会的自我"，关注自我价值的实现和成就感及对下一代的培养和教育。中年人社会角色繁杂，对事业成就的期望值高，劳心劳力。由于主客观的种种因素，事业上经常会遇到挫折和失败，中年人长期承受高强度的精神压力和心理压力。中年人必须处理好错综复杂的社会关系，要在多重角色之中转换，处理好家庭关系，既要对已进入老年的长辈投入时间、精力和金钱进行照顾，还要对子女的学业和职业等操心出力，还要关心帮助他人，尽到社会责任，种种压力容易使中年人感到心力交瘁。

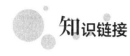 **知识链接**

毕生心理社会发展理论

我国古代教育家孔子说："吾十有五而志于学，三十而立，四十而不惑，五十而知天命，六十而耳顺，七十而从心所欲，不逾矩。"这是古人对毕生发展的朴素的理解。发展心理学家 E. H. Erikson 认为在人的毕生发展中，要经历顺序不变、相互联系的 8 个阶段，每个阶段都有一个普遍的发展任务，这些任务是由个体成熟与社会文化环境、社会期望间不断产生的冲突和矛盾所规定的。他认为，婴儿期的发展任务是获得信任感，这种对人和环境的基本信任感是以后各阶段发展的基础，尤其是青年期形成同一性的基础；幼儿期的发展任务是获得自主感，克服怀疑与羞怯感；学前期的发展任务是获得主动感，克服内疚感；学龄期是获得勤奋感，克服自卑感；青春期是建立自我同一性；成人早期是获得亲密感，避免孤独感；成年晚期获得生殖感而避免停滞感，体现着关怀的实现；成年晚期的发展任务主要为获得完善感，避免对自己的失望和厌恶感，体现着智慧的实现。

（二）中年病人的心理特点

1. 病人角色适应不良

中年病人容易出现病人角色的适应不良。中年人担负着多重社会角色，要履行复杂繁多的责任和义务，而且中年人大多有着强烈的家庭和工作责任感和事业上的成就欲，所以对中年病人而言，疾病带来的是工作时间、精力和经济收入的损失，因此，多数中年人很难适应病人角色而安心治疗，普遍表现出治病心切的心态，有些病人一面积极配合检查和治疗，一面在病床上坚持工作；有些病人担心因病失去原来的职位或工作，不等痊愈就要求带病出院；有些病人为了减轻亲人的痛苦或家庭经济压力而隐瞒病情继续工作。

2. 生理不适感重，加重疑病心理

个体在 45~50 岁开始步入更年期，体力和精力逐渐减退，内分泌功能下降，生理和心理的内稳定状态常趋向于紊乱，常伴发自主神经功能紊乱症状，如头昏、食欲减退、头痛、失眠、心慌气短、怕热畏寒等现象。中年人患病后，身体负荷加大，疾病的不适感加重，导致多疑多虑，怀疑自己患了不治之症，这种多疑心理无疑会加重病人焦虑、烦躁的心态。

3. 情绪激荡但表面平静

中年人患病后面临较大的心理压力，担心给家庭带来经济压力，担心工作晋升和成就上的损失，如果是严重疾病或难以治愈的疾病，昂贵的住院费用更加重病人的心理负荷，中年病人还面临着家庭生活安排、老人赡养、子女教育等一系列问题，还会担心病后能否继续工作，或保持原有职位，会不会成为家庭和单位的累赘，这些问题萦绕在他们心头，导致他们内心忧心忡忡，有的病人更是情绪抑郁、悲观失望，甚至出现轻生念头。尽管内心情绪激荡，但中年人情绪自我控制能力强，内心封闭，不愿向不熟识的医护人员或病友袒露心扉，他们一般表面平静，安静而有礼貌，配合治疗，甚至强颜欢笑，医护人员很容易忽视中年病人严重的情绪问题。

二、中年病人的心理护理

（一）中年病人的心理评估

护士通过交谈、观察、调查、身体检查、查阅病人的有关记录及实验室检查报告等方式，对中年病人目前生理健康状况进行评估，同时，还需要对病人心理社会方面进行评估，内容包括如下几方面。

1. 病前的个性特点评估

病人病前性格特征，是内向还是外向，兴趣爱好有哪些，学习、工作、生活能力如何。

2. 应对方式及对住院的态度评估

病人入院前应对悲伤和压力的方式方法，是积极应对还是消极应对，是问题关注应对还是情绪关注应对；是否主动入院，治疗依从性如何。

3. 心理过程评估

病人的感知觉是否有增强或减弱现象；评估思维方式或逻辑思维能力；评估情绪状态，如情绪性质、强度和稳定性等；评估病人的意志行为，行为是否积极主动，有无易激惹、乱发脾气等现象。

4. 社会功能评估

病人社会交往能力，包括病人病前的社会交往能力如何，是否善于与人交往，病前对于社会活动是否积极、退缩、回避等；评估病人病前的人际关系如何，和亲属、朋友、同事、同学等的相处情况等；评估病人的社会支持系统，如家庭成员、亲戚、工作单位对病人的关心程度、照顾方式等；病人的经济收入、对医疗费用支出的态度等。

（二）中年病人心理护理措施

1. 细心体察病人的情绪变化

中年人患病后思想负担较重，内心压力大，有焦虑、抑郁的内在体验，但病人自我克制能力强，情绪不外显，护士应多关心病人，与病人多沟通交流，细心体察病人的情绪，防止情绪困扰严重的病人出现自杀、自伤等意外；平时护士要对病人的消极情绪及时疏导，耐心解答病人的问题，以专业形象赢得病人的信任。经过多年社会生活的磨砺，中年人群体自然出现了社会地位的分层现象。身居高位的病人患病后容易出现失落心理，社会经济地位低的病人有自卑心理，患上传染病、性病等疾病的病人出现羞愧心理，护士对待病人要一视同仁，热情主动，多征求和倾听病人的建议和要求，尽量满足病人的合理要求，帮助缓解病人的紧张、焦虑等心理。当病人不服从治疗、违反规章制度时，护士应以友善的态度加以规劝，不要强硬批评，伤其自尊心。

2. 消除顾虑

中年病人在家庭和社会中担负着多重角色，当患病时，多种角色之间的冲突明显。护士要详细了解每个病人的具体情况，包括疾病性质、个性特征、家庭关系、工作情况和经济状况等，了解病人的顾虑所在，当好病人的"顾问"和"参谋"，为其提供情感、信息等多方面的支持。护士要调动病人的社会支持系统，和病人工作单位和家属取得联系，及时反映病人的需求，动员单位和家庭妥善安排处理病人的诉求，消除病人的后顾之忧，同时让患者的子女定期来医院探望，汇报学习和生活情况，减少病人的牵挂。

3. 激发病人自我调节功能

中年病人社会阅历丰富，积累了很多理论和实践经验，思维能力达到较高水平，善于做出理性的分析，具有较强的解决问题能力。首先，护士要充分认识到中年人的优势，耐心沟通，解释说明，调动病人的主观能动性去调整身心状态，加快疾病的恢复过程，防止病人产生疑病心理和恐老心理，要使中年病人以科学的态度理解和接纳生理变化，认识衰老和更年期的到来是人生的必然规律和客观存在，要坦然面对和接受，从心理上过早地产生衰老感和恐惧感只能加速生理的衰老。其次，培养病人良好的生活习惯。护士应指导病人减轻身心负担，不过劳，注意劳逸结合，科学用脑，参加文娱活动，进行身体锻炼，保持良好的积极向上的心态，以提高机体的抗病能力和恢复能力。

（三）中年病人的心理健康教育

中年人拥有较多的社会角色和社会责任，同时也承受着很大的精神压力。中年病人一般心理负担较重，情绪焦虑紧张，但一般不外露。护士要对中年病人的心理应激源、应对方式、社会支持等进行评估，针对具体情况进行健康教育。可根据病人的心理需求，制订不同阶段的心理健康教育计划，帮助病人应对压力、情绪困扰、角色转换等问题，使病人能减轻心理负担，安心住院治疗；给病人提供关于疾病病因、治疗、预后和家庭护理等方面的知识；帮助病人建立良好的生活和行为习惯；帮助病人加强社会支持系统，提高对支持的利用度。

第四节　老年病人的心理特点及心理护理

老年期也称为成年晚期，是指 60 岁至死亡这段时间。我国 60 岁以上的老年人已经超过 1.2 亿人，是世界上老年人口最多的一个国家。随着人口老龄化的出现，老年人的心理社会问题也在不断增加。老年人患病后，更容易出现焦虑、恐惧、自卑等心理问题，护士及时给予心理疏导和干预，能有效促进老年人疾病康复，提高老年人的心理健康水平和幸福感。

一、老年病人的心理特点

（一）老年人一般心理特征

步入老年期后，人的大脑功能衰退，导致近记忆力下降、智力减退和神经反射时间延长；感觉器官迟钝老化，导致肌力明显减弱，运动迟缓；生理功能减退使老年人日渐难以应付日常生活和对外界刺激做出适当的反应，导致老年人社会活动和兴趣日趋减少。

伴随着身体的老化，老年人的生活也发生了很多重要的变化，比如，退休意味着从工作角色中退出，突然从繁忙和熟悉的工作环境中退居家庭；丧偶意味着失去了人生最重要的伴侣；亲友死亡意味着人际关系逐渐减少；子女长大成人，离家另组家庭，导致空巢现象，意味着老年人家庭内部支持系统进一步削弱。

面对这些改变，老年人必须主动进行自我调整才能重新达到身心的平衡状态。有的老年人合理安排时间，发展退休前没时间做的兴趣爱好，生活变得丰富多彩。有的老年人对名利的看法得到升华，视贡献为快乐的源泉，力所能及献余热；当然，也有的老年人不能适应社会角色的变化和身体衰退，出现情绪困扰，表现为：①抑郁、焦虑、安全感丧失和恐惧感。衰老和死亡是不可抗拒的自然规律，但有的老年人显然对此没有充分的思想准备，认为自己离死亡末日不远了，出现安全感丧失和恐惧感。同时由于脑功能的减退，老年人对情绪的控制能力下降，遇到心理刺激时，容易出现焦虑、抑郁情绪，并表露在外，表现为爱哭、爱唠叨、爱发脾气等。②孤独与空虚，老年人退休后，交际圈变小，生活模式发生改变，子女离家，亲朋减少，有的老年人不能发展新的生活乐趣，导致生活没有目标和动力，产生孤独和空虚感。尤其是部分曾身居要职或曾取得重大成就的老年人，由于失去原有的社会地位和权利，还产生被遗弃感或挫折心理。③性格改变、多疑多虑。年龄的增长导致人脑与器官逐渐衰退，功能下降，老年人接受新事物的能力逐渐减退，加上自我封闭，与外界沟通减少，久之老年人容易产生脱离社会感，对外人产生排斥感和不信任感，甚至对自己的价值都产生怀疑。部分老年人性格发生改变，易激动，爱反复诉说过去经历，行为也变得幼稚起来。

（二）老年病人的心理特点

老年人社会阅历丰富，见多识广，道德感强，容忍力高，大多数老年病人能很好地配合治疗和护理。但由于器官系统的功能下降，生活、工作、经济条件和社会地位的变化，还有患病导致的身体不适和照料难题，一些老年病人出现如下心理问题。

1. 否认心理

老年人一般都希望自己健康长寿，也不愿别人说自己衰老，而生病意味着健康出现问题，有些老年人潜意识内不愿接受自己患病的事实，或害怕别人讲自己年老多病，或者害怕遭到家人的嫌弃而拒绝承认有病，或者隐瞒生病，不愿就医，甚至勉力操劳，以示自己无病。

2. 偏执心理

老年人生活经验比较丰富，多半形成了固定的习惯和生活方式，思维习惯也有固化现象，表现为固执已见，以自我为中心，喜欢别人恭顺服从，不愿听从别人安排，对年轻医护人员的意见表现出轻视，不愿遵守住院生活和治疗制度，不愿改变饮食和生活习惯，有时甚至突然拒绝治疗和护理，坚持自己的意见。有的老人表现得自尊心非常强，争强好胜，做一些力所不能及的事情，如身体偏瘫、无力还拒绝人搀扶，独立上厕所，坚持原有高脂高糖饮食等，从而引起骨折、中风等意外事故的发生。

3. 恐惧心理

老年病人在面临病情较重，或病程迁延不愈的情况时，常意识到死亡的来临，出现恐惧心理。还有的老年病人害怕出现瘫痪、痴呆等后果，担心给家人造成经济和照顾压力，也担心影响家人的生活，害怕家人嫌弃，出现焦虑不安心理。

4. 悲观、抑郁和无价值感

失去经济收入，加上社会角色改变，社会地位下降，社会交往面狭窄，价值得不到承认和实现等原因，很多老年人产生自卑和悲观情绪。当生病后，老年人还受到病痛的折磨，需要家人费心照顾，一方面更感到自己时日不多；另一方面因无力主宰自己的生活而产生无能为力的感觉，产生无价值感和无用感，有的老年病人因此而出现严重的抑郁情绪，因绝望、悲观而自杀的老年病人并不少见。

5. 幼稚和依赖心理

有的老年人患病后出现退行心理，表现为思维方式幼稚化，反复要求医护人员解释病情、保证治疗效果，还动辄对医护人员提出一些不现实的要求，如半夜要求播放电影，要求奖励才配合治疗，和病友争东西吃等，情绪易激动，动辄哭泣或发脾气。有的老年人依赖心理严重，要求家人24小时不离床边，自己能做的小事总要别人帮助，病情缓解也不愿出院。

二、老年病人的心理护理

（一）老年病人的心理评估

老年病人常有脑和器官退行性变导致的记忆、思维等脑功能下降，老年病人还常合并多种躯体疾病。护士通过交谈、观察、调查、身体检查、查阅病人的有关记录及实验室检查报告等方式，对老年病人目前生理健康状况进行评估，同时，还需要对病人心理社会方面进行评估，内容包括如下几个方面。

1. 心理社会功能评估

心理社会功能评估包括：①病人自我照顾能力，如进食、如厕、更衣等；②心理功能，如意识状态、定向力、注意力、记忆力、逻辑思维能力等，必要时可用简易精神状态检查表（Mini-Mental State Examination，MMSE）对病人的智能状况进行评估；③情绪状态，如情绪性质、强度和稳定性等；④是否有精神病性症状，如幻觉、妄想、亚木僵等。

2. 心理社会相关因素评估

心理社会相关因素评估包括：①病人病前的个性特征、兴趣爱好、生活、学习、工作能力如何等。②病前是否发生过严重的生活事件，事件对病人的影响，病人对此的反应等。③病人对自身疾病的态度如何、是否希望尽快康复、是否配合治疗、是否对治疗有信心、是否了解该病。④病人与家属的关系如何，家属对患者所患疾病持何态度，其是否能给病人提供支持和关心。⑤病人的经济状态如何，是否存在经济负担。⑥病人生病后主要的照顾者和病人的关系，主要照顾者的照顾能力评估，照顾病人给主要照顾者带来的压力评估。

（二）老年病人的心理护理措施

老年病人常因病情轻重缓急、病程长短、自身素质、家庭社会环境等因素表现出不同的心态。老年人在生病后，多表现出抑郁、焦虑、悲观、无价值感的心态，需要护士在理解的基础上，根据患者的情况因势利导、因人施护，特别要做到以下几点：

1. 尊重和重视

护士要充分理解老年病人的心理特点，要富有同情心，尊重其人格，态度要亲切和蔼，多用敬语。称呼要恰当，有尊敬之意，可用"张老先生""李老""奶奶""爷爷"等称呼，忌讳用床号称呼病人；耐心倾听老年人讲话，切忌生硬地打断，要谅解老年人的健忘和唠叨，避免讽刺挖苦，伤害老年人的自尊心，回答询问要慢，声音要大些。对老年人提出的要求，只要不违反原则，尽可能地去满足。

2. 精神支持

老年病人因为脑和器官功能的减退，表现出反应迟钝的现象，如看不清、听不见、理解慢、吐词不清和行动缓慢等，护士应充分理解老化对病人身心的影响，同情并尊重病人，对病人应做到精神支持和生活上无微不至的照顾。

精神支持是指密切地关注老年病人的心理变化，评估他们的心理状态和心理需求，护士再针对其问题进行个性化的护理。比如，对老年人提出的问题，进行耐心的解释，以打消他们的顾虑，增强他们安心治病的决心；病人情绪激动时，耐心倾听，尽可能地做到共情，帮助老年人疏导情绪；对老年人提出的实际困难，尽可能帮助解决，如安排清淡饮食，一日多餐，把物品放在易取的地方，教会其使用呼叫器，走廊和厕所设有扶手，保持地面清洁、干燥等；尊重病人的人生经验，老年病人大多患有慢性疾病，久病成良医，积累了丰富的应对疾病的个性化的方式，护士不能轻易否定病人已行之有效的应对方式，应肯定其积极的一面，对不良方式尽量采取协商、提醒的方式指出。

3. 增强社会交往

老年病人住院，比中青年病人更容易产生孤独感，首先，护士应尽量帮助老年病人加强社会交往，以调节病人情绪，使其保持活力，减轻孤独感。护士应取得病人家属和单位同事的默契配合，尽可能多地探望老年人，可以带上老年人最为喜爱的孙辈进行探望；护士也要提醒探视者切莫谈论过于刺激性的话题，以免老年人过于激动发生意外。其次，可组织病人参加集体活动，如室外散步、打太极拳、练气功等，鼓励病人相互交流，同时可邀请些恢复较好的病人现身说法，提高老年病人战胜疾病的信心。

4. 及时发现异常心理

良好的情绪状态可以促进病人的康复，老年病人机体康复能力下降，更需要稳定的情绪和对疾病治疗的充足信心。有些老年病人怀疑自己得了不治之症，或害怕自己留下后遗症，终日忧心忡忡；有的老年病人住院时间长，病程迁延，治疗费用高，他们会认为拖累家人和子女，易产生放弃治疗的心理，对医护人员态度冷淡或粗暴，经常要求出院；也有老年病人家属对病人产生嫌弃心理，不闻不问，很少去探望老年人，导致其意志消沉，了无生趣，产生消极观念和行为，还有的老年病人因为原发疾病继发谵妄、痴呆等精神症状。对这些异常心理，护士要仔细观察，进行有针对性的护理，必要时请精神科会诊，进行心理治疗或予以精神药物治疗。

知识链接

老年歧视与老年护理

老年歧视是 1968 年由巴特勒（Robert Butler）所创的，巴特勒把老年歧视定义为"对老年人有刻板印象和歧视的系统性过程，就像种族歧视和性别歧视的原因是来自他们的肤色和性别"。提供老年人健康服务的方便性、恰当性和可接受性会受到年轻人对老年人态度的影响，尤其是政策拟订者、服务人员和税务人员的态度更为重要。研究显示，如果护士对老年人持肯定积极的态度，则她（他）们与老年人会有较高频率和质量的互动。由于老年人的自我认知受到外界态度的影响，护士可通过积极的态度影响老年人的自我认知，然而，倘若护士不能认清自己对老年人的消极态度或有老年歧视，不仅不能对老年病人的心理产生积极的影响，还可能因为表现出的歧视言行而严重影响老年病人的心理状态。

（三）老年病人的心理健康教育

老年病人常出现多种合并症，病情复杂，病程迁延，社会功能减退。因此，健康教育方面，首先要给家属普及疾病的病因、治疗、预后和家庭护理等方面的知识，尤其是关于药物治疗、病情变化的观察等方面，帮助家属提高对疾病的认知水平和家庭照顾能力。对老年病人，要增强病人的信心，消除病人的焦虑、恐惧等消极情绪，指导病人用药知识，加强沟通，和病人建立良好的关系，帮助病人进一步恢复生活功能和社会功能，提高病人的生存质量。

第十二章

不同病症病人的心理护理

在临床各类病人中，门诊的急性病病人、内科的慢性病病人和外科的手术病人是最常见的，他们所患的疾病要么是突然发作或加重，甚至致命；要么反反复复，迁延不愈；要么需要手术，令人恐惧，这些对病人的心理影响都非常大。另外，传染病病人、肿瘤病人、临终病人的心理变化均较常见，因此，护理人员要随时掌握病人的心理特点，做好心理评估，运用心理护理的知识和技能及时为病人进行有效的心理护理，促进病人早日康复。

第一节 急性病病人的心理特点及心理护理

急性病病人大多突然发病、病情急，不是面临生命威胁，就是突然遭受躯体损伤，心理处于高度应激状态。此时，如果进行良好的心理护理，就会缓解其应激反应，有助于病情转危为安。反之，如果病人在心理高度紧张之时，再加上抢救时的种种不良刺激，很容易出现消极心理反应，加重病情，甚至造成严重后果。因此，医护人员在抢救病人生命的同时，应关注其心理特点，将急性病病人的应激反应降到最低限度，提高抢救成功率。

一、急性病病人的心理特点

急性病病人心理活动十分复杂，但又有共性可循，主要表现为以下几个方面。

1. 情绪急躁、冲动

由于起病突然，缺乏足够的心理准备，大多数病人出现情绪不稳、急躁不安、理智不足等心理特点。他们高度关注自身健康问题，对任何自认为可能影响康复的细节都十分敏感，如有的病人难以自控地计较细微小事或一味强调自己优先就诊的理由，稍不遂愿便乱发脾气；有的病人因创伤、失血、疼痛、胸闷等痛苦，希望尽快获得有效救治，而对于一些必要的辅助检查却表现为不耐烦、不合作，接诊时稍有不慎，病人就会怨言很多、脾气暴躁易怒，拒绝配合而影响救治的顺利进行。

2. 恐惧、焦虑

病人在初入院 1~2 天内，大多出现明显的恐惧、焦虑等不良情绪，严重者可有惊恐发作或精神病性症状，如急性心肌梗死的病人可因持续剧痛而极度恐惧、惊慌失措，这是常见的心理反应和原始心理防御机制。

3. 认知狭窄

急性病病人大多数病情较重，或者因突然天灾、人祸或恶性事故等刺激，极易导致应激反应。在较强的应激状态下，急性病病人的认知范畴变得较为狭窄，其注意力过多局限于自身病情变化，对周围其他事物的判断很容易出现偏差。如有的病人仅根据主观感受来认识周围事物，认定医护人员对其重视不够或处置不当，有的病人用从其他途径了解的非专业医学知识来怀疑或否定医护人员的治疗，甚至发生过激言行等。

4. 意志减弱

伴随着急性病病人的健康、认知、情绪等各种变化，几乎每个病人身上都不同程度地表现出独立性下降、依赖性增强、自我约束力减弱等。如平时很有主见的人会突然变得犹豫不决、优柔寡断；本身缺乏主见的人更是惊慌失措。他们更多依赖医生、现代化设备、先进救治手段等尽快解除病痛，却较少考虑如何发挥主观能动性，积极配合医护人员。有的病人对一些必要的检查和治疗缺乏耐受性，突然表现出痛阈降低，出现孩童般哭闹等退行性幼稚行为；有的病人因为担心害怕，一见到医护人员，如求助般大呼小叫，并纠缠医护人员；有的因为突如其来的病痛或伤残而出现过度的悲伤和失望，对生活失去信心；有的拒绝正常的救治措施；有的甚至产生轻生的念头。

二、急性病病人的心理护理

急性病病人心理反应强度较高，并且高度关注疾病的发展与结果。在心理需求上非常强调一个"快"字，其表现多为：①希望立即得到医务人员的高度关注；②尽快明确诊断、及时治疗、减轻痛苦；③检查、取药、交费便捷；④护理技术娴熟等。因此，在接诊急诊病人时应快速评估其心理需要及特点，并结合不同年龄、不同背景及不同病情等，给予及时的心理护理，促进其康复。

（一）心理评估

（1）护士通过观察、访谈、心理测验及量表评定等方法评估急性病病人的心理状态及心理问题，了解病人的意识状态、感知能力、情绪状况、社会支持状况、应对方式、既往心理健康状况。

（2）评估疾病对病人今后的生活、学习、工作有何影响。

（3）判断病人有无紧张、焦虑、冲动、依赖、抑郁等心理问题，为制定有针对性的心理护理措施提供依据。

（4）评估心理影响因素。常见急性病病人心理的影响因素有疾病因素（如病人对疾病性质和严重程度等的认识）、环境因素（病人对急诊室、医务人员、仪器等特殊的治疗环境的反应）、治疗因素（病人对护理操作和特殊检查的反应）。

（二）心理护理措施

1. 针对负性情绪的心理护理

负性情绪可增加病人病情复发、恶化的可能性，应针对病人恐惧、焦虑、愤怒等负性情绪采取以下心理护理措施。

（1）关注病人的心理感受。急诊病人起病急剧、突然，护理人员在抢救的同时给病人提供心理支持，可采用简短的语言或眼神、手势等肢体语言安慰、鼓励病人，以增强其战胜疾病的信心，缓解恐惧、焦虑情绪，促进病人以积极稳定的心态配合各种急救处置。

（2）做好本职工作，使病人有安全感。认真观察病人病情变化，沉着冷静、有条不紊地进行工作，以敏捷、娴熟的护理技术与医生默契配合，迅速提供病人最需要的救护措施，让病人从心理上获得安全感。避免在病人面前讨论病情，以免加重病人的心理压力。

（3）注意护患沟通方式，减少刺激源。在急诊条件下，医护人员首要的任务是紧急救治病人，其客观环境不允许与病人有充分的言语交流，大量的护患沟通要靠非语言交流的方式去进行，而且贯穿在救治工作的每一个环节。在这种特殊的环境中，护理人员的态度、举止、神态、语调等非语言因素都将成为影响病人心理效应的刺激源，因此，急诊护士应以良好的言行举止获得病人的信任。在进行交流时，尽量使用通俗易懂的语言进行解释沟通，特别是特殊的治疗、护理或检查监测等也是一种刺激源，护理人员应及时做好解释，使病人认识其重要性并接受检查或护理。对于气管切开、气管插管及其他语言沟通困难的病人，应认真观察其面部表情、手势及身体姿态，了解其心理需要，必要时可使用护患交流本，通过书写与病人沟通。有些急诊病人出现言语、行为等退行性改变，如大声呻吟、大吵大闹等，护士应耐心照顾病人，态度温和、诚恳，运用语言技巧，反复解释，避免不良言行刺激病人。

（4）及时疏导病人的不良情绪。对处于紧张、恐惧状态的病人，应给予同情、安慰，鼓励病人增强其战胜疾病的信心；对处于愤怒状态的病人，护士应理解其冲动的言行，不训斥病人，鼓励其合理宣泄情绪，缓解心理压力。对一些缺乏疾病相关知识或对病情发展心理准备不足的病人或家属，应将其病情变化规律及效果做适当解释或预告，以提示他们做相应的心理准备，提高其心理承受能力。对心理脆弱或思想负担较重的病人，及时予以心理疏导和精神安慰，尽量减轻心理负担，如对自杀病人，在积极抢救的同时，应多些尊重、同情，耐心劝导，随时把握情绪变化，鼓励其克服心理障碍，树立自爱、自强的生活信念，以防再度自杀。

2. 认知狭窄的护理

急诊病人病情轻重不一，每位病人及家属都认为自己的病最重、最难忍受，希望得到医护人员的重视，尽早诊治。护理人员应在理解病人及家属心情的同时，合理安排就诊的顺序，优先抢救生命垂危的病人，根据先后顺序及病情的危急程度，有条不紊地安排就诊、抢救，使病人主动纠正其错误认识。对治疗和护理有异议的病人或家属，医护人员应耐心做好解释工作，使其了解疾病相关知识，取得其配合。

3. 意志减弱的护理

部分病人对急诊科医护人员和先进仪器、设备产生依赖心理。虽然依赖有助于提高病人的遵医行为，但过度依赖则不利于调动病人的主观能动性，影响其康复。因此，对病情缓解的病人，护士要告知其已经度过危险期，需要转到普通病房继续治疗，并保证普通病房也有良好的救治条件，以消除其顾虑。对有"过度依赖"心理的病人可运用暗示鼓励等方式，调动病人的主观能动性。对就诊环境不耐受的病人，可以通过改善环境，如采用柔和的灯光，避免光线直射病人的眼睛，或尽量将干预性的操作安排在白天执行，减少因治疗的随机性而打搅病人。在进行护理操作和使用监护仪器时，应给予解释，安抚病人，并做到走路轻、说话轻、操作轻、关门轻，将噪声降至最低。

4. 发挥家属的心理支持作用

病人家属的心理反应有时比病人更为明显，护士应保持镇定，给予家属充分的尊重、理解，用恰当的语言向家属解释，如实告诉家属病人的病情，并请家属配合医护人员工作。要求家属在病人面前保持稳定情绪，相信医务人员，并安慰、鼓励病人积极配合救治工作。

（三）急性病病人的心理健康教育

（1）对意识清楚的急性病病人应介绍疾病对其生理功能、心理状态、社会角色功能等方面的主要影响，使其了解可能出现的心理反应，并向病人说明严重的负性心理反应对治疗及康复的不利影响。

（2）指导病人识别紧张、焦虑、冲动等负性心理反应，帮助病人应对失眠、疼痛等问题。

（3）向病人说明发挥主观能动性的重要性，配合医务人员的救治，树立战胜疾病的信心。

第二节　慢性病病人的心理特点及心理护理

慢性病是指病程长达 3 个月以上，又无特效治疗的疾病。其主要是指以心脑血管疾病、糖尿病、恶性肿瘤、慢性肺部疾病、精神异常等为代表的疾病。由于慢性病具有起病缓、病程长、病因复杂、反复发作、疗效不显著等特点，往往对病人的心理产生不良影响，有的慢性病病人甚至出现人格改变及社会适应能力改变等问题。

一、慢性病病人的心理特点

临床观察及研究发现，慢性病病人的心理反应可粗略分为三个时期：初患疾病时主要为震惊；随着治疗过程的展开，病人的期待心理受到挫折，常会感伤自己将要失去现有的生活和经历疾病折磨的痛苦，并感到无助、绝望、孤独；随着病程的延长，病人逐渐进入病人角色，有些病人会表现出病人角色强化和社会角色退化、人格改变等。具体表现如下。

1. 震惊

震惊是发病初期病人最迅速的心理反应。当病人感到危机来临，尤其是当危机在没有任何预警的情况下来临时，如例行身体检查时发现身患疾病且已较严重，病人往往会表现为震惊。主要表现为不知所措、行为不受自己控制、病人与情境分离等变化。

2. 心境恶劣

心境恶劣多发生在患病中后期。长期的慢性疾病使病人劳动力部分或完全丧失，事业、家庭、经济等均受到影响，自我实现的需要无法满足，从而出现愁闷、抑郁心理。另外，由于期待康复的希望难以实现，病人的意志被消磨，不良情绪与日俱增。

（1）失助感和自怜。一种无能为力、听之任之、被动挨打的情绪反应。有的慢性病病人当自己不能达到理想的治疗效果时，将原因归于他人，怨天尤人，以减轻自己的痛苦。他们常常过于抱怨情境性的影响，或对他人求全责备，常想"为什么偏偏我生这种病"，内心有无数的怨恨需要发泄；有的甚至认为自己久病不愈，是医护人员未尽职责及家人照顾不周导致。在治疗过程中，表现出过于敏感，情绪冲动，百般挑剔，较易与他人发生冲突，常会以难以自控的情绪宣泄，用摔打物品等破坏性行为来缓解内心的压力。

（2）自责心理。由于长期患病，他们感觉自己给家庭或他人造成了拖累和重负，不愿意与他人交流自己疾病的情绪体验，心理上所承受的压力得不到及时调节和宣泄，导致其自责、退缩、消极反应逐渐加重。他们对治疗丧失信心，或者回避、拒绝治疗，产生厌世轻生念头，尤其是性格内向的病人更容易产生轻生念头，长期抑郁者可发生自杀行为。

（3）猜疑心理。猜疑是一种消极的自我暗示，是缺乏根据的猜测。它可以泛化到整个护理过程中，对治疗、护理、用药等都可能产生猜疑；看到医护人员低声谈话时，怀疑是在讨论自己的病情，认为自己的病情加重，甚至没有救治希望；对他人的好言劝慰半信半疑，甚至曲解他人话中的含义；身体某部位稍有不适，即猜测是否患有其他疾病等。病人总担心病情是否能恢复，由于医学常识的缺乏，病人的胡乱猜疑反而会引起其更加惶恐不安。

3. 退化心理

（1）依赖性增强。一般慢性病病人都会产生社会角色退化，表现为关心所患疾病、依赖医院的环境、依赖医护人员及家人的照料等，这属于一种正常现象。但如果依赖过度，则容易造成新的创伤和不良后果，不利于病人树立战胜疾病的信心。依赖性增强常表现为情感脆弱、易波动、易激动及生活自理能力下降等反应。他们对病情的反复特别敏感，自我暗示心理较强，特别易接受暗示，容易按照医护人员的暗示行事。

（2）自我中心加强。表现为以自我为中心，将一切事物和人际关系是否有利于自我存在为行事的前提。病前他可能会考虑并照顾到他人的需要，病后则主要为自己打算，他们常要求别人的陪伴，要别人替他料理一切生活琐事，因此，也常被指责为自私自利。

（3）兴趣狭窄。表现为全神贯注于自己的身体，不但对患病前感兴趣的事物失去了兴趣，且有兴趣的领域也收缩变小。

4. 不遵医行为

慢性病病人久治不愈或疗效不理想，会出现诸多疑虑，他们常常情绪起伏不定，对治疗方案和医护人员的治疗水平诸多猜测，经常要求其他医生会诊，或擅自到院外治疗，或抗拒治疗。有的病人会经常翻阅与其所患疾病相关的书刊或上网查询疾病相关知识，对其疾病的发生、发展、治疗及预后有一定了解，但大多是一知半解，或道听途说，违背医嘱，有的病人甚至自行更换自认为有效的药物。

5. 角色强化

慢性病病人由于长期接受医护人员的治疗及护理，习惯他人的关心和照顾，逐渐进入病人角色，并从病人角色中"继发性获益"，形成病人角色的"习惯化"。这种"习惯化"虽然对病人适应疾病、配合治疗具有积极作用，但由于免除了病人原来社会角色承担的责任与义务，所以他们安于"病人角色"，将医护人员和家人的照顾视为理所当然；有的担忧离开医护人员的密切关注病情即会恶化，因而经常住院治疗，常年奔波于各家医院。病人角色的强化必定导致社会角色的退化，他们常表现为不愿与他人交流、不愿承担家庭或社会责任、病情减轻后也不愿融入社会等反应，这种心理状态对疾病的康复十分不利。

6. 主观感觉异常

患慢性病后，病人主观感受和体验与正常状态时产生了差异。病人角色强化，过分认同疾病状态，导致其注意力转向自身，他们感觉异常敏锐，甚至对自己的心跳、呼吸、胃肠蠕动的声音都能觉察到。由于躯体活动少，环境安静，他们的感受性明显提高，不仅对声、光、温度等外界刺激很敏感，如认为病室灯光太亮、护士说话声音太大等，埋怨床单不平展等。缺乏经验的医务人员往往指责病人"事多"，事实上这是病人合乎规律的心理反应。同时，由于主观感觉异常，他们总感到时间过得慢，特别是对于病情迁延、治疗效果不佳的病人，有度日如年之感。有的病人的味觉、视觉及听觉等出现异常变化，如悦耳的声音病人可能会感到刺耳。

7. 紧张焦虑

由于许多慢性病目前尚无令人满意的特效治疗方案，病人在应对漫长的疾病过程的同时，还要不时接受病友病情恶化或死亡的恶性刺激，这对病人来说是严重的心理冲击，可导致其出现紧张、焦虑情绪，常表现为烦躁、失眠、易怒；有的病人对疾病非常敏感、格外关心，经常向医护人员寻根问底，或向病友"取经"，或翻阅大量书籍、杂志，渴望了解疾病的转归、治疗效果等，期盼有灵丹妙药的问世，于朝夕之间疾病获得痊愈。

二、慢性病病人的心理护理

针对慢性病病人心理特点及其影响因素，实施准确、有效的心理护理，对病人适应疾病、提高生活质量至关重要。

（一）慢性病病人的心理评估

可依据心理应激的思路，评估影响慢性病发生、发展及转归的危险因素。

1. 心理应激评估

与慢性病发生、发展相关的风险因素不仅涉及病人经历的重大生活变故及生活事件，同时还与个体事件威胁程度的解读、感受到的社会和家庭的支持资源及其采取何种方式应对等有关。因此，可对慢性病病人经历的生活事件、个体的社会支持系统及个体所采用的应对方式等进行全面系统的评估。目前，国内外针对心理应激相关的测评工具主要包括生活事件量表、应对方式问卷、社会支持评定量表、职业倦怠量表等。

2. 心理特质评估

慢性病的发生发展与个体心理特质有很高的相关性，心理特质评估主要围绕个体的人格特征、气质类型和行为风格等展开，目前常用的量表有卡特尔 16 项人格因素问卷、艾森克人格问卷、A 型行为类型问卷等。

3. 认知能力评估

认知能力评估可为慢性病病人制定心理干预措施提供参考依据。目前针对认知能力的评估包括常规问卷和计算机辅助测评方法，比较成熟的心理测评工具有 Halstead-Reitan 神经心理成套测验、威斯康星卡片分类测验（Wisconsin Card Sorting Test，WCST）、认知能力筛查量表等。

4. 心理状态评估

个体暂时性的心理行为特点，主要包括情绪、躯体化指征、身心交互症状、对生活的满意程度和总体幸福感受等。对慢性病病人的心理状态进行评估，不仅可了解病人近期的心理健康水平，还能在一定程度上预测慢性病的发展。国内外针对心理状态常用的测评工具有 Beck 抑郁自评问卷、抑郁自评量表、焦虑自评量表、状态特质焦虑问卷、症状自评量表、生活满意度评定量表和总体幸福感量表等。

（二）慢性病病人心理影响因素评估

影响慢性病病人心理变化的因素除疾病本身外，还与病人的部分社会生活能力丧失、社会适应不良问题等有关。

1. 疾病相关因素

（1）疾病本身。因慢性病可能伴有剧烈的疼痛，或致残、致畸，或威胁病人的生命，故易引发病人各种心理反应。

（2）治疗方案的影响。有些治疗方案可伴剧烈疼痛，或严重的药物副作用；有些治疗方案可干扰病人的日常活动，甚至要求病人完全改变生活方式和习惯，因而慢性病的治疗方案也可引发病人的心理反应。

2. 年龄与性别

（1）年龄。不同年龄阶段，疾病导致的负面影响不尽相同，心理的影响因素也存在差异。如幼儿，因为认知能力有限，不能完全理解疾病及其治疗方案，因而影响其心理变化的关键因素可能是活动受限及与亲人的分离，因而易出现恐惧、退化等不良心理反应；青少年，关注的是与同伴保持一致、被同伴接受，而患病可能导致此目标受阻，因而易出现逃避治疗、否认患病等问题；成年人，慢性病可能导致其人生理想难以实现，或已经习惯的生活方式受到干扰；老年人，安度晚年的目标受阻，这些均可能导致他们出现无助、抑郁等不良心理反应。

（2）性别。有研究发现，男性比女性更易遭受慢性病的影响，心理应激也更严重。男性的自信多来源于强有力的身体和各项功能，而身患慢性病则意味着需要长期扮演依赖者的角色，这显然违背了传统文化中男性强壮、独立的性别角色特点，所以，男性比女性更难以接受患慢性病的事实。

3. 人格因素

不同人格特征的个体对身患慢性病的事实认知评价不同，心理反应也不相同。坚强、乐观的病人，具有与疾病进行长期抗争的勇气和毅力，在面临慢性病的折磨时，能够积极寻找希望，追求生活质量和人生目标，因而很少出现无助、绝望等不良心理反应；而悲观、消极的病人，则易出现不良心理或行为反应。

4. 环境因素

（1）物理环境。主要指医院环境。无论多么良好的医院环境，对病人来说都是不自由的，特别是医院要求保持安静，容易使病人感到沉闷、压抑，因而使病人产生抑郁情绪。

（2）社会环境。主要指由那些与病人存在血缘关系（如父母和兄弟姐妹）、亲密关系（如伴侣和最亲密的朋友）、社会关系（不太亲密的朋友、同学；工作关系的领导、同事）的人构成社会支持系统。社会支持系统的强大与否对病人的心理会产生不同的影响，如亲友少、人际关系差，或遭遇社会关系中某些人不合理的建议，或不良的示范行为的影响，病人负性心理反应往往较重；反之亦然。

（三）慢性病病人的心理护理措施

慢性病对病人生活、工作及心理状态带来较大的负面影响，因此，在进行心理护理时必须紧紧围绕病人的心理特点和疾病特点，帮助慢性病病人应对疾病带来的心理社会问题，使他们振奋精神，树立战胜疾病的信心。

1. 提高疾病适应性

病人经过诊断初期的震惊、思绪混乱之后，多数能进入病人角色。但因慢性病病程持续时间长，病情的反复，病人的心理经常发生变化。一般情况下，病人能够有效适应，采用适当的应对技巧来处理遇到的困难和问题，并客观评估自身的实际情况，选择合适的职业和生活方式，不断提高生活质量。而那些采取逃避方式或病人角色强化的病人会出现适应不良，加重身心的损害。所以，护士应指导病人及其家属积极调整心态和生活方式，如工作、学习、饮食等均应进行调整，以更好地适应疾病，提高其对治疗及护理方案的依从性。

2. 做好情绪疏导

病人情绪的好坏，影响了他们机体免疫功能的强弱，另外，药物能否发挥良好的作用，也与病人的情绪有关。因此，护理人员在建立良好护患关系的同时，应积极进行情绪疏导，帮助慢性病病人形成或提高有效控制负性情绪的能力，避免出现自怜、自责、猜疑、焦虑、抑郁等不良情绪。

具体方法如下：

（1）真诚交流。针对慢性病的症状，使用鼓励性语言与病人进行真诚沟通和交流，满足他们被关爱的心理需求，促使其对护士产生信任感、信赖感。

（2）提供相关信息，减少病人的不安全感。由于疾病的诊断不明确，或者病人对疾病的诊断、治疗及预后等情况不了解，以及病情反复等多方面的影响，慢性病病人极易产生心理问题，因此，护士要及时向病人提供有关疾病的治疗、护理、预后及康复方面的信息，使他们了解自己的疾病状态；对病人特殊的检查、治疗和护理，应及时给予解释和说明，以取得病人的理解和配合，预防其不良心理的产生。

（3）情感支持。鼓励家属、亲友、同事经常探望病人，给予安慰和支持，以减少其孤独及隔离感；同时帮助病人处理好来自各方面的心理困扰和不良情绪，使其保持良好的心态。另外，医护人员的情感支持可使病人摆脱孤军奋战的心理，树立战胜疾病的信心。

（4）鼓励倾诉。负性情绪长期得不到宣泄，很容易加重疾病症状，因此，护士应鼓励病人向亲友、医护人员或专业心理咨询人员倾诉内心的压力与烦恼。病人也可通过运动、哭泣、写文章或日记等方法，进行宣泄。

（5）技术指导。教会病人运用自我积极暗示、转移注意力、自我调控等技术，纠正负性情绪，切断负性情绪与疾病症状之间的恶性循环，并注意锻炼及培养病人的自我控制能力。对不良情绪者，护士应多鼓励、关心和安慰，找出影响情绪的原因，并及时妥善处理。

3. 认知调整

许多慢性病病人的负性心理与对疾病的错误观念和思维模式有关，如有的病人认为自己加重了家庭的经济负担，干扰了家庭的日常生活，甚至认为自己将被家庭或社会抛弃等，因而负性情绪越来越严重。认知调整就是帮助病人消除这些不合理的信念，重建对慢性病的正确认识，达到减轻或消除负性情绪的目的。常见的理性情绪疗法可以调整病人的错误认知：①引导慢性病病人正确认识所患疾病、发病原因、持有的不合理信念，以及这些不合理信念与负性情绪之间的关系，明确自己的情绪对治疗效果的影响，促使病人保持稳定情绪，积极参与治疗；②帮助病人改变或放弃不合理信念，树立合理的信念，接受正确的生活理念，尽可能减少或避免受不合理信念的影响。

4. 社会支持

有效的社会支持系统对慢性病病人及其家属适应疾病至关重要。

（1）亲友支持。做好家属、亲友的思想工作，建议他们多探视病人，以耐心、宽容的态度对待病人的倾诉和宣泄，并给予情感支持，使病人能充分享受到家庭的关心和温暖，树立治疗信心。另外，尽量避免让病人担忧家事、医疗费用等问题，以免产生不良情绪而影响病人的康复。

（2）特定群体支持。特定群体是指医生、护士、社区服务机构或专为慢性病病人设立的服务机构。根据疾病的发展情况，医护人员应及时为病人提供各方面的信息；如果病情允许，鼓励病人多参加力所能及的活动，并联系相关服务机构，提供适当工作，使病人参与社会活动，以提高病人的生活兴趣和存在价值感。

（3）病友支持。病友之间的信任与默契是任何人都无法替代的，因此，应鼓励病人与同类疾病且心理状态较好的病友进行交流，以获得精神安慰，消除孤独，建立信心。如某病人因患慢性病而非常害怕夜晚，因为每到夜深人静时，他就会感到深深的绝望和无助。而当他与其他病友交流时，发现有些病友也存在相同的感觉，于是他心里舒适了许多，面对疾病及生活问题的信心和勇气也随之增强。

（四）慢性病病人的心理健康教育

心理健康教育可使病人体验到来自医护人员及家庭成员的真正关心，提高病人住院适应能力和自我保健、自我护理能力。由于慢性病病种复杂多样，各种慢性疾病预后也不相同，所以，心理健康教育应因人而异，因病而异，根据不同的特点采取针对性的心理健康教育，并充分发挥病人的主观能动性，提高其对护理的依从性。

（1）针对病人的基本情况，根据病人的学习兴趣及心理需求，制订从入院到出院不同阶段的心理健康教育计划。

（2）使用通俗易懂的语言为病人讲解慢性病的发生、发展及预后等知识，解除病人的疑虑；教会病人自我护理的知识和技术，使病人不断提高自我保健意识和能力，增强战胜疾病的信心。例如，对糖尿病病人的教育，可针对糖尿病的病因、发病机制、临床症状、并发症、生活起居、饮食、锻炼、自测血糖技术、治疗依从性等一系列内容进行健康教育。

（3）指导病人识别抑郁、焦虑等负性心理反应，帮助病人应对退行性改变、自责、角色转换等问题。

第三节　手术病人的心理特点及心理护理

手术是外科的主要治疗方法，俗称"开刀"，它是一种有创性治疗手段，因其风险性、手术效果、并发症的发生及康复时间等均有很大的不确定性，给病人带来一系列的心理反应，加之手术过程中出现的组织损伤、出血及疼痛等问题，病人的心理发生明显的改变。了解手术病人的心理特点和影响因素，提供有针对性的心理护理，对减轻或消除病人的消极心理反应，帮助其顺利度过手术期，取得最佳手术效果十分重要。

一、手术前病人的心理特点及心理护理

（一）手术前病人的心理特点

1. 恐惧不安

术前病人心理活动的特征主要为恐惧、焦虑和睡眠障碍。病人在术前由于缺乏对手术的了解，对手术成功和效果信心不足，害怕术中疼痛，甚至死亡等，可引起明显的心理应激活动，感到焦虑、担忧和恐惧，尤其是择期手术病人，严重影响其日常生活，食之无味、

夜不能眠。急诊手术和择期手术病人的心理反应不尽相同。如严重外伤病人实施急诊手术时，因面临死亡的威胁，求生欲望强烈，对手术的恐惧退居次要地位，往往能以合作的态度等待手术；择期手术的病人，随着手术日期的临近，对手术的恐惧与日俱增，有的甚至超出了对疾病本身的担心程度。

2. 矛盾心理

手术必须经病人或家属同意并签字后才能进行，此过程可使病人陷入"趋避冲突"的矛盾心理中。病人既想手术，又害怕手术，而同意手术后又想挑选技术过硬的手术医生，有的借故拖延手术日期或拒绝手术，还有的由于害怕手术，刚进手术室就要求暂缓手术。

3. 紧张、焦虑

术前的紧张、焦虑，是多数手术病人常见的心理活动，其焦虑的轻重程度影响手术治疗的效果。轻度焦虑是病人正常的心理适应活动，有利于机体生理功能的调节，手术效果较好；术前焦虑水平低或没有焦虑的病人，因采取了回避和否认的心理应对机制，对手术的危险性、术后并发症的可能性及术后康复的艰巨性缺乏应有的心理准备，一旦面临不尽如人意的现实，则无法应对，影响术后的康复。严重焦虑者则降低了病人痛阈及对疼痛的耐受性，出现不良心身反应，如出汗、乏力、心慌气短等，术中和术后会感受到更加强烈的疼痛，导致其对手术效果感觉不佳。研究显示，术前焦虑与术后焦虑、疼痛程度和术后恢复存在线性关系，即术前焦虑水平高的病人，术后疼痛剧烈，机体康复的速度较慢。

（二）手术前病人的心理护理

1. 手术前病人的心理评估

（1）护士可通过观察、访谈、问卷测评等方法评估病人在手术前的心理状态。

（2）评估病人的人格、感知能力、情绪状况、社会支持状况、应对方式、既往心理健康状况。

（3）评估病人对疾病手术相关知识的掌握程度及心理期望，以及手术对病人今后的生活、学习、工作有何影响。

（4）评估病人有无失眠、紧张、恐惧、焦虑、抑郁等心理问题。可使用阿森斯失眠量表（AIS）、焦虑自评量表（SAS）、状态—特质焦虑问卷（STAI）、考试焦虑量表（TAI）、汉密尔顿抑郁量表（HAMD）等评估病人的失眠、焦虑、抑郁等情况。

2. 手术前病人心理的影响因素评估

（1）信息缺失。由于缺乏医学知识，不了解手术过程，病人对麻醉效果持怀疑态度，害怕疼痛，意识丧失，担心术中出现意外，对手术所带来的痛苦和危险性过分夸大，还有，对手术的效果担忧，害怕术后并发症，影响术后康复等。如甲状腺手术病人因担心手术损伤喉上神经、喉返神经导致声音嘶哑而恐惧；女青年面部手术时，担心手术影响容颜而紧张、焦虑。有调查发现，术前病人最担心的问题依次是麻醉意外、术后伤口愈合不良、手术成功率。

（2）手术经验。如果病人曾经历过一次失败的手术，当年手术前后不愉快的心理体验可能加重其术前焦虑。而从未有过手术的人，常从其他渠道如网络、病友处得知非亲身手术经验，被错误地引导而产生恐惧、焦虑等心理反应。此外，对手术疼痛的恐惧也可加重病人术前焦虑。

（3）对医护人员信任度低。病人对医护人员的熟悉程度和信任度是影响病人心理应激的重要因素。绝大多数病人手术前会设法了解麻醉医生和主刀医生的医术及责任心、主管护士的工作态度和水平，如果不满意，病人则会为此忧心忡忡。另外，医务人员的言语、态度行为均可加重或减轻病人的焦虑。

（4）疾病治疗相关因素。除上述原因外，术前心理的影响因素还包括治疗的相关因素，如手术种类、方式、大小、部位、手术费用及麻醉方式等。如修复性手术病人的心理反应较稳定，损伤性手术病人心理应激较强烈；急诊手术病人焦虑程度明显高于常规手术；手术越大，损伤就越大，病人心理反应越明显；全身麻醉的病人较椎管内麻醉者心理压力大。还有许多病人担心手术的费用，如器官移植手术的费用较高，术后还需长期使用昂贵的免疫抑制剂，担心手术治疗后影响其家庭生活；有的病人因身体特殊部分的损伤或丧失而忧郁，如子宫切除病人术前十分担心手术后影响性功能及家庭生活。

（5）其他因素。一般病人离开自己熟悉的生活或工作环境，进入陌生的医院环境，接触陌生的人，都会缺乏安全感。若环境存在不良刺激，如周围有术后危重病人，或同病房病人去世，这些都会加重病人的焦虑程度。另外，个体的人格特征直接影响手术的适应能力，如外向者，在面对手术这一应激事件时，能够积极应对；内向者，则容易产生消极应对。还有年龄、文化程度、家庭关系、社会支持状况等均可影响病人的心理，如少年儿童及老年人的术前焦虑反应较重，而文化程度高的病人想法及顾虑较多；家庭关系紧张、社会支持状况较差、病人最近1年内遭遇负性生活事件者则术前焦虑情绪较重。

3. 手术前病人的心理护理措施

（1）提供相关信息。病人入院后，护士应热情接待，详细介绍病房的环境及生活作息制度，消除其陌生感；介绍分管的医护人员的业务水平和以往手术成功的经验；介绍选择手术治疗的必要性、费用、术前准备的内容、麻醉方式、配合方法及术前注意事项等，做到知情同意，帮助病人积极配合手术治疗。

（2）实施心理干预。在建立良好的护患关系的基础上，针对病人术前紧张、恐惧、焦虑的心理，采用倾听、解释、保证、指导及鼓励等支持性心理治疗技术，给予病人强有力的心理支持。对于术前焦虑较为严重的病人，可采用以下行为控制技术：①放松训练：采用渐进性肌肉松弛训练法、腹式深呼吸法，帮助病人减轻焦虑和恐惧心理。②示范法：让病人学习其他病人使用过的有效克服术前焦虑的方法，增强病人的信心，以积极的心态应对术前焦虑等不良情绪。③催眠暗示法：医护人员通过采用正性暗示语，增加病人的安全感，降低心理应激的程度。④认知行为疗法：病人术前焦虑反应的程度和方式取决于病人对手术的感受和认知，护士可通过帮助其改变认知偏差，来减轻焦虑反应。

（3）强化社会支持。医护人员、家人及朋友的关心与支持，能帮助病人减轻或消除负性心理，树立战胜疾病的信心。护士可通过行为评估、心理测量等方式，了解病人获得社会支持的状况，如家人及朋友的关心、经济状况等。积极向病人家属及朋友提供手术相关信息，鼓励并指导他们在情感、经济等诸方面给予大力支持，使病人获得温暖、信心和力量，减轻术前心理不良反应。

（4）保证充足睡眠。创造良好的睡眠环境，避免噪声，勿饮用咖啡等兴奋性饮料；避免更改日常作息时间和睡眠习惯；安慰病人，保持稳定的心情。必要时按医嘱给予抗焦虑、镇静安眠药物。

4. 手术前病人的健康教育

（1）向病人介绍住院及手术治疗对其生理功能、心理状态、社会角色功能等方面的主要影响，使其了解可能出现的心理反应，指出严重的负性心理反应对手术配合与康复的不利影响。

（2）向病人提供相关的手术知识，如手术方式、麻醉方式、可能出现的问题和处理措施，使病人有充分的心理准备。

（3）指导病人识别紧张、恐惧、焦虑、抑郁等负性情绪反应，帮助病人应对失眠、疼痛等问题。教会病人克服焦虑的方法，如深呼吸、有效咳嗽、放松训练等。

（4）指导病人有效利用社会支持系统，提高社会支持的利用度，帮助应对手术治疗所带来的压力。

（5）做好家属的术前教育。如有些不能对病人讲明的问题，可向家属交代清楚，以取得家属的配合和信任。对于病情危重者，交代家属不要流露出悲观的情绪，以免增加病人的思想负担。鼓励家属给予病人关怀和支持，尽量减轻病人不良心理反应。

二、手术中病人的心理特点和心理护理

（一）手术中病人的心理特点

手术中病人的心理反应主要是对手术过程的恐惧和对生命安危的担忧。手术时，病人置身于陌生的环境中，安静、紧张的氛围，手术中金属器械的碰撞声，监护仪器设备的工作声，还有病人对切口、出血情况的想象，内脏牵拉感觉等均可使病人产生紧张及恐惧反应。特别是局部麻醉和椎管内麻醉的病人，手术过程中处于清醒状态，主观感觉增强，他们的注意力大多集中于手术时的各种信息上，常常从医护人员的言谈来猜测自己病情的严重程度及手术进展是否顺利，手术中的微小变化都能被发现，并影响其心理活动。

（二）手术中病人的心理护理

1. 手术中病人的心理评估

护士可通过观察、询问等方法评估病人在手术时有无紧张、恐惧、主观感觉增强等心理变化。一般过于紧张的病人会出现双拳紧握、肢体僵直、注意力不集中、语声发颤及术中配合较差等问题，有的会出现胸闷、气促、大汗淋漓、心跳及呼吸加快、血压升高等心

身反应。也可使用专业评定量表来进行相关心理的评估。

2. 术中心理影响因素的评估

（1）病人年龄、性别、职业、文化程度及个性等因素的影响。

（2）环境因素的影响。陌生的环境及无影灯下，安静、肃穆的氛围可增加病人的紧张情绪；另外，手术中金属器械的碰撞声、监护仪器设备的工作声、工作人员快速的行走声及医护人员小心翼翼的交流声等均可能引起病人的应激反应。

（3）医护人员的态度、言谈举止的影响。麻醉状态的病人，除痛觉迟钝外，其他感觉都非常敏锐。医护人员的谈话、态度及眼神均可引起病人的各种心理反应。

3. 手术中病人的心理护理措施

（1）注意医护人员的态度。病人进入手术室后，护士应热情接待、亲切问候、仔细核查，并主动介绍手术室环境、先进的医疗仪器设备、经验丰富的医生及麻醉师、术中配合方法等，增强病人对手术的信心。

（2）创造良好的氛围，减少不良刺激。手术室应保持安静、整洁，必要时可播放舒缓轻松的音乐，掩蔽手术器械，对术中使用的设备或仪器，应控制声音的大小，以免影响病人的情绪。术中医护人员谈话应轻柔和谐，遇到意外时要保持冷静，切忌惊慌失措，以免对病人产生消极暗示，使其紧张。如当病人在清醒状态下，医护人员不能说一些让病人恐惧、焦虑的言语，如"大出血，止血困难""包块太大""广泛转移了""血压不稳"等，也不要谈论与手术无关的话题，更不能闲谈嬉笑、窃窃私语，以免病人误解。

（3）耐心做好安抚解释工作。如对于需要做病理切片检查、等待检查结果以决定是否进一步实施手术的病人，医护人员应给予安慰。

（4）缓解病人紧张情绪。①密切观察病人病情变化及心理反应，对于精神紧张者，可指导进行深呼吸，以分散注意力。②音乐疗法：舒缓轻松的音乐可消除病人的紧张感。③术中适当抚触病人的肌肤，如抚摸病人额头、轻握病人双手，可使病人感到心理舒适、安全，有效缓解紧张情绪。④注意保护病人的尊严。手术中注意遮盖病人的隐私部位，尽量减少身体暴露，必须暴露时，应先麻醉后摆放手术体位，以维持病人尊严，避免病人不良情绪的产生。

4. 手术中病人的健康教育

（1）向病人介绍负性心理反应对手术的不利影响。

（2）指导病人如何配合手术，如体位的配合。

（3）帮助病人克服紧张的方法，如深呼吸、肢体放松等。

（4）介绍消毒、用药、检查及有关仪器使用的必要性。

三、手术后病人的心理特点及心理护理

（一）手术后病人的心理特点

多数病人清醒后得知手术顺利完成会产生轻松、庆幸心理，即使有躯体不适和疼痛反

应，仍然能积极配合治疗和护理，但也有部分病人因疾病和手术麻醉的影响而出现异常心理反应。

1. 意识障碍

手术所致创伤、失血、电解质紊乱、内分泌障碍、继发感染等均可诱发术后意识障碍的发生。特别是重症病人，多在手术后 2~5 天出现意识混乱或谵妄，持续 1~3 天消失，仅少数可继发抑郁。意识障碍临床表现轻重不一，轻者表现为定向不全、理解困难、应答缓慢、近事记忆障碍；重者出现恐惧、激动不安、视幻觉、错觉、被害妄想，甚至可发生意外伤人或自伤。

2. 抑郁状态

抑郁状态主要由心理丧失感所致，表现为悲观失望、睡眠障碍、自我感觉欠佳、活动减少。病人常因术后容貌、体表、性功能改变，躯体的完整性被破坏，而出现抑郁、焦虑等情绪反应，有的病人甚至出现自杀意念。多见于乳房、卵巢、子宫、睾丸切除术，颜面手术，眼球摘除术，截肢及器官移植术的病人。

3. 感觉异常

感觉异常多指持续的疼痛感。一般而言，手术病人麻醉效果消失后开始出现疼痛，而手术伤口愈合、功能恢复后，疼痛即消失。如果病人手术成功、伤口愈合良好，但疼痛仍然持续存在数周或更长时间，且不能用躯体情况解释时，则成为一种术后不良心理反应。

一种情况可能是因为手术而"继发性获益"，病人因手术而获得较长时间的休息、关注，而不愿恢复正常状态；另外一种情况可能为止痛药物如哌替啶、吗啡类成瘾药物的使用，使病人的疼痛在无意识中保持下来。

4. 心理问题复杂

一般重大手术均有可能引起部分生理功能丧失、体表改变，病人易出现许多心理问题，如愤怒、自卑、焦虑、人际关系障碍等。反复手术而久治不愈者，术后心理反应强烈，有的病人因术后暂时不能生活自理、长期卧床、难以工作等原因，出现孤独、抑郁、急躁、易激惹等心理问题，久而久之，继发严重的心理障碍。有精神分裂症、抑郁症、焦虑症、双向情感障碍等精神疾病的病人，可因不能承受手术的应激与压力，导致精神疾病复发。

（二）手术后病人的心理护理

1. 手术后病人的心理评估

（1）护士可通过观察、访谈、问卷测评等方法评估病人手术后的心理状态。

（2）评估病人术后的人格变化、感知能力、情绪状况、社会支持状况、应对方式等及术后对病人的生活、学习、工作的影响。

（3）疼痛评估。可使用自述评估法、生理评估法和行为评估法进行疼痛评估。常见自述评估法有视觉模拟评分法（VAS）、数字疼痛分级法（NRS）及 Wong-Banker 面部表情量表法（FPSR）。另外，注意疼痛减退和异常疼痛情况，如截肢后的幻肢痛。

（4）意识状态的评估。正常情况下，术前意识正常者，术后麻醉清醒后，病人当天反应稍迟钝，24 小时后意识清晰、思维正常、语言流畅。若有意识障碍者可使用 Glasgow 昏迷评分量表进行意识状态的评估。

（5）评估病人的焦虑、抑郁等心理问题。可使用焦虑自评量表（SAS）、状态—特质焦虑问卷（STAI）、考试焦虑量表（TAI）、汉密尔顿抑郁量表（HAMD）等评估病人的焦虑、抑郁等情况。

2. 术后病人心理的影响因素评估

（1）病人的社会人口学因素，如性别、年龄、文化程度、经济状况、人格、社会支持状况等。

（2）疾病性质、择期手术、急诊手术、手术大小等。

（3）手术效果，如手术后疼痛、部分生理功能丧失、形体改变、未达到期望、生活不能自理、不能恢复工作等因素。

（4）对医学知识和自身病情的了解程度等。

3. 手术后病人的心理护理措施

（1）及时反馈手术信息。当病人麻醉苏醒后，医护人员应告知手术顺利完成并达到了预期目的，使其放心。若病情允许，可把切除的病灶组织给病人看，使其认识到病根已切除。对于手术过程不顺利，或病灶未能切除者，应注意告知的时机与方式，尽量向病人传达有利信息，给予安慰及鼓励。

（2）术后疼痛的护理。①病人术后疼痛强度与手术部位，切口方式和镇静剂应用，个体的疼痛阈值、耐受能力及对疼痛的经验等有关。一般而言，病人意志薄弱、情绪烦躁者疼痛较甚。因此，护理人员应多鼓励病人坚定信心，克服困难。②向病人介绍术后疼痛的规律性，即术后 24 小时疼痛最明显，2~3 天后可逐渐缓解，使病人有充分的心理准备。③注意观察疼痛情况：护士可从病人的表情、姿势等非语言表达方式中观察疼痛情况，鼓励用语言表达疼痛。④指导病人采用非药物措施：如数数字、听音乐、放松技术等方法分散注意力，减轻疼痛。⑤必要时遵照医嘱使用止痛剂。

（3）意识障碍的护理。主要是防止病人发生意外，如误伤、坠床及自行拔出术后引流管等，密切观察病人的意识状态，纠正病人的异常感觉。

（4）帮助病人克服负性情绪。观察病人的心理反应，对术后情绪烦躁、抑郁、焦虑、失眠等问题，应积极处理。由于病人医学知识缺乏，评价术后疗效的方法有误，多数病人将自己的情况和相同手术的病人比较，或者与自己手术前对术后疗效的期望相比较，从而导致术后感觉欠佳，产生不良情绪。护理人员应指导病人进行正确的疗效评价，根据病情特点、手术情况、术后各项检查指标等综合评价，使病人认识到自己正处于康复阶段。另外，还应注意强化病人的社会心理支持系统，鼓励其亲朋好友勤探视，帮助病人克服消极情绪。

（5）心理支持。注重对手术导致生理功能受损、形体改变、残疾等病人的心理支持，如截肢、卵巢、子宫切除病人，护士应给予同情和安慰，使其树立信心，勇敢、乐观地面对现实，并积极配合后续治疗，如整形、安装假肢等，尽快恢复生活自理与工作能力。同时，发挥病人的社会心理支持系统，使病人早日回归社会，恢复正常心态。

4. 手术后病人的心理健康教育

（1）指导病人正确认识术后暂时的健康问题，如伤口疼痛、伤口渗血及手术部位活动受限等问题，并指导其正确评价术后疗效，避免不良情绪的出现。

（2）指导病人识别负性情绪反应，帮助病人应对焦虑、抑郁等心理问题。

（3）做好出院的健康教育。大多数病人伤口拆线后即可出院，然而，因其生理功能尚未完全恢复，护士应向病人做出院后饮食、康复锻炼、心理调适、定期复查等方面的健康教育，帮助病人做好出院的心理准备。

第四节　传染病病人的心理特点及心理护理

传染病是由病原体引起的能在人群、动物或人与动物之间相互传播的流行性常见病和多发病。病人一旦被确诊为患传染性疾病，不仅要蒙受疾病的痛苦折磨，更难以承受因传染病的特性而导致精神需要的缺失。如传染隔离制度会限制部分病人的爱与归属、社会交往等需要，引起病人心理的剧烈变化。为使病人得到最好的治疗效果，护理人员应及时掌握病人的心理特点，消除各种不良心理因素的影响，使病人保持积极乐观态度，尽早恢复健康。

一、传染病病人的心理特点

传染病因其自身的特殊性，无论是呼吸道、消化道传染病，还是其他传染病，病人患病后都有不同程度的心理负担和压力，出现各种负性情绪和心理反应。传染病病人的心理特点如下。

1. 紧张、恐惧

患病初期，因发病迅速，症状明显，严重损害病人的健康，威胁病人的生命，病人常表现为担忧害怕，紧张不安。除疾病因素影响的不适感外，由于传染病的治疗护理具有特殊性，特别是消毒隔离方面要求非常严格，病人认为自己的疾病非常严重，易出现应激反应。另外，因病房管理需要，病人社会交往和活动范围受限，他们中的许多人对病区环境、病房管理制度等不适应，加上与亲人的分离等因素，其恐惧心理增强。还有，因传染病具有传染性，病人住院后担心又会染上其他的传染病，紧张恐惧情绪与日俱增。

2. 焦虑急躁

病人住院治疗，脱离工作单位，减少了与家人的接触；病区环境的不适应；还有担心疾病传染给家人、担心被别人知道自己患传染病而被疏远、担心医护人员的技术水平、担心住院期间被传染其他疾病等，这些因素使病人处于负性情绪中。加上长期接受治疗、注射服药的痛苦，多数病人进入医院就有焦虑反应。对于病程长、病情重、经济条件差的病人，由于病痛长期折磨，经济难以承受，还有对家人的内疚感，他们思想负担沉重，终日烦躁不安，情绪不稳定。

3. 敏感猜疑

由于病情不能迅速好转或病情反复，病人恨不得一把抓来灵丹妙药把病治好。因为治病心切，有些病人像海绵吸水一样搜集与自己疾病有关的信息，反复推测猜想治疗护理的目的。他们格外关注自己身体的生理变化，十分重视各项化验检查，应当注射什么针剂、应当服用什么药物，他们都想知道，尤其想掌握各项治疗的机制和效果。另外，他们对周围的事物特别敏感，经常揣度别人尤其是医护人员谈话的含义，细心观察亲朋好友的态度，害怕旁人嫌弃。

4. 自卑孤独

病人一旦进入病人角色，立即在心理和行为上与周围的人有了鸿沟，自我价值感突然降低，认为自己是人们望而却步的人，成了惹人讨厌的人，因而感到自卑。许多传染科病人不敢理直气壮地说出自己所患病种，经常把肺结核故意说是"肺炎"，把"肝炎"说成是"胆道感染"等，害怕别人鄙视和厌恶自己。因担心亲人、朋友、社会抛弃自己，病人总是谨小慎微，自尊心极强，害怕旁人瞧不起。由于住院治疗的隔离需要，病人的行动常被限制，不能经常与家人和朋友见面，病人之间因病种的不同也不能相互来往，因此，病人往往感到生活单调乏味，精神空虚无聊，产生孤独感。

5. 抑郁无助

传染科的特殊规定让原本已极度敏感的病人更加孤独无助。他们惧怕死亡，对治疗过分关心，过分关注机体感受，一旦受到消极暗示，就迅速出现抑郁心境，甚至悲观绝望。

6. 悔恨愤懑

在治疗的过程中，有的病人常常悔恨自己疏忽大意，埋怨别人传染给自己，甚至怨天尤人，认为自己倒霉。他们常常迁怒于人和事，易激动、爱发脾气。另外，为了避免疾病的传染和蔓延，病人都要实行隔离管理。而人都有爱与归属和社会交往的需要，隔离就是对这些需要的限制与剥夺，若病人不理解，必然会引起对医院或社会、家人的不满。

7. 病人角色习惯化

许多慢性传染病病人长期处于"病人"的特殊社会角色之中，适应了受人照顾、治疗和护理，在心理上产生对"病人"角色的习惯化，感情变得脆弱，依赖性增强。

二、传染病病人的心理护理

（一）传染病病人的心理评估

（1）护士可通过观察、访谈、问卷测评等方法评估传染病病人的心理状态。

（2）评估病人的人格、感知能力、情绪状况、社会支持状况、应对方式、既往心理健康状况。

（3）评估病人对疾病相关知识的掌握程度和对消毒隔离、探视制度的理解和依从。

（4）评估病人有无紧张、恐惧、焦虑、抑郁等心理问题。可使用焦虑自评量表

（SAS）、状态特质焦虑问卷（STAI）、考试焦虑量表（TAS）、汉密尔顿抑郁量表（HAMD）等评估病人的焦虑、抑郁等情况。

（二）传染病病人心理影响因素的评估

1. 心理应激评估

传染病发生、发展相关的风险因素与传染病事件的威胁程度、对管理制度的理解、感受到的社会和家庭的支持资源及其采取何种方式应对等有关。因此，可对传染病病人的生活经历、对国家卫生制度的了解、个体的社会支持系统及个体所采用的应对方式等进行全面系统的评估。

2. 相关知识的了解程度

大多数病人由于缺乏对疾病的系统了解，对疾病认识存在许多错误，严重影响疾病的治疗和身心健康。许多病人认为传染病不好治或疾病会反复发作容易留下后遗症；因为自己运气差或倒霉才染上疾病，或不需要隔离治疗等。

3. 负性情绪的影响因素

（1）病人年龄、性别、文化程度、人格特征、应对方式等。

（2）担心疾病传染给他人或被他人传染。

（3）环境的陌生及管理制度的不适应。

（4）家庭关系、社会支持状况，如影响婚姻（恋爱）、影响夫妻感情、孩子无人照顾及亲朋好友的疏离等常常是病人关注的焦点。

（5）经济条件有限，负担过重。

（三）传染病病人的心理护理措施

（1）根据病人的心理反应，及时给病人以精神安慰，支持、劝解、保证、疏导、暗示和环境调整，减轻负性情绪，提高病人的心理健康水平。

（2）介绍与疾病相关知识，纠正病人错误的理解。耐心细致地讲述某些传染病的病程规律及消毒隔离措施，以便病人安心治疗，并积极配合。

（3）被隔离的传染病病人，社会交往减少，因此，应重视密切护患关系，使病人感到护理人员是他们精神上的依靠。并讲清暂时隔离的意义，耐心指导病人如何适应暂时被隔离的生活。

（4）对于心存许多问题或疑虑的病人，护理人员在治疗、护理或检查时，注意讲清楚目的和意义，给病人提供正确的信息；及时给予心理疏导，尽量消除病人的顾虑和猜疑。对过分担心疾病预后的病人，定期进行健康教育。

（5）及时了解传染科病人的心理活动特点及其情绪变化，采用解释、支持、认知调整指导等心理护理措施。例如，讲清楚患传染病并不可怕，只要积极配合治疗就是可以治愈的。

（6）促进支持系统的完善。良好的家庭支持可以增强病人的自尊和被爱的感觉，是病人与疾病抗争的力量源泉和精神支柱。因此，护理人员应鼓励家属定期探视病人，给病人关心帮助，使病人以积极的态度和行为面对人生。

（四）传染病病人的心理健康教育

（1）介绍传染病的基本知识、治疗的方法和预后，使病人对自身疾病有正确的认识。

（2）指导病人生活要规律，注意休息，自娱自乐，排解住院期间的苦闷和孤独感。

（3）指导病人识别紧张、焦虑、抑郁等负性心理反应，让病人了解过分焦虑、抑郁等不良情绪会造成免疫功能下降，不利于疾病的恢复，并帮助病人应对愤懑、敏感、角色转换等问题。

（4）对支持系统进行健康教育，提高传染病病人的自信心。

第五节　肿瘤病人的心理特点及心理护理

目前我国肿瘤的发病率呈明显上升趋势，恶性肿瘤（malignant tumor）仍居城市人口死因首位。攻克恶性肿瘤成了医学界亟待解决的难题，同时，做好恶性肿瘤病人的心理护理，使病人生存期延长，生命质量得以提高，是现代护理学面临的重大课题之一。本章所述肿瘤病人的心理特点与心理护理主要针对恶性肿瘤病人。

一、肿瘤病人的心理特点

尽管肿瘤病人因不同的患病类型、临床阶段、治疗方式、人格特点和认知水平等在面对患癌的事实时表现出不同的心理反应，但患癌作为一种严重心理应激，会导致病人出现一些共性的心理反应。

（一）肿瘤病人的心理反应分期

一般来说，当病人得知自己被确诊患有恶性肿瘤后，其心理反应大致可分为以下四期。

1. 休克—恐惧期

恶性肿瘤常被人们看作是一种最可怕的疾病，"癌症＝死亡"的错误观念在人们头脑中根深蒂固。当病人突然得知自己患癌症后，受到巨大的心理冲击，心理反应强烈，出现"情绪休克"，可表现为眩晕、心慌、惊恐，有些人甚至陷入木僵或亚木僵的状态。

2. 否认—怀疑期

当病人从"情绪休克"中清醒过来后，便开始怀疑诊断的正确性，出现侥幸心理，并在潜意识中使用否认来减轻内心的恐惧，病人怀着希望到处检查，反复会诊，期望能否定癌症的诊断。此阶段，病人易接受暗示，对自身的躯体感受分外关注和敏感，整天惶恐不安，希望有奇迹发生。

3. 愤怒—沮丧期

当肿瘤得到确诊后，病人会表现出明显的恐惧心理，也会出现愤怒和反抗心理，表现得易于激动、暴躁、发脾气，可出现对亲人、医护人员或外人的攻击行为，以此发泄内心的痛苦。不思饮食、失眠，同时，病人又会表现出沮丧、悲哀、抑郁甚至感到绝望，可出现自杀倾向或行为。

4. 接受—适应期

随着病程的延长和治疗的进行，病人最终不得不面对、接受和适应患癌的事实，情绪逐渐恢复平静，许多病人开始积极配合治疗，寻求生的希望。在漫长的治疗过程中，病人随着病情的变化往往表现出绝望和平静情绪的交替。也有很多病人治疗效果差，身体疼痛感明显，陷入长期的抑郁和痛苦之中。

（二）肿瘤病人常见的心理问题

1. 愤怒

在得知诊断的最初阶段，病人会出现否认、愤怒和恐惧等应激性情感反应。在患病之初，否认和恐惧可能会掩盖和压倒敌意和愤怒。当病人真正意识到疾病的后果，就会产生心理失衡，认为"世界太不公平，为什么偏偏是我""为什么我没有做什么坏事，却受到惩罚呢"，严重的挫折心理激发病人的愤怒和敌对情绪，当这种情绪指向自身时，病人可出现自杀或自残，当这种情绪指向外界时，病人可能出现攻击行为，如对医务人员、家属和无辜旁人。

2. 焦虑和恐惧

研究显示，47.19%的恶性肿瘤病人存在严重的焦虑情绪，表现为持续的担心、紧张和烦躁。如等待确诊期间情绪的动荡，确诊后手术前，病人会担心手术不成功，担心化疗、放疗带来的副作用，担心病情恶化无法控制、进展快，担心巨额的医疗费用拖累自己家人，担心正常的家庭生活被破坏等。焦虑与恐惧往往如影随形。恐惧的产生源自对死亡逼近的恐惧、对病痛折磨的恐惧、对手术的恐惧、对放疗及化疗严重不良反应及并发症的恐惧。病人常常表现出容易激动、健忘、敏感多疑、偏执、排斥外人、孤立自我等反应。

3. 抑郁

一些研究显示，在恶性肿瘤病人中58.17%左右的病人出现抑郁反应。抑郁的产生与病人对疾病治疗的悲观判断有关，病人认为治疗前途渺茫，因而失去了战胜病魔的勇气和信心，常拒绝治疗，整日愁眉苦脸，郁郁寡欢，自我评价降低，失去生活兴趣，消极厌世，甚至萌生自杀念头。有些病人出现失眠、早醒等睡眠障碍，食欲下降、乏力、体重下降等躯体症状。有些病人甚至出现抑郁性木僵或亚木僵的表现。

4. 孤独

当疾病被确诊后，多数病人的生活秩序会被检查、住院、治疗等影响脱离正常的轨道，病人脱离正常的工作、学习和生活环境，进入陌生的住院环境，要遵守医院的各种规章制度，活动受到限制，社会信息被剥夺，依恋亲人的需要得不到满足，进一步加重孤独感。当病人对自己所处环境无所适从、对自己的疾病感到无能为力时，就会产生无助情绪，当所有的努力得不到回报时，病人可能会出现"习得性无助"反应，表现为听天由命、消极悲观、抗拒治疗、怨天尤人、对人冷漠排斥等。

5. 退行与依赖

有些病人在患癌现实的打击下，心智发生幼稚化，平时意志坚强此时变得没主见，平时独立果断此时变得优柔寡断，甚至在行为上产生退行行为。例如，喂饭、洗漱等自己能做的事也让家属来做，强烈要求家属陪伴，日常生活事无巨细都要人帮助照料，反复要求医护人员解释病情，保证治疗效果；情绪波动大，情感脆弱，经常流泪哭泣，丧失信心。

亲人出于对病人的爱和关心，往往愿意为病人代劳，这更助长了病人的依赖心理。肿瘤病人的退行与依赖的心理和行为可以理解为病人的一种心理防御机制，可能与潜意识内对患病事实的逃避和否认有关，也可能与病人在恐惧心理的支配下，对情感关爱的极度需求有关。在疾病的初期，适度的退行和依赖有助于缓解病人的焦虑恐惧情绪，但持续的退行和依赖不利于病人主观能动性的发挥，使病人迟迟不能进入病人角色，不能承担起面对疾病、及时寻求治疗的义务。

（三）影响肿瘤病人的心理因素

1. 对肿瘤及肿瘤治疗的片面认知

虽然恶性肿瘤的治愈方法尚未问世，但恶性肿瘤已不再是"不治之症"，经过合理积极的治疗，病人的生存率得到极大提高。但有些病人过分悲观，存在"癌症=死亡"的偏执观念，一经确诊，就强烈感到自己马上要走到生命尽头，出现严重恐惧、焦虑和抑郁等心理反应。在肿瘤治疗的过程中，有些病人会对治疗效果产生过高的期望，如果疗效欠佳，或病情反复，病人就会丧失信心，出现悲观失望、焦虑易怒等情绪反应。还有的病人对疾病治疗过程缺乏正确认识和思想准备，对放疗、化疗的基本知识一知半解，当出现疼痛加重、恶心、呕吐、纳差、脱发、面容水肿等情况时，病人往往会认为病情加重，导致焦虑、恐惧心理加重，进一步降低免疫功能，影响治疗效果。

2. 消极的应对方式

肿瘤病人的应对方式与病人的人格、对疾病的认知、社会支持状况等因素都有着密切的关系。在面对疾病时，病人可以表现出以情绪为中心的应对方式和以问题为中心的应对方式。以问题为中心的应对方式包括改变不良的生活方式、主动寻求知识与信息、渴望并寻求社会支持等，这些积极的应对方式有利于疾病的治疗。以情绪为中心的应对方式如倾诉、寻求信仰、回避、压抑与发泄、调整与顺应、把握现在等，有利于病人的积极治疗和缓解消极情绪，如自责、退化、屈服、使用烟酒来回避（借酒消愁）、忍受等消极的以情绪为中心的应对不利于疾病的治疗，反而会进一步损害心理健康、加重疾病恶化进程。

3. 社会支持薄弱

有学者将社会支持分成主观支持、客观支持和对支持的利用度。肿瘤病人不仅面对着死亡的威胁，还忍受着病痛的折磨，手术、放化疗等治疗产生的高额费用，也给病人带来巨大的经济压力。良好的社会支持带给病人物质和精神的安慰和支持，对于缓解病人的焦虑情绪、提升康复的信心和勇气具有重要的积极意义。缺乏家庭和社会的关爱，是导致肿瘤病人消极悲观、心境绝望的原因之一。如果家庭成员不关心、冷漠、嫌弃甚至遗弃，社会和单位对病人缺乏必要的人文关怀，则病人会处于孤独无助状态，加重病情的发展。

二、肿瘤病人的心理护理

肿瘤的发生发展与许多心理社会因素有关。在肿瘤病人的护理中，只有重视对病人心理状况的评估，才能给病人提供个性化的护理。

（一）心理评估

1. 收集一般资料

护士通过观察法、访谈法、调查法等方法收集病人的一般资料，包括年龄、性别、职业、文化程度、经济状况等；评估病人躯体情况，尤其是有无慢性疼痛或持续的剧烈疼痛，是否有生理功能的严重丧失，肿瘤或相关治疗导致的外形受损，睡眠、饮食的改变等问题，并评估上述问题对病人的心理影响。

2. 评估病人的心理状态

如病人的人格特点及认知能力，个人价值观念，对待疾病的态度和应对方式；有无焦虑、抑郁等消极情绪，是否有自杀的风险，如病人出现特别的行为或情绪改变，如冷漠、退缩、隔离、愤怒、攻击行为、严重的绝望或无助感、早醒等，这些往往是病人自杀的危险信号。评估病人的社会支持水平，包括评估病人的社会资源，以及病人对社会支持的利用情况；通过访谈了解病人的生活经历，使用心理应激量表，如生活事件量表，调查病人近期经历的生活事件，分析其心理应激水平。

3. 评估肿瘤病人的心理影响因素

可能对肿瘤病人的心理产生影响的因素有：病人所患疾病类型、病情阶段、治疗方式、躯体生理状况、社会支持、认知因素、经济状况等，尤其是肿瘤病人对病情的认知是影响肿瘤病人心理的核心因素。

（二）肿瘤病人的心理护理措施

心理护理的目的是调整患癌病人的心理状况，进一步改善病人的生理、生化、免疫功能，提高其生活质量，延长其生存时间。无论病人处于心理反应的何种阶段，以下护理措施都是必要的。

1. 支持性心理护理

肿瘤病人不仅忍受着来自躯体的各种痛苦，还承受着面临死亡的巨大精神压力。为此，给予病人关爱和心理支持尤为重要。护士要对病人的身心痛苦给予同情，尊重病人的人格，与病人建立良好的护患关系，要认真倾听和体察病人的感受，解答病人的疑难问题，对病人的不良情绪进行适时科学的疏导、安慰和鼓励。

2. 慎重告知病情

肿瘤被确诊后，病人家属和医护人员就面临着是否将诊断结果告诉病人及如何告诉病人的问题。尽管一直存在分歧，但目前多数学者主张应在恰当的时机将诊断和治疗计划告知病人，特别对于社会支持较好、人格健全的病人，及早告知真实病情，既维护了病人的权利，体现了对病人的尊重，又可帮助病人及早接受患病事实，适应病人角色，积极配合治疗。当然，对于社会支持薄弱、躯体状况差、情绪波动大的病人，要更加谨慎而灵活地选择告知时机和方式。

3. 加强情绪疏导

焦虑、恐惧等消极情绪，可导致患癌病人机体免疫功能急剧降低，加速肿瘤发展进程，而病情恶化又会加重消极情绪，从而形成恶性循环，阻断恶性循环的关键还在于缓解病人的负性情绪。

（1）愤怒情绪的心理护理。病人处于愤怒期时，护士应理解这是病人在严重应激刺激下的心理反应，要体现出宽容大度的态度。护士以真诚接纳的态度，关心和安慰病人，尽量满足病人合理的心理需求，以缓解病人的愤怒情绪。护士要叮嘱家属不要和病人发生争执，要疏导病人的情绪，防止病人伤人或自伤，必要时辅助药物治疗，帮助病人平息愤怒情绪。

（2）焦虑、恐惧情绪的心理护理。首先要对引起病人焦虑和恐惧的原因进行分析，并采取有针对性的措施，例如积极为病人提供信息，介绍治疗的计划和注意事项，多陪伴病人，请治疗效果好的病人进行现身说法等。也可教会病人放松技巧来缓解焦虑。还可为病人提供书报、杂志、音乐、网络等帮助病人转移注意力。

（3）抑郁的心理护理。抑郁情绪往往与病人对疾病治疗感到绝望有关，护士首先要改变病人对疾病治疗不恰当的认知，使病人对治疗结果保持合理的期望值；其次，护士可以使用认知行为治疗技术，让病人认识到负性情绪可以缓解和消除。护士要鼓励病人表达抑郁情绪，认真倾听病人的诉说，提供心理支持。对那些情绪低沉、抑郁、沮丧、悲观厌世的病人要特别提高警惕，防止出现自杀自伤的行为。这是做好抑郁病人心理护理的重要环节。护士必须将病人的自杀危险性及时告知病人家属，争取家属的密切配合。医护人员之间应就病人的自杀危险性及时沟通和讨论，在医疗文书中详细记录关于病人自杀危险性的评估和干预过程，必要时应请精神科医生会诊，进行药物干预。

（4）孤独的心理护理。分析导致病人孤独的原因，如社会支持资源的不足、社交条件受限、疾病带来的自卑等。帮助病人认识到自身在孤独情绪的发生和缓解中所起的作用，提高病人消除和缓解孤独情绪的主观能动性。改善病人的住院环境，尽量安排病情稳定、积极乐观、乐于交往的病人与之同住，护士有意识鼓励病人与病友交往，主动参加社会活动。同时，取得病人家属、好友、同事等的支持，多探视病人，多和病人接触和情感交流。同时，鼓励病人发展自己的兴趣爱好，转移注意力，增加生活的趣味性。

（5）退行与依赖的心理护理。针对退行和依赖行为，护士可以加强和病人的沟通与交流，提供机会让病人表达内心的恐惧和焦虑，鼓励病人逐渐面对现实。同时，护士应取得家属的理解和配合，一起鼓励病人减少对家属和医护人员的依赖，积极配合治疗，在身体条件允许的情况下，做好个人卫生、吃饭等力所能及的事情，主动安排好住院生活，加强人际交往。护士对病人的适应性行为应及时给予表扬、鼓励和强化，使其能积极主动地配合治疗，加快疾病的治疗进程。

4. 强化社会支持

研究表明，得到家人尤其是配偶的高质量的情感支持、得到医护人员的关爱、积极主动寻求社会支持等因素能显著影响自然杀伤细胞的活动水平，因此，应鼓励病人保持积极的人际交往，尽量多地寻求社会支持资源。同时，护士也要与病人家属保持密切的联系，及时告知病人的治疗进展和情绪状态，鼓励家属为病人提供高质量的情感支持。实践表明，癌症治疗小组的团体活动能增加病人的归属感，加强病人的社会交往，提高病人的生活质量。护士要鼓励病人积极加入癌症康复中心或癌症病人俱乐部，定期参加治疗小组活动，积极分享治疗信息和与病魔做斗争的心得体会，建立一个凝聚力强、互相关心支持的抗癌同盟，以增强病人的信心，减轻病人的消极情绪，帮助病人找到与病魔抗争的勇气和力量，找到新的生活目标，使病人对自身健康的责任感得到极大提高。

（三）健康教育

1. 为病人提供与疾病相关的知识和信息

研究表明，能正确认识肿瘤、保持良好心态、积极配合治疗的病人，五年生存率明显提高。病人焦虑、恐惧、绝望等消极情绪问题往往与疾病知识的缺乏有关，因此，在健康教育过程中，用浅显易懂的语言为病人讲解肿瘤方面的基本知识、治疗方法、副作用及处理方法等，并耐心地回答病人提出的各种问题，纠正病人对肿瘤治疗的不良认知，接受放、化疗带来的不良反应，使病人的信息需求得到满足。同时，护士应针对病人的人格特点、经历的生活事件、情绪状态、应对方式等，与其讨论心理社会因素与肿瘤的发生、发展的相关性，让病人认识到长期的精神紧张、情绪压抑、心情苦闷、悲观失望等不良心理状态是癌症的促进剂，使病人认识到心理因素在癌症的治疗和康复中起着非常重要的作用，从而有意识地调节自己的情绪和应对方式。

2. 教授病人心理调节技术

护士应指导和鼓励病人认识自己的情绪、表达自己的情绪，教授病人自我心理调节技术，如放松技术、自我积极暗示技术、积极的应对技巧、音乐疗法、确立新的生活目标和生活方式等，以减轻焦虑、抑郁等消极情绪，以乐观积极的态度对待各种治疗。

第六节　临终病人的心理特点及心理护理

当病人处于生命垂危期，经过积极治疗后仍无生存希望，直至生命结束前的时间称为"临终（at the point of death）"阶段。临终病人是指医学上已经判定在当前医学技术水平下治愈无望、估计在 6 个月内将要死亡的人。

临终护理（last nursing）是对临终病人实施的、以"关爱"作为核心的积极的综合护理，其目的是针对病人的生理心理反应，尽最大努力、最大限度地减轻病人的痛苦，缓解面对死亡的恐惧和不安，提高尚存的生命质量，使病人平静安然地面对死亡和离开世界。

一、临终病人的心理特点

临终病人的心理反应因人而异，与个体人格特征、认知水平、发病的急缓、病情进展快慢、躯体状况、家庭与社会支持及宗教信仰等均有关系。有些病人能坦然接受，尤其是一些有虔诚宗教信仰的病人，认为死亡是生命的必然过程，因而心情比较平静。有些病人表现出严重的痛苦、恐惧和意识障碍；有些病人则在痛苦的喊叫挣扎、怨天尤人、烦躁不安中离世。有些年轻的病人，求生欲望强烈，愿意忍受痛苦的治疗过程，希望出现医学奇迹，生命得以延续，其临终阶段是在痛苦和希望的矛盾中度过的。一般而言，临终病人由于受到严重疾病的折磨和死亡的威胁，表现出焦虑、恐惧、抑郁、孤独、消极、绝望、愤怒、自卑等心理特征，概括起来，临终病人的共同心理特点为孤独感、失落感、自卑感和恐惧感。虽然临终病人的心理反应有其个体差异，但也有其阶段性特点。临终关怀学的先驱 E. Kubler-ross 通过对四百多名临终病人进行访谈、观察和研究，将大多数面临死亡的病人心理活动变化分为五个阶段，分别是否认期、愤怒期、妥协期、抑郁期和接受期，与肿瘤病人的阶段性心理变化有相似之处，在此不再赘述。

 知识链接

影响死亡态度的因素的研究进展

由于死亡在生物学、心理学、宗教学及社会学等方面各有其含义和价值，所以人们对死亡的态度相应地具备主观性、多样性、复杂性等特点。目前的研究表明，影响死亡态度的因素主要有如下几个方面。

（1）年龄。恐惧死亡与年龄呈比较稳定的负相关，老年人对死亡表现出更多的接受和坦然。

（2）性别。女性的死亡焦虑和恐惧水平较男性高，这可能与女性本身的生物易感性有关。

（3）文化程度。文化程度与个体死亡态度呈正性相关关系。高文化程度者有更好的理解和判断能力，能更好地认识和接受死亡。

（4）宗教。可改善认知功能，提供有效的应对机制，从而减轻焦虑、抑郁。

（5）死亡教育。对死亡态度有积极的影响作用。死亡教育指导人们以健康、正常的观点来谈论生死，使人们树立正确的死亡观，以消除和缓解人们对死亡的焦虑和恐惧。

（6）职业。多数研究表明了职业效应的显著性，医护人员、殡仪员等是接触死亡情形最多、谈论死亡话题最频繁的工作者，他们更倾向于认为死亡是一个自然的过程。

二、临终病人的心理护理

（一）临终病人的心理评估

1. 收集一般资料

护士通过观察法、访谈法、调查法等方法收集病人的一般资料，包括年龄、性别、职业、文化程度、经济状况等；评估病人的躯体情况，尤其是有无疼痛，是否有生理功能的严重丧失、谵妄及睡眠、饮食的改变等问题，并评估上述问题对病人的心理影响。

2. 评估病人的心理状态

评估病人有无紧张、焦虑、冲动、药物依赖、抑郁等心理问题，为制定有针对性的心理护理措施提供依据。

3. 评估心理影响因素

常见临终病人心理影响因素有如下几个方面。

（1）临终阶段和治疗进展情况。临终病人的心理大多会经历否认、愤怒、协议、抑郁及接受五个阶段，每个阶段都有较为特征性的心理反应。同时，临终病人的治疗进展和病情变化，也会对情绪产生明显的改变。治疗无效病情加重时，病人悲观绝望，丧失信心；而治疗取得进展病情稳定时，病人痛苦减轻，情绪好转，恢复信心，又会燃起生存的希望。

（2）对死亡的认知。对死亡的认知是影响临终病人的情绪和生存质量的核心因素。对死亡的认知决定了临终病人对死亡的应对方式。有些病人生性豁达、乐观开朗，对死亡持朴素的唯物主义观点，较能接受临终结局，能配合医护人员的治疗和护理，安然离世。有些病人有着虔诚的宗教信仰，认为灵魂长存或死后升入天堂或轮回转世，也能以比较从容的态度面对死亡。一些年幼和年轻的临终病人往往发病突然，对生存有着强烈的渴求，还没有做好死亡的准备，加上人生阅历的贫乏，认为死亡是未知的、充满恐惧的过程，使临终过程在焦虑、烦躁和恐惧中度过。

（3）社会支持。在生命的最后阶段，病人最割舍不下的就是自己的亲人，病人迫切需要他们能陪伴在自己身边，照顾自己，和自己分享生命最后的感悟和未尽的遗憾，享受最后的亲情和关爱。大多数家属对临终病人治疗与照顾的态度积极主动，饱含亲情、爱心和不舍，很多家属宁可倾家荡产，也愿意为病人换取一线生机，会给病人带来欣慰感、满足感，提高病人的生存质量；反之，有的家属因为经济困难、没有精力照顾病人等原因放弃对病人的救治，对病人也比较冷漠、嫌弃，家属的这种态度会使病人感到雪上加霜、凄凉无助，加重痛苦程度并加快死亡的步伐。

（二）临终病人的心理护理措施

临终期是人生旅途的最后一站，要使病人平静、安详、有尊严地走完人生的最后里程，除采用生物学方法解除躯体的不适症状外，为临终病人提供心理护理，使他们的生命得到尊重，可以减轻病人的痛苦，提高生存质量。无论病人处于哪个心理反应期，以下心理护理措施都是非常有必要的。

1. 心理支持

临终病人的疾病有急性和慢性两种。对于急诊入院的急性病病人，护士要了解急性病病人的心理反应。濒临死亡带给病人的是强烈的恐惧、绝望和无助的情绪体验，而这些情绪体验往往会加速病人的死亡，因此，对于急性病病人首要的是减轻病人的强烈情绪反应，护士要做好以下措施：①以高超的医疗技术和专业形象取得病人的信任，使病人感到生命有可能被挽救而减轻心理上的压力；②悉心照顾病人，耐心与病人沟通，积极鼓励和暗示病人，使病人心身放松，感到安全，以延长生命，提高临终生命质量。

慢性病病人因长期忍受病痛的折磨，多方求医问药，慢慢对疾病预后失去信心，甚至因绝望而产生自杀的想法和行为。护士要着重调整病人的消极心理，做到：①根据慢性病病程长、见效慢、易反复的特点，耐心调整病人的情绪和行为，给予心理上的支持，鼓励他们积极主动配合治疗的行为，使病人能积极主动配合治疗；②充分利用榜样的力量，让病人观看一些与疾病抗争而生存下来的典型病例的报道或视频资料，来提升病人的信心，使病人减少恐惧和紧张情绪；③让病人欣赏优美的音乐、喜爱的电视电影作品或书籍等，来改善心境，享受到临终关怀，平静、安然地面对死亡；④动员家属、亲朋好友等多与病人见面，陪伴安慰病人，在精神和物质上给予病人关怀，以减少病人的孤独感。

2. 尊重病人的人格和权利

临终病人的心理护理必须体现对病人人格和权利的尊重，不因病人已经失去了生的希望而忽视病人的需求和权利。要做到以下几点。

（1）慎重告知病人真实诊断。如果病人不知道死亡真相，他就丧失了安排自己生命最后阶段的权利。如果家属坚持要求医生、护士保守秘密，一般应执行保护性医疗制度，暂时不予告知。如果家属理解告知病情的意义，护士要通过积极的心理干预，使病人从知道真相后的消极心理中摆脱出来。告知诊断的方法有主动告知和被动告知。主动告知是有计划地选择合适的时间、地点及人员直接与病人交谈。灵活运用语言技巧，发挥参与人员的各自优势，并随时注意病人的反应。被动告知是在病人谈论自己疾病时，通过语言和表情、手势等非语言信息沟通手段，诱导病人逐渐了解自己的病情，或使病人的猜测及认识得到证实。告知诊断后，要对病人密切关注，防止意外发生。保证与病人有足够的交往时间，并随时为其提供必要的帮助。

（2）缓解病人的消极情绪。有些病人获知死亡真相后，可能出现精神崩溃，表现出哭喊求饶等"幼稚"行为，或乱发脾气、骂人摔物，护士应能理解和表示宽容，对病人要更加真诚和体贴，必要时辅助药物治疗，帮助病人缓解愤怒等情绪。在此期内，要保护病人的自尊，不评价和议论病人，尽量满足病人的心理需求。

（3）尊重病人的宗教信仰和风俗忌讳。作为人类社会的一种文化现象，宗教信仰和风俗忌讳有力地约束着人们的世俗生活，特别是在生死关头更是被重视，病人及其家属往往将其宗教信仰和风俗忌讳看成是神圣不可侵犯的，护士不能将宗教信仰和风俗忌讳看成是虚无缥缈、迷信的，加以排斥和抵制，应充分理解和尊重病人的信仰和行为，满足他们的精神需求。

（4）保证病人临终前的生活质量。处于接受期阶段的病人，能够理性地面对即将到来的死亡和身后之事，此时，护士应该尊重病人的选择和信仰，让家属继续陪伴病人，不过多打扰病人，保证病人临终前的生活质量，使病人在良好的护理服务中安详、平静地告别人间。

3. 做好临终病人家属的心理护理

临终家属的情绪反应是巨大的，尤其是在突发性疾病或意外伤害病人离世前后，家属面对突如其来的巨大精神打击，其情绪反应也可能会经历否认、愤怒、协议、抑郁及接受五个时期。护士对病人家属心理上的支持，可以缓解他们的悲痛心情，减轻他们的心理压力，使病人家属能尽心照顾病人。护士向病人家属讲述有关死亡的知识，帮助他们直面死亡的现实，把重心放在提高病人临终的生存质量上，珍惜家人最后在一起的时间。并协助病人家属按照病人的愿望，安排身前身后有关事宜。

（三）临终病人的心理健康教育

1. 对临终病人的心理健康教育

对于临终病人的心理健康教育属于死亡教育（death education），死亡教育是引导人们科学认识死亡、对待死亡的教育。护士本身应具有正确的生死观，有一定的哲学、伦理学、心理学知识及良好的语言素养，才能通过深入浅出的语言让病人体会死亡的意义。通过死亡教育能缓解临终病人的精神痛苦，减轻其自我丧失的恐怖，使之在人生哲理上醒悟，认识生命价值，建立适宜的心理适应机制，从而安然地接受死亡现实，度过生命的最后时刻。死亡教育的内容包括以下几点。

（1）正确地对待疾病。疾病是危害人的健康和生命的杀手。和疾病做斗争，某种意义上是和死亡做斗争。积极的精神状态有利于提高人的免疫功能，乐观的态度、积极主动的心态是战胜疾病的良药。

（2）树立正确的生命观。从出生走向死亡是人类自然的生命历程，死亡是整个生命的最后必经阶段，这是人类不可抗拒的自然规律，每个人都应该勇敢地正视死亡。

（3）心理上对死亡做好充分准备。加深对死亡必然的认识，逐渐接受死亡的现实，意识到剩余时光的珍贵，进而更加珍惜剩余的时光，采取积极的人生态度，使自己的余生过得更为健康和有意义。

2. 对临终病人家属的心理健康教育

在临终病人死亡前后，家属们将经历异常艰苦和悲伤的过程，若不能顺利度过这个过程，其身心健康和正常的社会生活将受到严重的影响。对家属的心理健康教育内容如下。

（1）接受死亡现实，理性选择治疗方案。临终病人生命垂危，大部分家人已经默然接受这个事实，但有些家属仍无法接受现实，对医疗效果抱有不切实际的期望值，对医护人员屡有抱怨，并徒劳地到处寻医问药。医护人员要反复与其沟通，清楚说明病人病情已无逆转的可能，使其期望值回落到正常的范围，理性地选择以提高生活质量为目标的治疗方案，并配合医护人员做好病人的终极关怀，多陪伴病人，了解病人的所忧所虑，为病人了却心中遗憾，并尽量在和病人沟通的前提下做好对丧礼和后事等的安排。

（2）缩短悲伤过程，顺利度过居丧期。亲人死亡后，家属的反应从最初的麻木和不知所措，过渡到随之而来的剧烈悲痛。对于家属所表现出的痛苦和哀伤，护士要表示真诚的同情和理解。护士要作为一个好的听众，运用倾听技巧，鼓励家属倾诉，让家属毫无保留地宣泄内心的痛苦。通过护士的健康教育，家属可以理性看待死亡的意义，护士的陪伴可以帮助他们尽快接受亲人离世的事实，减轻危机事件对他们的心理的冲击，顺利度过居丧期，将对亲人的思念埋藏在心底，恢复正常的社会生活。

 知识链接

感觉剥夺实验

1954 年，加拿大麦克吉尔大学的心理学家（Bexton，Heron& Scott）首先进行了"感觉剥夺"实验：实验中给被试者戴上半透明的护目镜，使其难以产生视觉；用空气调节器发出的单调声音限制其听觉；手臂戴上纸筒套袖和手套，腿脚用夹板固定，限制其触觉。被试者单独待在实验室里，几小时后开始感到恐慌，进而产生幻觉……在实验室连续待了三四天后，被试者会产生许多病理心理现象：出现错觉、幻觉、注意力涣散、思维迟钝、紧张、焦虑、恐惧等，实验后需数日方能恢复正常。该实验说明，外界的刺激对维持人的正常生存十分必要。
